消化内镜入门
及规范操作

XIAOHUANEIJING RUMEN
JI GUIFAN CAOZUO

◎ 王 雯 李达周 郑林福 主编

U0205524

化学工业出版社

·北京·

内容简介

本书采用问答形式，图文结合，介绍消化内镜基础（包括检查知情同意及告知、内镜器械及相关设备、辅助器械）、胃镜和肠镜的基础知识，标准胃镜检查操作，单人肠镜操作，食管、胃、十二指肠、结直肠常见疾病的内镜下表现。设置的问题精选自"明镜工程"消化内镜规范化诊断培训中学员比较关注的问题和知识点。操作步骤指导一步步讲解，更有经验传承，力求帮助新消化内镜医师尽快提高基础知识，规范操作，提高操作技巧。本书适合消化内镜初学者阅读参考。

图书在版编目（CIP）数据

消化内镜入门及规范操作/王雯，李达周，郑林福
主编. —北京：化学工业出版社，2020.11（2024.11重印）
ISBN 978-7-122-37774-6

Ⅰ.①消…　Ⅱ.①王…②李…③郑…　Ⅲ.①消化
系统疾病－内窥镜检－基本知识　Ⅳ.①R570.4

中国版本图书馆CIP数据核字（2020）第177602号

责任编辑：戴小玲　　　　　　　　文字编辑：张晓锦
责任校对：赵懿桐　　　　　　　　装帧设计：史利平

出版发行：化学工业出版社（北京市东城区青年湖南街13号　邮政编码100011）
印　　装：北京瑞禾彩色印刷有限公司
850mm×1168mm　1/32　印张9¹/₂　字数231千字
2024年11月北京第1版第7次印刷

购书咨询：010-64518888　　　　售后服务：010-64518899
网　　址：http://www.cip.com.cn
凡购买本书，如有缺损质量问题，本社销售中心负责调换。

定　　价：68.00元

编写人员名单

主 编　王　雯　李达周　郑林福

副主编　王　蓉　江传燊　叶　舟

编 者

蔡雅莉（福建医科大学福总临床医学院）

陈炳盛（福建医科大学福总临床医学院）

陈俊果（福建医科大学福总临床医学院）

陈龙平（联勤保障部队第九〇〇医院）

陈新江（福建医科大学福总临床医学院）

郭耿钊（福建医科大学福总临床医学院）

洪东贵（联勤保障部队第九〇〇医院）

侯雅萍（厦门大学附属东方医院）

黄宇超（福建医科大学福总临床医学院）

江传燊（联勤保障部队第九〇〇医院）

李达周（联勤保障部队第九〇〇医院）

李海涛（联勤保障部队第九〇〇医院）

李　瀚（福建医科大学福总临床医学院）

李胜兰（福建医科大学福总临床医学院）

邱建庭（福建医科大学福总临床医学院）

孙东杰（联勤保障部队第九〇〇医院）

王宝珊（联勤保障部队第九〇〇医院）

王剑宇（福建医科大学福总临床医学院）

王　蓉（联勤保障部队第九〇〇医院）

王瑞琦（福建医科大学福总临床医学院）

王　雯（联勤保障部队第九〇〇医院）

吴妙荣（福建医科大学福总临床医学院）

谢　娇（联勤保障部队第九〇〇医院）

徐桂林（联勤保障部队第九〇〇医院）

许白燕（联勤保障部队第九〇〇医院）

许斌斌（联勤保障部队第九〇〇医院）

杨炳灿（福建医科大学福总临床医学院）

姚荔嘉（联勤保障部队第九〇〇医院）

叶　舟（联勤保障部队第九〇〇医院）

游　婷（联勤保障部队第九〇〇医院）

余　砾（联勤保障部队第九〇〇医院）

袁湘庭（联勤保障部队第九〇〇医院）

曾静慧（福建医科大学福总临床医学院）

曾茹娇（福建医科大学福总临床医学院）

詹红丽（联勤保障部队第九〇〇医院）

张观坡（联勤保障部队第九〇〇医院）

郑翠玲（福建医科大学福总临床医学院）

郑　锦（厦门大学附属东方医院）

郑林福（联勤保障部队第九〇〇医院）

郑云梦（福建医科大学福总临床医学院）

郑允平（福建医科大学福总临床医学院）

朱伟杰（福建中医药大学福总临床医学院）

序

　　我国是胃癌和食管癌高发的国家，胃癌和食管癌患者占全世界此类患者总数的一半左右，结直肠癌的发病率也呈逐年升高趋势，因此，消化道癌是严重影响我国人民健康的疾病之一。消化道肿瘤早期大多没有症状，多数患者发现时已是中晚期，而中晚期消化道癌即使花费大量费用、接受各种治疗，效果仍然很差。为此，国家在一系列政策中提出要加强癌症的早诊早治，以提高癌症的治疗效果及预后。作为消化道癌早诊的最重要手段，消化内镜检查的数量和质量亟待提高。目前我国消化内镜医师的缺口很大。相对于我国庞大的人口基数来说，消化内镜医师远远不够，而且现有部分消化内镜医师亦存在操作不够规范，易导致漏诊、误诊、出现并发症等情况。因此，只有培养更多的合格的消化内镜医师，才能让更多的人民群众得到早癌筛查，才能真正发挥消化内镜对消化道癌的早诊早治作用。

　　本书汇集了消化内镜初学者关注的各种问题，结合王雯主任及其团队培养消化内镜医师的成功经验，以问答的形式呈现消化内镜入门及规范操作的相关知识，内容包括消化内镜相关基础知识，标准胃镜检查，单人肠镜操作，食管、胃、十二指肠、结直肠常见疾病的内镜表现，以及近些年本领域十分关注的早期食管、胃、结直肠癌及其癌前病变的诊断知识和规范化管理等，列出的问题实用性强，具有针对性，问题的回答深入浅出，图文并茂，是一部非常适合消化内镜初学者的入门书籍，对消化内镜医师的规范化培训亦有重要的参考价值。

在此，我向参与此书编写的所有编者表示祝贺，并且希望此书能成为消化内镜初学者及初级医师的得力助手。

中国工程院院士
中国医师协会内镜医师分会会长
海军军医大学附属长海医院消化内科主任
2020 年 09 月 20 日

近些年，随着消化内镜设备和器械的不断进步，我国消化内镜技术发展迅速。而随着人民群众对健康的重视，对消化内镜医师的需求也越来越大。但培养一个合格的消化内镜医师并不容易。胃镜操作容易上手，但规范操作、避免漏诊并正确诊断是难点；与胃镜比较而言，结肠镜诊断相对容易一些，但是其操作成熟却更具有难度。联勤保障部队第九〇〇医院中心在培养消化内镜医师过程中发现，许多消化内镜初学者在学习过程中存在重实践轻理论、重操作轻诊断、重数量轻质量、重完成轻规范、重技术轻并发症等现象，对消化内镜入门及规范化诊疗非常不利。并且，有些基层医院甚至三甲医院的年轻医师初学消化内镜时主要靠上级医师的个人经验相传，较多疑惑无法通过一本参考书得到正确解答，往往翻阅多种参考文献而不得解。为此，笔者收集了消化内镜初学者在胃肠镜入门时的疑惑，结合胃肠镜操作及诊断过程中可能需要掌握的知识点，以一问一答的形式编写了此书。

此外，我国是胃肠道肿瘤的高发国家，以胃癌为例，其在我国的患病率和病死率均是世界平均水平的 2～3 倍，而且发病逐渐年轻化，而早期及晚期胃癌的预后截然不同，进展期胃癌术后 5 年生存率为 30% 以下，早期胃癌术后 5 年生存率却可达 90% 以上，食管癌、大肠癌的情况同样如此。为了提高消化道肿瘤的早诊早治率，解放军第九〇〇医院消化内科作为中国医师协会消化内镜医师培训基地，联合福建省医学会消化内镜学分会于 2017 年启动了"消化道找（早）癌八闽行"活动，在定期至基层消化内镜中心巡回帮带过程中，发现较多基层单位虽引进了高清放大内镜设备，却因没有相关知识和技术无法顺利开展工作，多期"明镜工程"消化内镜规范化诊断培训班的学员及消化内镜初学者也都谈到希望能有一本关于上下消化道早癌及癌前病变诊断的简单入门书籍可供参考。为此，本书也涵盖了大部分消化内镜初学者关注的、也是目前热点的放大胃肠镜相关知识。

这是一本实用性的书籍，希望本书对消化内镜初学者的入门及初级内镜医师的规范操作和正确诊断有一定的帮助。衷心感谢为此书辛勤付出的全体编写人员！因水平有限，书中欠妥之处在所难免，恳请各位读者及同道批评指正。

王　雯

2020 年 09 月 01 日

1 微信扫描本页二维码

2 添加出版社公众号

3 点击获取您需要的资源或服务

微信扫码

目录

第一章
消化内镜基础知识 ——————— 1

一、消化内镜基本概念 // 1

1. 什么是消化内镜？// 1
2. 通常说的无痛消化内镜是什么？// 2
3. 什么是放大内镜？// 2
4. 什么是窄带成像技术？// 3
5. 什么是染色内镜？// 3
6. 什么是消化内镜活检？其作用如何？包括哪些方式？// 5
7. 什么是内镜下氩离子凝固术？// 6
8. 什么是内镜下黏膜切除术？// 7
9. 什么是内镜黏膜下剥离术？// 8
10. 什么是内镜下全层切除术？// 10
11. 什么是内镜黏膜下肿瘤挖除术？// 12
12. 什么是消化内镜隧道技术？// 13
13. 什么是内镜逆行胰胆管造影术？// 15

二、常用消化内镜设备 // 17

14. 消化内镜检查系统包括哪些组成部分？// 17
15. 消化内镜图像处理系统有哪些功能？// 17
16. 软式消化内镜的基本构造是怎么样的？// 19
17. 氩气刀设备包括哪些部分？其作用是什么？// 20

18.高频电刀设备包括哪些部分？其作用是什么？ // 21

19.什么是水泵？ // 21

20.什么是气泵？ // 22

三、消化内镜诊疗常用器械 // 23

21.内镜活检钳是什么样的？如何使用？ // 23

22.内镜注射针的构造如何？有什么作用？ // 24

23.圈套器的构造如何？有什么作用？ // 25

24.什么是止血夹？使用上有哪些注意事项？ // 27

25.热止血钳有什么用途？如何分类？ // 29

26.异物钳是什么样的？有哪些类型？ // 31

四、消化内镜检查适应证、禁忌证、注意事项及知情同意 // 32

27.胃镜检查的适应证有哪些？ // 32

28.结肠镜检查的适应证有哪些？ // 33

29.消化内镜检查的绝对禁忌证有哪些？ // 33

30.消化内镜检查存在哪些并发症？ // 34

31.心血管疾病患者做消化内镜检查时有哪些注意事项？ // 34

32.呼吸系统疾病患者做消化内镜检查时有哪些注意事项？ // 35

33.肝脏疾病患者做消化内镜检查时有哪些注意事项？ // 36

34.使用抗血小板或抗凝药物患者消化内镜检查有哪些注意事项？ // 36

35.高龄患者消化内镜检查时有哪些注意事项？ // 38

36.如何履行知情同意及告知义务？ // 39

参考文献 // 40

第二章
标准胃镜检查 —————— 42

一、胃镜检查相关解剖结构 // 42

1. 咽部的相关解剖结构有哪些？ // 42
2. 食管的长度及分段如何？ // 43
3. 食管有多少个生理性狭窄？ // 44
4. 食管壁的组织学分层是什么样的？ // 45
5. 胃的相关解剖结构有哪些？ // 46
6. 胃壁的组织学分层是什么样的？ // 47
7. 十二指肠的相关解剖结构有哪些？ // 48
8. 十二指肠肠壁的组织学分层是什么样的？ // 50

二、胃镜检查前准备 // 51

9. 胃镜检查前怎么进行消化道准备？ // 51
10. 胃镜检查前患者该摆什么样的体位？ // 51
11. 胃镜检查前常用的咽喉部麻药有哪些？ // 52
12. 除了局麻药，胃镜检查前还常用哪些物药？ // 53
13. 胃镜检查前应交代患者哪些注意事项？ // 53

三、胃镜操作方法及技巧 // 53

14. 如何正确握持胃镜？ // 53
15. 内镜插入咽喉部有哪些操作要点？ // 54
16. 如何避免插镜时导致梨状隐窝穿孔？ // 55
17. 食管在内镜下的表现是怎样的？ // 55
18. 进入食管后应注意什么？ // 56

19.根据形状分类，胃可以分为哪几型？// 57

20.胃内各部位在内镜下的表现是怎样的？// 58

21.通过贲门部有哪些操作要点？// 59

22.通过贲门进入胃内该如何操作？// 59

23.通过幽门部有哪些操作要点？// 61

24.十二指肠在内镜下表现是怎样的？// 62

25.通过十二指肠降部有哪些操作要点？// 62

26.如何倒镜观察胃底？// 63

27.什么是胃镜标准摄影法？// 64

28.什么是胃镜简易摄影法？// 66

29.胃镜检查容易遗漏的部位及应对方法有哪些？// 67

30.黏液湖的吸引技巧有哪些？// 69

31.胃镜检查过程中注气有哪些注意点？// 69

32.内镜直视下及倒镜下所见胃四壁有什么变化？// 69

33.规范的活检方法和技巧有哪些？// 70

四、上消化道重建术后胃镜检查方法　// 71

34.为上消化道重建术后患者行胃镜检查时要注意什么？// 71

35.食管重建手术通常有哪几种类型？内镜检查时需注意的
要点有哪些？// 71

36.残胃的内镜检查要点有哪些？// 73

37.胃切除术后重建通常有哪几种方式？// 73

38.几种胃重建术式内镜下如何鉴别？// 77

五、胃镜检查常见并发症及预防　// 78

39.胃镜检查后有哪些注意事项？// 78

40.胃镜检查常见并发症有哪些？该怎么预防及处理？// 79

41. 胃镜检查时可能发生的心肺并发症有哪些? 该怎么预防及处理? // 80

参考文献 // 81

第三章
单人肠镜检查 —————— 82

一、肠镜检查相关的大肠解剖结构 // 82

1. 大肠由哪几部分组成? // 82

2. 直肠的解剖学特点有哪些? // 82

3. 直乙交界至脾曲的结肠如何走行? 解剖学有什么特点? // 84

4. 横结肠至回肠末端的肠道与内镜相关的解剖学特点有哪些? // 84

5. 大肠不同部位的组织学特点有哪些? // 87

6. 在不成襻的情况下, 肠镜插入部位的标志有哪些? // 90

7. 有腹部手术史的患者的肠道解剖结构有什么改变? // 91

8. 结肠冗长多见于哪些人群? 对肠镜检查有什么影响? // 92

二、结肠镜检查前准备 // 92

9. 做好高质量的肠道准备有哪些注意事项? // 92

10. 肠镜检查前如何进行饮食调整? // 93

11. 高血压患者是否需要照常服用降压药? // 93

12. 糖尿病患者需要照常口服降糖药或皮下注射胰岛素吗? // 93

13. 长期口服抗血栓药物的患者该如何进行药物调整? // 93

14. 服用利尿药的患者需要停药吗? // 94

15. 普通人群如何进行肠镜检查前的肠道清洁准备？// 94

16. 高龄患者该如何进行肠道准备？// 95

17. 儿童患者进行肠道准备有哪些特殊性？// 95

18. 妊娠期患者如何安全地进行肠道准备？// 95

19. 慢性便秘患者该如何进行肠道准备？// 95

20. 炎症性肠病或不明原因腹泻患者该如何进行肠道准备？// 96

21. 慢性肾脏疾病患者肠道准备有哪些特殊要求？// 96

22. 急性下消化道出血患者肠道准备有什么特殊要求？// 96

23. 充血性心力衰竭患者该如何进行肠道准备？// 96

24. 什么情况下推荐联合灌肠？// 96

25. 消化道钡餐检查多久后可以做肠镜检查？// 97

26. 理想的肠道清洁剂应具备哪些特点？// 97

27. 聚乙二醇电解质散的特点及具体用法如何？// 97

28. 硫酸镁的特点及具体用法如何？// 98

29. 复方匹可硫酸钠的特点及具体用法如何？// 98

30. 磷酸钠的特点及具体用法如何？// 98

31. 中草药的特点及具体用法如何？// 99

32. 结肠镜检查前的术前用药有哪些？// 99

33. 解痉药的选择及注意事项有哪些？// 99

34. 麻醉药或镇静药的选择有哪些？// 100

35. 麻醉药或镇静药的使用注意事项有哪些？// 101

36. 镇痛药的选择及注意事项有哪些？// 101

37. 肠镜检查前，特殊人群有哪些注意事项？// 101

三、单人肠镜检查的方法、技巧及注意要点 // 102

38. 单人肠镜的操作方法及基本原则是什么？// 102

39. 什么是肠镜检查的标准姿势？// 102

40. 肠镜检查中常用的腹部按压点有哪些？// 103

41. 肠镜检查中常用的体位有哪些？// 103

42. 如何避免肠镜检查的并发症？// 105

43. 直肠检查的操作技巧有哪些？// 106

44. 直肠－乙状结肠交界处检查的操作技巧有哪些？// 106

45. 肠镜检查中，乙状结肠的通过类型分为哪三种？

其操作要点分别是什么？// 106

46. 脾曲检查的操作技巧有哪些？// 108

47. 横结肠检查的操作技巧有哪些？// 108

48. 肝曲检查的操作技巧有哪些？// 108

49. 回盲瓣口如何插入？// 109

50. 性别及年龄对肠镜检查有影响吗？// 109

51. 肠镜检查可能存在哪些盲区？// 109

52. 退镜观察一般多长时间？// 109

53. 如何避免肠镜漏诊？// 109

54. 回肠末端及升结肠退镜观察时应注意哪些要点？// 110

55. 肝曲和脾曲退镜观察时应注意哪些要点？// 111

56. 乙状结肠及直肠退镜观察时有哪些要点？// 111

57. 病灶表面的黏液及残便应该如何处理？// 111

58. 发现病灶后应注意观察哪些内容？// 111

59. 初学者在肠镜操作过程需要注意些什么？// 112

60. 结肠镜检查过程中何种情况下应中止检查？// 112

四、人工肛门的肠镜检查 // 112

61. 什么是人工肛门？// 112

62. 人工肛门的插入要点有哪些？// 113

63. 人工肛门的观察内容有哪些？有什么需特别注意的？// 114

五、肠镜检查术后注意事项及并发症处理　// 114

64. 肠镜检查的并发症有哪些？// 114

65. 如何处理肠镜检查术后出现的腹胀、腹痛？// 114

66. 哪些情况下需高度怀疑肠镜检查相关的穿孔可能？// 115

67. 如何预防肠镜检查相关的穿孔？// 116

68. 如果发生了结直肠穿孔，该如何处理？// 116

69. 哪些情况下容易出现肠镜检查后肠道出血？// 117

70. 如何预防肠镜检查相关的出血？// 118

71. 如何治疗肠镜检查相关的出血？// 118

72. 何谓肠镜检查相关的缺血性肠病？// 118

73. 如何防治肠镜检查相关的缺血性肠病？// 119

74. 何谓肠镜检查相关的菌血症？
    需预防性使用抗生素吗？// 119

75. 无痛肠镜检查过程中患者出现呼吸抑制，该如何处理？// 119

76. 如何治疗肠镜检查相关的其他并发症？// 120

77. 肠镜检查遇见什么情况时建议进一步完善钡灌肠、CT、
    MRI、PET-CT检查？// 120

参考文献　// 121

第四章
食管常见疾病及内镜表现 —— 124

一、食管常见疾病的内镜下表现　// 124

1. 什么是反流性食管炎？// 124

2. 反流性食管炎的胃镜下表现有哪些？什么是反流性食管炎的

洛杉矶分型？ // 124

3. 内镜下治疗胃食管反流病的方法有哪些？ // 125

4. 什么是巴雷特食管？ // 128

5. 巴雷特食管在内镜下的表现如何？内镜下如何分型？ // 128

6. 什么是食管裂孔疝？ // 129

7. 食管裂孔疝临床分型及在内镜下表现有哪些？ // 130

8. 什么是贲门失弛缓症？ // 131

9. 贲门失弛缓症的内镜下表现有哪些？ // 131

10. 什么是贲门失弛缓症的芝加哥分型？ // 132

11. 何为贲门失弛缓症的内镜下令狐分型？ // 132

12. 贲门失弛缓症的内镜下治疗方法有哪些？ // 133

13. 何为进展期食管癌？其临床表现和内镜下表现有哪些？ // 134

14. 内镜下如何判断有无食管胃静脉曲张？
    发现后该如何制定治疗策略？ // 134

15. 内镜该怎么描述食管胃静脉曲张？ // 135

16. 食管胃静脉曲张内镜下如何分级？ // 136

17. 什么是真菌性食管炎？ // 137

18. 真菌性食管炎内镜下有何表现？ // 138

19. 真菌性食管炎该如何进行分级？ // 138

20. 何为食管糖原棘皮病，其内镜下表现是什么？ // 138

21. 食管乳头状瘤内镜下有何特点？ // 139

22. 食管胃黏膜异位内镜下有何表现？应注意与什么
    疾病相鉴别？如何治疗？ // 140

23. 食管憩室内镜下有什么特点？与食管-气管瘘如何区别？ // 141

24. 何为食管黏膜下肿物？内镜下怎么区分食管外压和
    食管黏膜下肿物？ // 141

25. 常见食管黏膜下肿物在内镜下有何特点？ // 142

二、早期食管癌及癌前病变的内镜诊断 // 143

26. 什么是早期食管癌及浅表食管癌？ // 143

27. 什么是食管上皮内瘤变？哪些食管上皮内瘤变需要
积极去处理？ // 143

28. 浅表食管癌根据浸润深度可分为几期？各分期的淋巴结
转移率如何？ // 144

29. 白光内镜下，哪些表现可能提示是早期食管癌？ // 146

30. 早期食管癌的内镜巴黎分型标准是什么呢？
有何临床意义？ // 148

31. 哪些人群应列为食管癌筛查目标人群？ // 149

32. 早期食管癌筛查流程是怎样的？ // 149

33. 白光内镜下如何初步判断浅表食管癌的浸润深度？ // 150

34. 食管碘染色原理及其临床意义是什么？ // 150

35. 什么是粉红色征、银色征、席纹征？其原理如何？ // 152

36. 什么是 IPCL、SECN 及 BV？ // 153

37. 如何判断早期食管癌的浸润深度？目前常用的 IPCL 分型
有哪些？ // 154

38. 早期食管鳞癌内镜下切除的适应证是什么？ // 157

39. 早期食管腺癌内镜下切除的适应证是什么？ // 157

40. 早期食管癌 ESD 术后内镜复查间隔多久？ // 158

41. 目前常用的预防早期食管癌 ESD 术后瘢痕狭窄的方法
有哪些？ // 158

42. 如何应用口服糖皮质激素预防早期食管癌 ESD 术后
瘢痕狭窄？ // 159

参考文献 // 159

第五章
胃常见疾病及内镜表现 —————163

▌ 一、慢性胃炎的诊断 // 163

1. 慢性非萎缩性胃炎的定义及内镜表现如何？ // 163
2. 有慢性非萎缩性胃炎的胃是正常的胃吗？
   应如何规范诊断？ // 163
3. 什么是慢性萎缩性胃炎？内镜下什么表现可诊断为慢性
   萎缩性胃炎？ // 164
4. 慢性胃炎有哪些内镜下分类方法？ // 164
5. 慢性萎缩性胃炎常用的木村-竹本分类具体是怎么进行的？ // 165
6. Hp现症感染的内镜下表现有哪些？ // 167
7. Hp既往感染的内镜下表现有哪些？ // 168
8. 内镜可以直接下糜烂性胃炎的诊断吗？ // 169
9. 什么是疣状胃炎？ // 170
10. 什么是胃黄色瘤？它有什么意义？ // 171
11. 规范的慢性胃炎内镜报告应包括哪些内容？ // 171

▌ 二、胃其他常见疾病的内镜下表现 // 172

12. 胃溃疡的概念及内镜下表现是怎样的？ // 172
13. 什么情况需要进行胃溃疡的Forrest分级？
    Forrest分级的具体含义是什么？ // 172
14. 良恶性胃溃疡内镜下如何鉴别？ // 174
15. 什么是胃息肉？有哪些类型？其内镜下的特点分别
    是什么？ // 174
16. 什么是食管-贲门黏膜撕裂综合征？ // 176

17. Dieulafoy 溃疡是什么？有什么临床表现和内镜
　　特点？// 177

18. 何为胃底静脉曲张？其可分为哪两部分？其内镜下
　　表现？// 178

19. 何为门脉高压性胃病？其内镜下是何表现？// 179

20. 何为胃黏膜下肿瘤？胃黏膜下肿瘤有哪些常见的病理类型？
　　其内镜下特点如何？// 179

21. 哪些消化道黏膜下肿瘤可以行内镜下切除？常见的 SMTs 内镜
　　下切除技术有哪些？// 180

22. 何为胃黏膜相关淋巴组织淋巴瘤？其内镜下表现
　　如何？// 181

23. 什么是胃神经内分泌肿瘤？其内镜下特点是什么？// 182

24. 进展期胃癌的内镜下表现及其分型如何？// 184

25. 胃大部切除术后，内镜下有何表现？// 185

三、早期胃癌及癌前病变的内镜下诊断 // 185

26. 什么是早期胃癌？// 185

27. 早期胃癌在白光内镜下有哪些表现？// 186

28. 哪些部位为早期胃癌好发部位？哪些部位为内镜下容易
　　漏诊的部位？// 187

29. 有哪些内镜技术可以帮助提高早期胃癌的诊断率？// 187

30. 醋酸染色的原理是什么？如何进行醋酸染色？// 188

31. 靛洋红染色的原理及其方法是什么？// 189

32. 放大内镜下正常胃底腺区域表现是怎样的？// 189

33. 放大内镜下正常幽门腺区域结构的表现如何？// 190

34. 亮蓝嵴的定义及临床意义分别是什么？// 190

35. 什么是 RAC？RAC 的临床意义是什么？// 191

36. 白色不透明物质及其临床意义是什么？// 192

37. 什么是白色球状物？// 192

38. 什么是上皮环内血管？其临床意义是什么？// 193

39. 放大内镜下如何诊断早期胃癌？// 193

40. 如何通过内镜表现来判断早期胃癌的组织学类型？// 194

41. 内镜下如何更准确判断早期胃癌的侧向浸润范围？// 195

42. 如何判断早期胃癌的浸润深度？// 196

43. 早期胃癌 ESD 术的适应证是什么？// 197

44. 如何理解早期胃癌 ESD 术后的 eCura 评价系统？// 198

45. 如果患者出现非治愈性切除，应该如何处理？// 199

46. 什么是除菌后胃癌？// 200

47. 内镜下除菌后发现胃癌的高风险表现有哪些？// 200

48. 成功根除幽门螺杆菌后，放大胃镜下胃黏膜会发生
    哪些变化？// 200

49. 除菌后发现胃癌在 NBI 放大内镜下观察有什么特点？// 202

50. 除菌后发现胃癌的病理组织学有什么特点？// 203

参考文献 // 203

第六章
十二指肠常见疾病及内镜表现——206

1. 什么是十二指肠炎？其主要内镜表现是什么？// 206

2. 十二指肠溃疡的主要内镜表现是什么？// 206

3. 什么是十二指肠球后溃疡？降部溃疡就是球后
   溃疡吗？// 206

4.十二指肠溃疡内镜下如何分期？// 207

5.十二指肠球部溃疡需要常规内镜活检吗？活检时需要注意的事项是什么？// 208

6.如何评估伴出血的溃疡是否需要内镜止血？// 208

7.什么是十二指肠息肉？其内镜表现如何？// 210

8.十二指肠息肉都要切除吗？// 210

9.什么是十二指肠乳头区腺瘤？乳头区腺瘤内镜下表现特点有哪些？// 210

10.十二指肠乳头区腺瘤如何治疗？// 211

11.什么是十二指肠乳头区癌？其内镜下分型有哪些？// 211

12.十二指肠乳头区癌内镜下表现特点有哪些？// 211

13.十二指肠乳头区癌如何治疗？// 212

14.什么是十二指肠非乳头区腺瘤？非乳头区腺瘤内镜下表现特点有哪些？// 212

15.十二指肠非乳头区腺瘤如何治疗？// 213

16.十二指肠非乳头区癌内镜下表现特点有哪些？通常如何治疗？// 213

17.何为十二指肠黏膜下肿瘤？// 214

18.十二指肠黏膜下肿瘤内镜下表现特点有哪些？// 214

19.十二指肠黏膜下肿瘤如何治疗？// 215

20.十二指肠憩室的发病机制是什么？其内镜下表现是什么？// 216

21.十二指肠寄生虫内镜下表现是什么？// 216

22.十二指肠克罗恩病的内镜下表现有哪些？// 217

参考文献 // 217

第七章
结直肠常见疾病及内镜下表现 ——219

一、结直肠息肉、癌前病变及早癌的内镜下表现及诊断 // 219

1. 什么是结直肠息肉？// 219

2. 结直肠息肉有哪些类型？// 220

3. 结直肠息肉有哪些分类方式？具体是如何分类的？// 221

4. 什么是结直肠癌前病变？什么是进展期腺瘤？// 221

5. 什么是侧向发育型肿瘤？其内镜下表现如何？// 222

6. 侧向发育型肿瘤的治疗方式有哪些？// 223

7. 什么是锯齿状病变？其内镜下表现如何？// 224

8. 锯齿状息肉的治疗方式有哪些？// 225

9. 什么是 pit pattern 分型？// 226

10. 什么是 NICE 分型？ NICE 分型如何划分？// 226

11. 什么是 WASP 分类？ 是如何分类的？// 228

12. 什么是结直肠息肉黏膜毛细血管分型（Sano 分型）？// 229

13. 什么是 JNET 分型？// 230

14. 肠息肉存在哪些病变特点可增加恶变的风险？// 232

15. 什么是息肉病？有什么临床表现和内镜特点？// 232

二、结直肠其他常见疾病内镜下表现及诊断 // 235

16. 什么是结直肠癌？// 235

17. 结直肠癌的危险因素有哪些？// 235

18. 进展期结直肠癌的临床表现及内镜下表现有哪些？// 236

19. 结直肠癌是如何分类的？// 236

20. 什么是溃疡性结肠炎？// 237

21. 溃疡性结肠炎的内镜下表现有哪些？// 237

22. 溃疡性结肠炎是如何分型的？// 238

23. 什么是克罗恩病？// 238

24. 克罗恩病的内镜下表现有哪些？// 238

25. 克罗恩病是如何分型的？// 239

26. 如何诊断克罗恩病？// 240

27. 如何评估克罗恩病的严重程度？// 240

28. 什么是肠结核？有哪些临床表现？// 241

29. 肠结核的内镜下表现如何？如何鉴别肠结核与回结肠型
    克罗恩病？// 241

30. 原发性大肠淋巴瘤是什么？是如何分型的？
    有什么临床表现？// 242

31. 原发性大肠淋巴瘤内镜下表现如何？// 242

32. 什么是缺血性肠病？它好发于哪些人群？// 243

33. 缺血性肠病内镜下可观察到什么表现？// 243

34. 什么是神经内分泌肿瘤？如何分类分级？
    其内镜下表现是什么？// 244

35. 神经内分泌肿瘤如何分类？// 244

36. 神经内分泌肿瘤如何分级？// 245

37. 结直肠神经内分泌肿瘤如何分期？// 245

38. 结直肠神经内分泌肿瘤内镜下有什么表现？// 246

39. 什么是肠道脂肪瘤？其内镜下有什么表现？// 247

40. 什么是结直肠间质瘤？其临床表现是什么？// 248

41. 结直肠间质瘤内镜下有什么表现？// 248

42. 什么是结直肠平滑肌肿瘤？其内镜下有什么表现？// 249

43. 什么是伪膜性肠炎？其临床表现是什么？// 250

44. 伪膜性肠炎内镜下有什么表现？// 250

45. 如何预防及治疗伪膜性肠炎？// 251

46. 什么是巨细胞病毒感染性肠炎？其内镜下有什么表现？// 252

47. 什么是慢性活动性EB病毒感染性肠炎？

其内镜表现是什么？// 252

三、结直肠息肉及早癌的内镜治疗 // 253

48. 常见的结直肠息肉切除术有哪些？// 253

49. 活检钳息肉钳夹术有哪些优缺点？// 253

50. 氩离子凝固术治疗结直肠息肉的适应证及使用

方法如何？// 255

51. 冷、热圈套器息肉切除术各有什么优缺点？如何使用？// 255

52. 内镜下黏膜切除术切除息肉的适应证有哪些？// 258

53. 何为内镜黏膜下剥离术？其治疗结直肠病变的适应证

包括哪些？// 259

54. 结直肠早癌及癌前病变诊断及处理流程是什么？// 260

55. 结直肠早癌及癌前病变的内镜治疗的适应证及禁忌证

是什么？何种情况建议追加外科手术治疗？// 260

四、结肠镜诊疗术后并发症及随访 // 262

56. 什么是结肠镜术后穿孔？该如何诊断结肠镜相关

术后穿孔？// 262

57. 结肠镜术后肠穿孔选择保守治疗或手术治疗的

适应证是什么？

对抗生素治疗有什么建议？// 262

58. 什么是结肠镜术后出血？该如何处理？// 263

59. 肠镜下行结直肠息肉切除术患者的抗凝剂和抗血小板药物

如何管理？// 263

60.什么是息肉电凝切除术后综合征？ // 264

61.早期结直肠癌及癌前病变治疗后该如何随访？ // 265

参考文献 // 266

附录 A

消化内镜诊疗谈话告知模板 ——270

附录 B

胃癌、食管癌、结直肠癌分期 ——272

一、胃癌 AJCC 分期 // 272

二、食管癌 / 食管与胃食管交界处肿瘤 AJCC 分期 // 273

三、结直肠癌 TNM 分期 // 274

第一章

消化内镜基础知识

一、消化内镜基本概念

1. 什么是消化内镜?

消化内镜(图 1-1)是将内镜插入消化道直接获取消化道的图像,或经附带的超声或 X 线等设备获取消化道及邻近器官的影像,

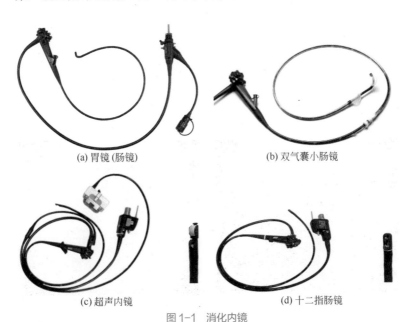

(a) 胃镜(肠镜)

(b) 双气囊小肠镜

(c) 超声内镜

(d) 十二指肠镜

图 1-1 消化内镜

以诊断和治疗消化系统等疾病的一组设备。目前常用的消化内镜通常为软式内镜，按检查所用内镜属性包括胃镜、十二指肠镜、结肠镜、小肠镜、超声内镜、胆道镜（包括子母镜）、胰管镜和激光共聚焦内镜等种类。

2. 通常说的无痛消化内镜是什么？

无痛消化内镜是无痛苦消化内镜的简称，亦称为舒适化消化内镜，是指通过镇静及麻醉等手段，消除或减轻患者在消化内镜诊疗过程中的痛苦，从而提高患者对消化内镜的接受度，同时能使内镜医师更顺利地完成诊疗过程。其目的是减少患者的焦虑和不适，从而增强患者对内镜操作的耐受性和满意度，降低患者在操作过程中发生损伤的风险，为内镜医师创造最佳的诊疗环境。

3. 什么是放大内镜？

普通白光内镜［图1-2（a）］一般可将消化道黏膜放大数十倍观察，而放大内镜（magnifying endoscopy, ME）［图1-2（b）］可将内镜下的物象放大上百倍，通过放大图像观察消化道黏膜表面腺管开口、微血管及毛细血管等微细结构的改变，有利于判断黏膜病变的性质，明确病变浸润范围或深度，提高活检准确性，在消化道疾病尤其是早期肿瘤诊断方面具有独特优势。ME还可与化学染色、电子染色等技术结合，提高病变诊断效率。

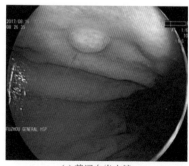 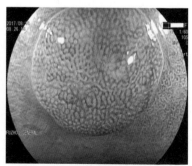

(a) 普通白光内镜　　　　　　　　(b) 放大内镜

图1-2　普通白光内镜和放大内镜

4. 什么是窄带成像技术?

窄带成像技术(narrow band imaging, NBI)是日本国立癌症中心医院和奥林巴斯医疗系统共同研发,它应用光学影像增强技术,通过光栅过滤,将普通白光内镜中红、绿、蓝3种光中波长最长的红光滤掉,只释放出中心波长为415nm(蓝光)和540nm(绿光)两种波长的光。波长变窄后,能够使照射光穿透的深度限定在组织表层,突出对黏膜层和黏膜下层细微结构的观察(图1-3)。另外,由于血红蛋白对波峰在415nm的短波长光吸收明显,因此利用短波长光能够造成血管组织与周边非血管性组织对比强烈,从而令内镜检查者能清晰地观察到黏膜表层的微细血管结构和形态。NBI等内镜窄带成像技术提高了对食管、胃、肠道病变表面的细微构造、微血管的观察效果,是消化道癌症早期诊断的一大进步。NBI之后其他品牌内镜亦陆续研发出类似功能的技术,如BLI、OE、LCI等,这些技术常亦被称为电子染色技术。

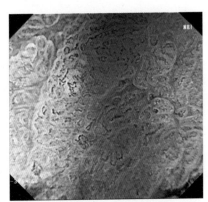

图1-3　NBI下所见胃黏膜

5. 什么是染色内镜?

染色内镜是指将某些染料及化学物质[如卢戈碘液、靛洋红(又名靛胭脂)、甲紫(又名结晶紫)、醋酸等]在内镜直视下喷洒于消化道黏膜表面,再进行内镜检查,从而提高对消化道早期肿瘤、癌前病变的检出率。以下介绍几种常见染料的染色原理。

(1)卢戈碘液　通常用于食管染色。原理为正常食管鳞状扁平上皮细胞富含糖原,糖原遇碘后呈棕色,而炎症、癌变组织、异型增生上皮细胞因糖原明显减少或消失而成染色不良的淡染状态或不染状态。

（2）靛洋红　通常用于胃和结直肠。原理为靛洋红沉淀在病变的凹槽中，显示黏膜的凹凸变化及轮廓，有利于扁平病变的检出（物理现象）。

（3）甲紫　也可称为龙胆紫、结晶紫，通常用于肠道染色。原理为当它溶解后，可以被活细胞摄入，同时可以使 DNA、蛋白质、脂肪着色。染色显示细胞核呈蓝色，细胞质呈粉红色，从而显示出病灶的异常腺体结构。

（4）醋酸　通常用于胃和结直肠染色。原理为内镜检查时喷洒醋酸后，可使黏膜上皮细胞蛋白质的三级结构发生可逆性改变，黏膜表面出现一过性白化，数分钟后，病变部位颜色正常，而正常黏膜仍然呈现白色，这使病变部位边界非常清楚。普通白光内镜与染色内镜的图像对比见图1-4。

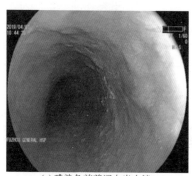

(a) 碘染色前普通白光内镜

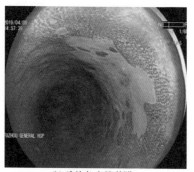

(b) 碘染色食管黏膜

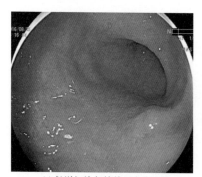

(c) 靛洋红染色前普通白光内镜

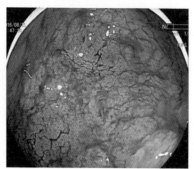

(d) 靛洋红染色胃黏膜

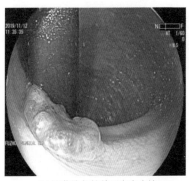
(e) 甲紫染色前普通白光内镜

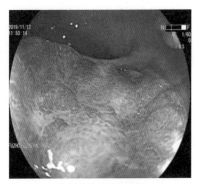
(f) 甲紫染色结肠黏膜

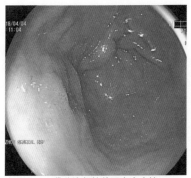
(g) 醋酸染色前普通白光内镜

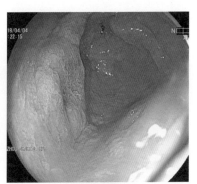
(h) 醋酸染色胃黏膜

图1-4　普通白光内镜与染色内镜的图像对比

6. 什么是消化内镜活检？其作用如何？包括哪些方式？

消化内镜活检（图1-5）就是通过内镜的钳子孔道伸入活检钳，取得胃肠道组织进行组织病理学检查，以分析其组织学变化情况，以便确定诊断，包括内镜下细针活检、内镜下大块活检（EMR 或ESD）。随着内镜技术的进步和发展，超声内镜引导下细针穿刺（EUS-guided fine needle aspiration, EUS-FNA）等对诊断胃肠道及其周围组织、器官的良恶性也非常敏感。

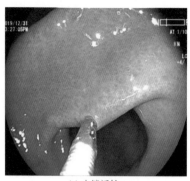

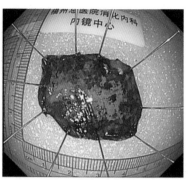

(a) 内镜活检   (b) ESD标本 (大块活检)

图 1-5　消化内镜活检

7. 什么是内镜下氩离子凝固术?

氩离子凝固术（argon plasma coagulation, APC）是借助氩离子束的电传导将高频电能量传递至目标组织，对目标组织发挥非接触式热凝治疗的方法，通常亦称为氩气刀，为内镜下止血、凝除息肉、消除消化道病变组织的重要方法。内镜下通常由活检孔道置入氩气导管至靠近消化道黏膜，用氩气将均匀分布的热能等离子流送至探头邻近组织，而离子化的氩气或等离子流喷向最接近的组织，输送的热能可穿透 2～3mm 深度，以线性或切面方向进行组织凝固。见图 1-6。

其优点：①可避免导管头粘连及凝固治疗后结痂；②可在短时间内有效治疗大面积病灶，或制止大面积出血；③呈连续性凝

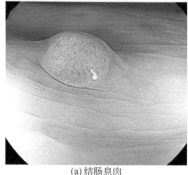

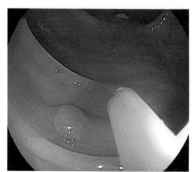

(a) 结肠息肉   (b) 氩气刀设备烧灼息肉

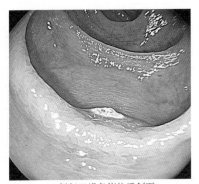

(c) 氩气刀设备烧灼后创面

图1-6 氩离子凝固术治疗结肠息肉

固，可避免过度电凝；④氩气为保护性惰性气体，对机体无毒无害；⑤无炭化现象，有利于伤口愈合；⑥无气化现象，可降低消化道穿孔风险；⑦烟雾较少，可保持较清晰的治疗视野。

8. 什么是内镜下黏膜切除术？

内镜下黏膜切除术（endoscopic mucosal resection, EMR）是指在消化内镜下将病变黏膜完整切除的手术，主要步骤包括在黏膜下注射使病灶隆起，用高频圈套器圈套病灶基底部及周边少量正常黏膜，切除病灶，切除后常常用钛夹封闭创面。见图1-7。手术旨在完整切除或通过大块切除病变黏膜（深度可达黏膜下组织）诊治黏膜病

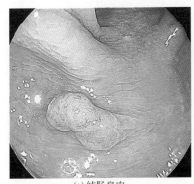

(a) 结肠息肉

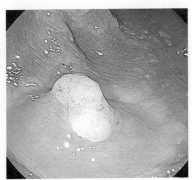

(b) 黏膜下注射后将息肉隆起

图1-7

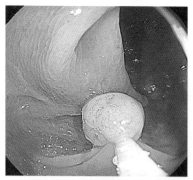
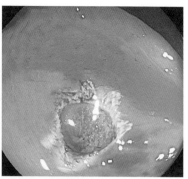

(c) 圈套器套住息肉基底部并电切息肉　　　　(d) EMR电切息肉后创面

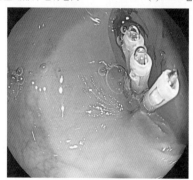

(e) 钛夹封闭创面

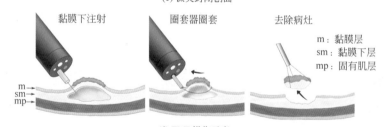

(f) EMR操作示意

图1-7　内镜下黏膜切除术（EMR）

变。当病灶较大，EMR不能一次切除，而需多次切除时，称为内镜下分片黏膜切除术（endoscopic piecemeal mucosal resection, EPMR）。

9. 什么是内镜黏膜下剥离术？

内镜黏膜下剥离术（endoscopic submucosal dissection, ESD），

是指消化内镜下将黏膜层的病变从黏膜下层完整剥离的微创技术，是对早期消化道肿瘤进行诊断和治疗的主要技术，有一次性完整切除较大面积表浅病变的优点。见图1-8。其主要操作步骤如下。

（1）标记　用电刀或氩气刀在病灶周围按要求的位置进行电凝标记。

（2）黏膜下注射　于病灶标记点外侧进行多点黏膜下注射，直至病灶明显抬起。

（3）环形切开　用内镜下切开刀沿病灶边缘标记点外约0.5cm，切开病灶外侧缘黏膜。

（4）黏膜下剥离　借助透明帽反复黏膜下注射，内镜下切开刀分离黏膜，将病灶从黏膜下层逐步分离，直至完全剥离。

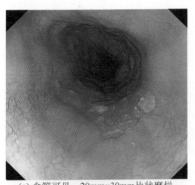

(a) 食管可见一20mm×30mm片状糜烂

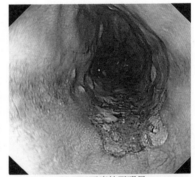

(b) NBI下病灶更明显

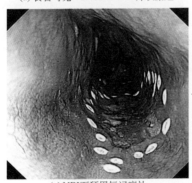

(c) NBI下环周标记病灶

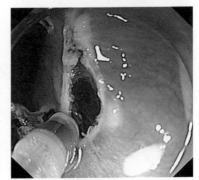

(d) 用切开刀行病灶环形切开

图1-8

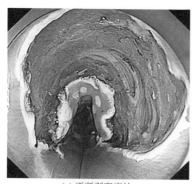

| (e) 逐渐剥离病灶 | (f) ESD剥离的病灶 |

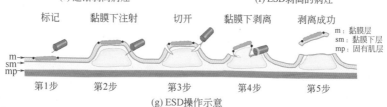

(g) ESD操作示意

图1-8　内镜黏膜下层剥离术（ESD）

10. 什么是内镜下全层切除术？

为了完整切除消化道管壁来源的，特别是固有肌层及其深层的病变，须将肿瘤连同消化道管壁全层一并切除，此种内镜切除的方法为内镜下全层切除术（endoscopic full-thickness resection, EFTR 或 EFR）。内镜切除的同时伴有主动性穿孔和管壁的缺损，一般可内镜下闭合穿孔。见图1-9。

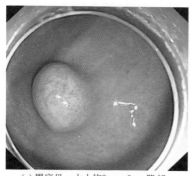

(a) 胃底见一大小约9mm×9mm隆起

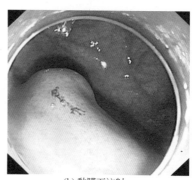

(b) 黏膜下注射

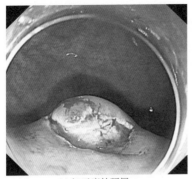
(c) 切开病灶环周

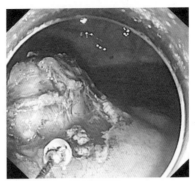
(d) 剥离病灶

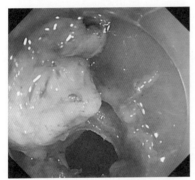
(e) 透过病灶基底部可见胃腔穿透

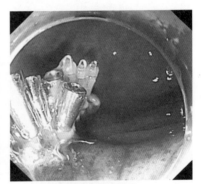
(f) 钛夹封闭创面

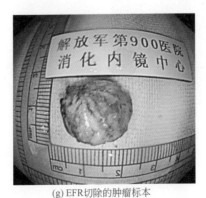
(g) EFR切除的肿瘤标本

图1-9 内镜下全层切除术（EFR）

11. 什么是内镜黏膜下肿瘤挖除术？

内镜黏膜下肿瘤挖除术（endoscopic submucosal excavation, ESE），即当病灶处在黏膜层以下，于内镜下直接挖除病灶的技术。与 ESD 不同，ESD 所切除的病灶多在黏膜层。ESE 操作中切开病灶表面被覆的正常黏膜，将黏膜下病灶挖除，之后常封闭表面正常的黏膜。见图 1-10。

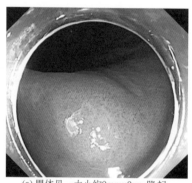

(a) 胃体见一大小约9mm×9mm隆起

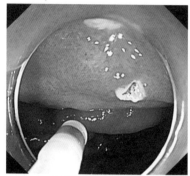

(b) 沿病灶环周标记

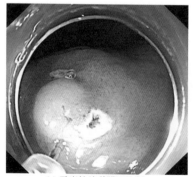

(c) 于病灶处黏膜下注射

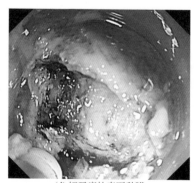

(d) 切开病灶表面黏膜

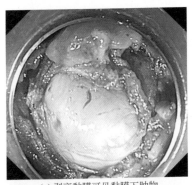
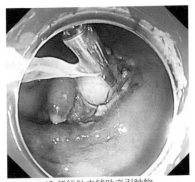

(e) 剥离黏膜可见黏膜下肿物　　　　　(f) 牙线钛夹辅助牵引肿物

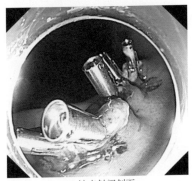
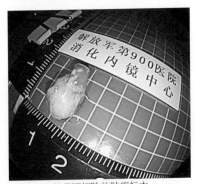

(g) 钛夹封闭创面　　　　　　　(h) ESE切除的肿瘤标本

图1-10　内镜黏膜下肿瘤挖除术（ESE）

12. 什么是消化内镜隧道技术？

消化内镜隧道技术（digestive endoscopic tunnel technique, DETT）是利用内镜在消化道黏膜下建立一条位于黏膜肌层与固有肌层之间的通道，通过该通道进行黏膜层侧、固有肌层侧及穿过固有肌层到消化管腔外的诊疗技术。消化内镜隧道技术的原理是将消化管道管壁由一层变成二层（黏膜层和固有肌层），利用黏膜层或固有肌层的完整性隔离消化道管腔与人体的其他腔隙，避免气体和消化液的进入，在治疗的同时保证人体结构的完整。见图1-11。目前内镜隧道技术的应用范围包括①黏膜层疾病的治疗，如食管或结直肠大面积或环周型早期癌及癌前病变予经内镜黏膜下隧道

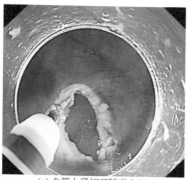

(a) 食管上段切开隧道入口

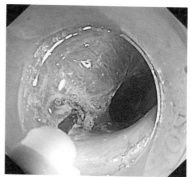

(b) 黏膜下电切形成隧道

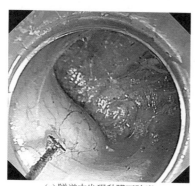

(c) 隧道中发现黏膜下肿瘤

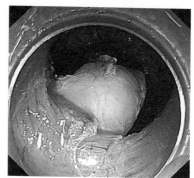

(d) 分离黏膜下肿瘤

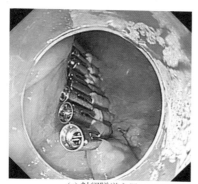

(e) 封闭隧道入口

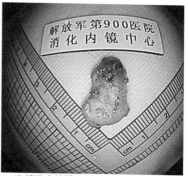

(f) 消化内镜隧道技术切除的肿瘤标本

图1-11　消化内镜隧道技术（STER）

行肿瘤剥离术（endoscopic submucosal tunnel dissection, ESTD）等；②对固有肌层的治疗，如经口内镜下肌切开术（peroral endoscopic myotomy, POEM）和经内镜黏膜下隧道肿瘤切除术（submucosal tunnel endoscopic resection, STER）等；③对消化腔外疾病的诊断与治疗，如纵隔或腹腔淋巴结切除、良性肿瘤切除等。

13. 什么是内镜逆行胰胆管造影术？

内镜逆行胰胆管造影术（endoscopic retrograde cholangiopancreatography, ERCP）是指将十二指肠镜插至十二指肠降部，找到十二指肠乳头，经活检管道插入造影导管进入乳头开口部或胆管、胰管，注入造影剂后做 X 线摄片，以显示胰胆管的技术。见图 1-12。ERCP 操作不仅可以造影诊断胆管、胰管疾病，而且还可完成乳头肌切开、胆管取石、细胞刷活检胰胆管病理、胆管及胰管支架置入等治疗。ERCP 不用开刀，创伤小，手术时间短，并发症较外科手术少，住院时间也较短。

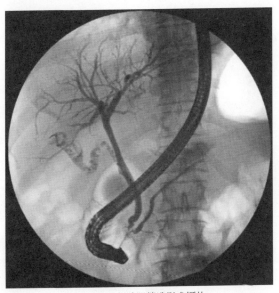

(a) 内镜逆行胰胆管造影术摄片

图 1-12

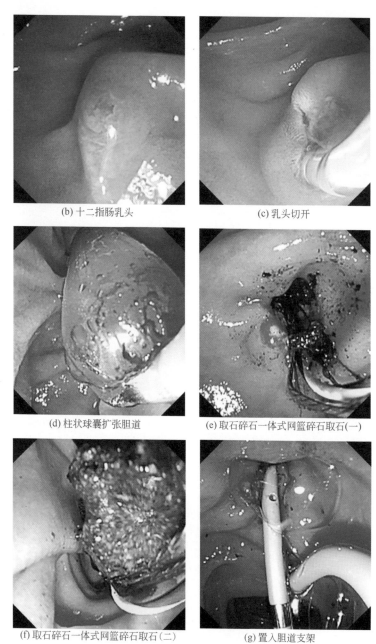

(b) 十二指肠乳头

(c) 乳头切开

(d) 柱状球囊扩张胆道

(e) 取石碎石一体式网篮碎石取石(一)

(f) 取石碎石一体式网篮碎石取石(二)

(g) 置入胆道支架

图 1-12　内镜逆行胰胆管造影术（ERCP）

14. 消化内镜检查系统包括哪些组成部分?

消化内镜检查系统（图 1-13）通常包括主机（含显示器、光源主机、内镜图像处理主机、台车）、软式内镜、内镜图文工作站、气泵、水泵、脚踏、水瓶、USB 存储器、读卡器、刻录机、打印机等。目前光源通常为冷光源，包括氙灯及蓝激光。

15. 消化内镜图像处理系统有哪些功能?

消化内镜图像处理系统（也称为内镜主机）包含以下功能。

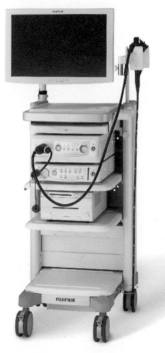

(a) 消化内镜系统主机及软式内镜

图 1-13

USB存储器 用于记录图像的外部存储器		**脚踏** 通过脚踏控制工作站等周边设备	
打印机 将检查过程中记录的内镜图像打印输出		**刻录机** 将内镜图像或视频记录在刻录机上	
读卡器 能够读取诊疗卡上的患者信息。省去键盘输入的麻烦		**内镜图文工作站** 能够对内镜的图像进行电子输入、检索和保存	
GW-100内镜用二氧化碳气泵 通过内镜向体腔内输送二氧化碳或水	 GW-100	**JW-2水泵** 通过内镜向体腔内送水，对组织进行冲洗	 JW-2
WT-04G水瓶 可与内镜用二氧化碳气泵组合使用来送水，是连接内镜的水瓶	 WT-04G		

(b) 消化内镜系统其他配件

图 1-13　消化内镜检查系统

（1）光学染色技术　除了可以进行白光观察外，系统还可实现特殊光观察模式，如 LCI、BLI、NBI 模式等。

（2）图像放大　能够对医师观察到的内镜图像进行光学及电子放大观察。

（3）构造强调 / 轮廓强调　能够对实时观察到的动态图像进行细节或轮廓的强调。

（4）颜色 / 对比度调节　针对内镜图像的 R、G、B（红、绿、蓝）及对比度可进行调节。

（5）图像冻结　对于实时观察到的动态图像，根据临床医师不同的使用习惯可设置不同的冻结模式对图像进行冻结。

（6）图像存储　可直接将存储设备（如 CF 卡、USB 等）连接到系统上进行文件存储。

（7）其他　双画面模式、内镜自动识别、高清数字信号传输、一键插拔等。

16. 软式消化内镜的基本构造是怎么样的?

软式消化内镜的基本结构（图1-14）包括操作部（图1-15）、插入部、导光软管（也称副软管）及导光插头部四个部分。操作部一般由内镜医师左手持握，包括注水注气按钮、吸引按钮、角

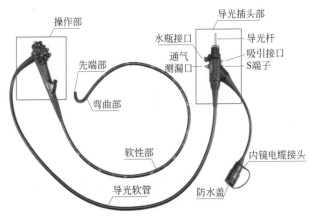

图1-14 软式消化内镜基本构造

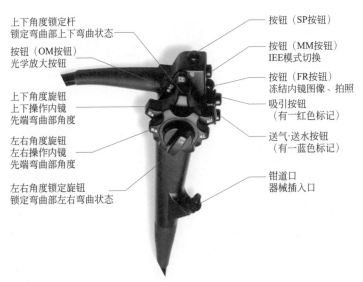

图1-15 消化内镜操作部基本构造

度钮、角度锁、器械附件插入口及遥控按钮；插入部也称主软管，包含软性部、弯曲部和先端部（图1-16）；导光软管连接导光插头部，后者包括水瓶接口、通气测漏口、S端子、吸引接口、电气接头❶、导光杆、气泵接口等。

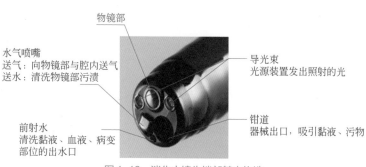

物镜部

水气喷嘴
送气：向物镜部与腔内送气
送水：清洗物镜部污渍

导光束
光源装置发出照射的光

前射水
清洗黏液、血液、病变
部位的出水口

钳道
器械出口，吸引黏液、污物

图1-16 消化内镜先端部基本构造

17. 氩气刀设备包括哪些部分？其作用是什么？

氩气刀设备（图1-17）由一个高频电能发生器、一个氩气源及氩气软电极（一根远端陶瓷管口内装有钨丝电极的可屈式纤维Teflon管）、氩气喷管（图1-18）组成。氩气软电极可以通过内镜

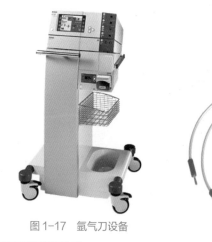

图1-17 氩气刀设备

图1-18 氩气喷管

❶ 电气接头就是内镜电缆接头。气泵接口是和水瓶接口相连的装置。

的钳道。氩气在通过钨丝电极时被高频电能电离成氩离子束，继而能量被传导至组织而产生凝固效应。由于氩气流是散发的，因而可产生轴向及侧向的电流传导。这项技术被称为"氩离子凝固术"，是一种可控制的非接触式单极电凝技术，其在内镜下治疗具有不直接接触组织，不会产生软组织粘连；止血效果好，速度快；创面焦痂牢固，不易脱落；对组织损伤小，愈合快等特点。目前氩气刀设备常和高频电刀设备合为一体。

18. 高频电刀设备包括哪些部分？其作用是什么？

高频电刀（图1-19）是内镜下常用的治疗设备，由高频电能发生器、负极板、高频转换连接线（高频转换连接线一端连接主机，另一端连接高频治疗配件，如圈套器、热活检、切开刀等）组成，是一种可进行组织切割的电外科器械。内镜用高频电刀通过有效电极尖端产生的高频高压电流与肌体接触时对组织进行加热，实现对肌体组织的分离和凝固，从而达到电切和电凝、止血的目的。

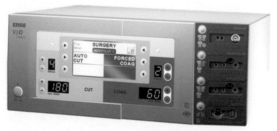

图1-19　高频电刀

19. 什么是水泵？

内镜用送水装置（简称水泵，见图1-20），是一种内镜检查和手术使用的辅助装置，它通过内镜向体内或胃肠管腔内送水，冲洗组织以去除血液、排泄物和其他有机物质，以便在内镜诊疗过程中提高诊断和治疗的可视度，使视野更加清晰。它具有定时、流量调节、故障报警、脚踏或按键启动等功能。

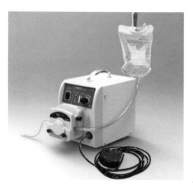

图1-20 水泵

20. 什么是气泵?

气泵是内镜用二氧化碳送气装置的简称,见图1-21。消化内镜诊疗时需要通过内镜注入气体,以保持内镜视野,通常是注入空气,由消化内镜主机内置气泵驱动。但一些内镜诊疗过程用时较长,因空气不易被黏膜吸收,长时间使用空气气源易引发胃肠腔积气、压力过大而导致术后不适和腹部疼痛,且易出现穿孔等并发症,另外一旦并发穿孔,空气在纵隔或胸腹腔积聚不易消散,可干扰循环,甚至出现心律失常、心搏骤停等严重并发症。而二氧化碳可通过黏膜毛细血管吸收,近年已推荐用于消化内镜诊疗,气泵就是内镜手术中二氧化碳气体的辅助供应装置。

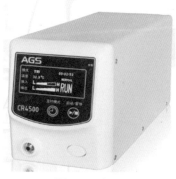

图1-21 气泵

三、消化内镜诊疗常用器械

21. 内镜活检钳是什么样的？如何使用？

活检钳（图1-22）是内镜检查取病理标本不可缺少的工具。活检钳是由活检钳瓣、连接弹簧管、连接钢丝、操作手柄组成。

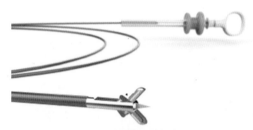

(a) 活检钳大体样式

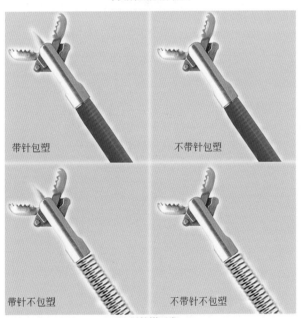

带针包塑　　　　　　　　不带针包塑

带针不包塑　　　　　　　不带针不包塑

(b) 活检钳亚类

图1-22　活检钳

在内镜下，由钳道孔送入，到达取样部位，手柄做上下拉动，带动钳瓣开合，进行组织取样。内镜下活检钳工作长度按内镜种类选择：胃镜选择 1600mm 或 1800mm，结肠镜选择 1800mm 或 2300mm，小肠镜选择 2600mm。根据先端部的钳头形状分为有针型和无针型，平口型和鳄口型。对于需要获得较大组织面的取样，可以选用鳄口型活检钳，由于鳄口取样防滑的机械原理，可以有效获得组织取样的宽度，从而取得样本的有效面积；对于常规取样，可以选择平口型；当遇到易滑脱的组织时，或瘢痕较硬组织时，推荐使用有针型活检钳，针头可以有效起到固定组织作用。钳头闭合直径分为 2.3～2.5mm 和 1.8mm，前者钳瓣张开宽度约 6mm，1.8 系列钳瓣张开宽度约 4.5mm。按取样的目的性选用，例如早癌取样通常需选用大钳口系列，而 Hp 取样选择小钳口活检钳即可，可有效避免出血等不必要的创伤。另外，连接弹簧管也有不同类型，按对钳道孔磨损及插入速度的不同，连接弹簧管分为扁弹簧（刚性强，插入速度快）及磨削弹簧（弹簧之间间隙小，有效防止内镜钳道磨损）；连接弹簧管为包塑的活检钳与内镜橡胶活检阀充分贴合，滤液体效果极佳，而非包塑的连接弹簧管金属面与橡胶摩擦大，滤液体效果不佳，且加速活检阀的磨损。

22. 内镜注射针的构造如何？有什么作用？

内镜注射针适用于消化道黏膜下注射，如组织胶、硬化剂、纳米碳等药物。内镜注射针由针头、导引头、输液内管、外管、护套管、助推管及前手柄、注液手柄组成。在内镜下，顺钳道孔插入注射针，选择合适注射部位，推动手柄出针，扎入后在手柄后端进行注射器推注。注射完成后，回收手柄，撤出注射针。临床上根据使用的需要选择不同的针尖长度和针径，针尖长度一般包括 4mm、5mm、6mm、8mm，针径为 21G、23G、25G。一次性内镜注射针见图 1-23。

内镜医师用注射针主要进行黏膜下注射隆起、静脉曲张注射、胃肠道注射标记、内痔注射、内镜药物注射等。根据临床的注射

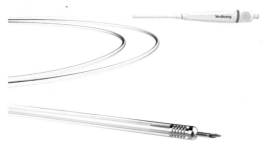

图 1-23　一次性内镜注射针

治疗需求，以下简单列举几种常见内镜下注射针型号选择。

（1）静脉曲张注射　常规胃镜操作，由于注射介质浓度高，易凝固，注射针选择外径 2.3mm 或 2.4mm，导管长 1800mm，考虑术者与助手为对面站立位，针径为 21G 或 23G，不可使用 25G，出针长度 4mm 或 5mm。

（2）黏膜下隆起注射　上消化道选用导管长 1600mm 或 1800mm，下消化道选用导管长 1800mm、2000mm、2300mm，外径 2.3mm 或 2.4mm，针径为 23G 或 25G，尽量选用细针，尽量缩短扎入口液体的流失。

（3）内痔注射　胃镜或肠镜操作，导管长选用 1800mm 或 2300mm，外径 2.3mm 或 2.4mm，针径为 21G 或 23G，出针长度 6mm 或 8mm。现在市面上有针尖更长的注射针，亦可选用。

（4）鼻胃镜（超细胃镜）下注射　导管长选用 1600mm 或 1800mm，外径 1.8mm，针径 23G 或 25G，出针长度 4mm。

（5）小肠镜下注射　导管长选用 2600mm，外径 2.3mm 或 2.4mm，针径选用 25G，尽可能减少注射的损伤，出针长度 4mm。

23. 圈套器的构造如何？有什么作用？

内镜下圈套器（图 1-24）由电圈、管鞘、拉索、护套管及手柄组成，临床上主要用于消化道息肉切除，但也可用于消化道异物的取出、牵引或其他目的。在内镜下，顺钳道孔插入，将手柄往前推，打开圈套贴合病灶后收拉手柄，使得圈套圈住病灶，慢

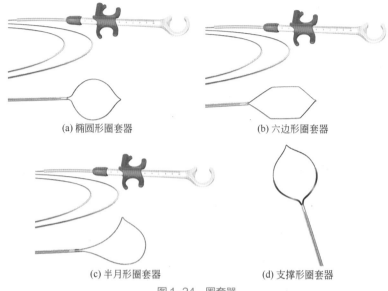

(a) 椭圆形圈套器   (b) 六边形圈套器

(c) 半月形圈套器   (d) 支撑形圈套器

图1-24　圈套器

慢收紧圈套后，进行手柄处通电，行电切、电凝、混切处理。圈套器外管直径分为1.8mm或2.3mm，鼻胃镜（超细胃镜）选用1.8mm外管直径，常规胃肠镜选用2.3mm外管直径。根据是否有通电性能，将圈套器分为电切型和冷切型。圈套丝粗细及圈套打开的直径也有不同，根据临床不同需要选用。根据圈套芯的形状不同，主要分为椭圆形、六边形、半月形、支撑形等。椭圆形较常用；对于特殊情况难以套取的部位，如胃体小弯侧、十二指肠乳头及乙状结肠部位的病变，可选用半月形的圈套器套取。一般需要结合透明帽进行切除，且常需要用到圈套器的"尖端"做支点，固定圈套器后张开后再套取息肉进行切除。通常圈套芯头端有个小弯曲，也有一种"尖端绝缘"圈套器，尖端圆滑，虽然用得不多，但这种圈套器的尖端可以避免造成误损伤或者穿孔等，尤其是黏膜比较薄弱时可考虑选择这种配件。由于尖端圆滑，在一定程度上也失去了固定圈套器的功用，所以虽然风险小了，但是不易掌控却成了其缺点。

以下简单列举部分情况下的圈套器选择供参考。

（1）无蒂扁平型息肉　适合选用 0.47mm 丝径，圈径 25mm，椭圆形。

（2）EMR（内镜下黏膜切除术）　适合选用 0.3mm 丝径，圈径 20mm，椭圆形。

（3）胃肠镜下冷切　适合选用 0.25mm 丝径，圈径 15mm，椭圆形。

（4）常规胃肠镜下电切　适合选用 0.4mm 丝径，圈径 30mm，椭圆形。

（5）透明帽法 EMR　适合选用 0.3mm 丝径，圈径 25mm，月牙形，便于卡在透明帽内槽口内。

（6）六边形圈套器　适合面积较大的息肉、脂肪瘤等组织的切割。

24. 什么是止血夹？使用上有哪些注意事项？

内镜止血夹（图 1-25）是用于胃肠道出血的止血和胃肠道组织创面的闭合治疗，同时也可以用来辅助牵引以提高手术效率的内镜器械。一般的内镜用止血夹主要由不锈钢夹瓣、收夹套筒、连接扁弹簧、连接旋转钢丝、手柄构成。在内镜下，选择需要夹闭的部位，顺钳道插入止血夹，手柄前推使夹子打开，转动手柄使夹子角度对准创面，慢慢收紧手柄确认创面闭合有效，加速加力收缩手柄致使夹头释放。撤出管鞘。需要时进行多个止血夹的闭

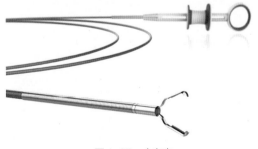

图1-25　止血夹

合释放。不同的夹子产品有不同的名称，比如止血夹、和谐夹、波科大夹、合金耙状夹等。按临床对不同创面闭合的需求，夹瓣张开长度分为9mm、10mm、11mm、12mm、13mm、14mm、15mm、16mm。连接扁弹簧分为包塑型、普通型。夹瓣头端角度分为90°、135°。胃镜一般选用1600mm、1800mm导管长度。结肠镜选用1800mm、2000mm、2300mm导管长度。小肠镜选用2600mm导管长度。

钛夹使用之前需要了解几个参数，即钛夹夹子的长度，钛夹尖端"钩子"的角度和钛夹闭合后残留的长度以及材质是金属还是塑料等。对于夹子的长度一般多选择标准型，而夹子张开后的开口幅度是操作医师常常关心的内容，因为操作者总想张开得越大越好。目前钛夹张开幅度在10~15mm，和谐夹、波科大夹等的开口幅度较大。对于夹子前端"钩子"的角度，90°角的夹子勾取力量更大，适用于创面闭合及止血，而135°角的钛夹勾取力量稍差，一般仅适用于夹闭止血。从夹子是否能够重复装载来讲，分为两种类型，即可重复装载的钛夹与一次性使用的钛夹。可重复装载的钛夹只需要装载和更换钛夹本身，而释放器是重复使用的。而一次性使用的夹子，有代表性的就是和谐夹，其释放器和夹子均为一次性使用，无需更换和装载钛夹，省去许多麻烦，更重要的是可以重复开闭，医师可以在观察夹闭效果后再释放，如果不合适还可以换位置。临床医师根据操作需要及夹子参数灵活选择。

以下简单列举常见操作的钛夹选择供参考。

① 普通息肉切除后创面闭合、上下消化道出血闭合，适合选用角度为135°，夹臂长度为9mm或10mm的止血夹。

② ESD小于2cm创面闭合，适合选用角度为90°，夹臂长度为11mm或13mm的止血夹。

③ 溃疡面创面闭合、辅助定位，适合选用角度为135°，夹臂长度为11mm或13mm的止血夹。

④ 消化道穿孔、POEM、STER、EFR及经自然腔道内镜手术（NOTES）创面闭合，适合选用角度为90°，夹臂长度为13mm或

16mm 的止血夹。

25. 热止血钳有什么用途? 如何分类?

热止血钳与高频电手术设备配合, 用于在内镜手术中, 利用高频电流在消化道内切除并采集组织样本, 消化道出血, 术中术后电凝止血。主要由手柄、钳瓣、热缩弹簧管、电极插口构成。适用于内镜下对组织的凝结和止血。对于出血量不大的小血管出血, 可使用热凝固治疗, 通过对出血的血管进行凝固从而达到止血的效果。在内镜下插入热钳, 对准需要电凝或混合的部位, 手柄向前推动打开钳瓣, 收缩手柄使得钳瓣闭合, 确认夹持效果理想, 进行手柄电极通电工作。

热止血钳可兼容的内镜管道直径在 2.8mm 及 2.8mm 以上, 前端的钳瓣开口长度根据不同型号开幅为 4~6.5mm。根据不同的临床止血及热凝需要, 将钳瓣形状分为平口型、尖头型、鳄口型、V 字型、鳄齿型。

(1)(A 型: 平口型)热止血钳[图 26-1(a)] 钳瓣中心为空心状, 钳瓣为光滑平口椭圆形状, 钳瓣上有泄压孔, 钳瓣长 3.1mm, 张开角度 95°~110°, 钳瓣开口距离最大 6mm, 为针对息肉的热凝或热切治疗需要选用。钳头闭合后头端呈圆形, 可以满足黏膜层及肌层表面的接触性止血、接触性烧灼, 相当 APC 的功效。钳头打开后可以用于需要较大创面组织的止血。

(2)(B 型: 尖头型)也称为锥型热止血钳[图 26-1(b)] 钳瓣中心为浅凹口[图 26-1(b)], 钳瓣环周凹凸状, 钳瓣长 4mm, 张开角度 95°~110°, 钳瓣开口距离最大 7.0mm, 可用于消化道出血或 ESD 过程中较粗血管出血或出血面积大、出血点不清晰的位置止血, 为 ESD 术中常规止血用。

(3)(C 型: 鳄口型)也称尖锥型热止血钳[图 26-1(c)] 钳瓣为高低交错面, 钳瓣长 2.8mm, 钳瓣头端直径到尾端为 1.6~2.1mm 渐细, 张开角度 95°~110°, 钳瓣开口距离最大 6mm, 为消化道点状出血、ESD 小血管及近肌层的出血等止血选用, 该型号组织接触面为止血钳中最小，用于考虑最小热损伤及最小面积烧灼使用。

（4）（D型：V字型）热止血钳［图26-1（d）］　钳瓣中间体为光滑平杆，四连杆驱动钳瓣开合，钳瓣头端为鼠齿交错，可以起到咬合作用，钳瓣张开角度95°～110°，钳瓣最大开口距离最大7mm，单片钳瓣作用长度4.5mm，用于消化道ESD术中或其他需要切开术中，抓取黏膜组织行切开、牵拉，以及对出血部位的需要行闭合后头端通电止血或夹取出血部位行一定的通电止血。

（5）（E型：鳄齿型）热止血钳［图26-1（e）］　钳瓣中心为空心状，单片钳瓣为15个鳄鱼齿状椭圆形，钳瓣上有泄压孔，钳瓣长3.2mm，张开角度95°～110°，钳瓣开口距离最大6mm，用于息肉的热凝或热切治疗。特别是比较坚硬易滑脱的息肉及组织的夹取固定后通电切除。钳头闭合后头端呈圆形，可以满足黏膜层及肌层表面的接触性止血、接触性烧灼，相当APC的功效。钳头打开后可以对于需要较大创面组织的止血。

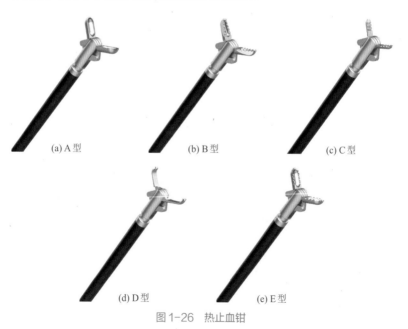

(a) A型　　　　(b) B型　　　　(c) C型

(d) D型　　　　(e) E型

图1-26　热止血钳

26. 异物钳是什么样的？有哪些类型？

异物钳与内镜配套使用，用于回收人体自然腔道内的异物、结石、切除后的组织。由钳瓣、外管、拉索和手柄等构成，钳瓣型采用医用不锈钢材料、尼龙材料、硅橡胶材料制成，外管采用医用不锈钢、塑料材料制成，拉索采用不锈钢、镍钛合金材料制成，手柄采用 ABS 材料制成。按异物钳工作方式可分为钳瓣型、折角型、爪型和网型等，临床上常用的包括鼠齿型异物钳、鳄口型异物钳、塘鹅嘴型异物钳、三爪型异物钳、网兜型异物钳、圈套型异物钳等，根据异物的形态、大小、材质等选择合适的异物钳。异物钳工作外径主要分为 1.8mm、2.3mm，工作长度为 1600～2600mm。

临床上碰到的异物种类繁多，需要多种不同形状、不同规格的异物钳（图 1-27）来取出。以下大概归纳异物钳与对应大体异物种类的选择供参考。

（1）鳄口型异物钳　鳄齿平铺状，应对如硬币等扁平状、无锐角的异物的取出。

（2）塘鹅嘴型异物钳　是钳瓣型异物钳中开口角度最大、钳瓣最长的，开口距离最大的达 20mm，应对大面积的异物，如橡胶、织物、团状等异物的取出。

（3）圈套型异物钳　特别是圈套直径较大的圈型异物钳，应对如打火机类型的长型异物，圈住异物的一端，收紧后拖出。

（4）网兜型异物钳　呈渔网兜状，应对如玻璃球、钢珠，无

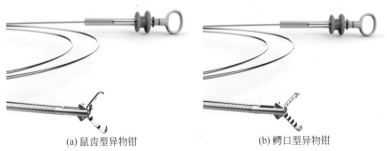

(a) 鼠齿型异物钳　　　　　　(b) 鳄口型异物钳

图 1-27

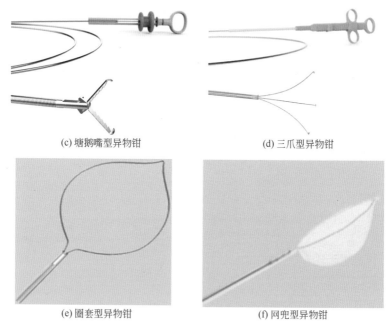

(c) 塘鹅嘴型异物钳　　　　　　　(d) 三爪型异物钳

(e) 圈套型异物钳　　　　　　　　(f) 网兜型异物钳

图 1-27　异物钳及网兜

法钳夹，易滑动的异物的取出。

（5）鼠齿型异物钳　前端呈鼠齿交错，应对如支架移位夹取拖拽、管状异物夹持等。

（6）爪型异物钳（三爪、四爪、五爪）　应对息肉切除后的取出等。

四、消化内镜检查适应证、禁忌证、注意事项及知情同意

27. 胃镜检查的适应证有哪些？

通过胃镜，能清楚地观察食管、胃、十二指肠球部和降部的黏膜状态，从而对上消化道黏膜的病变做出诊断。目前胃镜检查的适应证较广。

（1）基于健康体检、消化道早癌筛查目的，主动接受胃镜检

查的患者。

（2）呕血、黑便，不明原因上腹痛、呕吐，吞咽困难，胸骨后疼痛及烧灼感等怀疑有上消化道病变者。

（3）消化道肿瘤报警症状，如不明原因体重减轻、纳差、贫血，及其他系统疾病累及上消化道者。

（4）内镜下各种治疗，如内镜下止血、取异物、扩张及支架置入、内镜黏膜下层剥离术（ESD）、内镜下黏膜切除术（EMR）等，目前快速发展的经自然腔道内镜手术，如 EUS 引导下胰腺假性囊肿引流术、内镜下经胃胆囊切除术、内镜下经胃阑尾切除术等。

（5）需要定期随访的病变如巴雷特食管、萎缩性胃炎、胃癌前病变、胃恶性肿瘤术后等。

28. 结肠镜检查的适应证有哪些？

（1）行大肠疾病普查并愿意接受消化内镜诊疗的患者。

（2）有下消化道症状，如原因不明的下消化道出血，包括便血或持续粪便隐血试验阳性者；慢性腹泻、慢性便秘、大便习惯改变、腹痛、腹胀、腹部包块等诊断不明确者。

（3）不明原因的消瘦、贫血等报警症状，及其他系统疾病可能累及下消化道者。

（4）需行结肠镜治疗者，如大肠息肉和早期癌在内镜下摘除或切除治疗、止血、乙状结肠扭转或肠套叠复位、肠道疾病手术中需结肠镜协助探查和治疗者等。

（5）肠炎症性疾病或肠道肿瘤等做鉴别诊断或需要确定病变范围、病期、严重程度、追踪疾病的自然发展史等。

（6）结肠癌术后、息肉切除术后及炎症性肠病药物治疗后需定期结肠镜随访者。

29. 消化内镜检查的绝对禁忌证有哪些？

（1）休克、意识障碍者，严重的神经系统疾病（如脑卒中急性期、癫痫未得到有效控制）患者，精神失常不能合作者。

（2）严重心脏病，如重度心力衰竭、急性心肌梗死、恶性心律失常、发绀型心脏病、伴肺动脉高压的先天性心脏病、夹层动脉瘤等。

（3）严重呼吸道病变，如慢性阻塞性肺疾病急性发作期、未得到控制的哮喘等。

（4）消化道穿孔的急性期。

（5）烈性传染病。

（6）咽喉病变胃镜不能插入者不可行胃镜检查。

（7）急性腹膜炎者。

（8）腹腔内有广泛粘连者。

（9）严重的坏死性肠炎、巨结肠危象、完全性肠梗阻者等。

30. 消化内镜检查存在哪些并发症？

消化内镜是侵入性诊疗手段，因此存在引起并发症的可能性。可能的并发症包括①咽部损伤、喉头痉挛、腮腺肿胀；②过度呕吐，发生食管贲门黏膜撕裂、窒息、误吸、吸入性肺炎等；③消化道出血、穿孔；④下颌关节脱位；⑤麻醉、镇静后可能出现遗忘，如为无痛胃镜麻醉，有麻醉意外可能；⑥诱发原有疾病发作或原有疾病加重；⑦不可预知的心搏呼吸骤停及其他不可预料的情况。

31. 心血管疾病患者做消化内镜检查时有哪些注意事项？

重度心力衰竭、急性心肌梗死、恶性心律失常、发绀型心脏病、伴肺动脉高压的先天性心脏病为绝对禁忌证。其他心血管疾病也可能造成内镜检查风险增加，进行消化内镜操作前要详问病史，了解患者既往心脏病情况，包括心脏起搏与传导、心脏收缩与舒张功能以及冠状动脉有无异常。对心脏病患者镇静和（或）麻醉的基本要求是保障心肌氧供与氧耗平衡，包括保证充分的镇静镇痛、维护循环状态稳定、维持接近正常的血容量和通气功能。

（1）对于心律失常而无明显器质性损害者（如窦性心动过速、

束支传导阻滞），可根据心率密切观察处理。消化内镜操作本身对自主神经的刺激以及镇静、麻醉药物的作用均可能引起心律失常。排除恶性心律失常（如室性心动过速、阵发性室上心动过速）后，窦性心动过速一般无需特殊处理，紧急情况下应静脉给予抗心律失常药物，必要时除颤。如心率慢于 50 次 /min，可酌情静脉注射阿托品 0.2～0.5mg，可重复给药；必要时可静脉给予肾上腺素 0.02～0.1mg。情况危急时应给予胸外心脏按压等急救措施。

（2）冠心病者可酌情采用镇痛、镇静甚至无痛检查，以避免诱发心绞痛，但 3 月内曾发生心肌梗死的患者应尽量避免行镇静和（或）麻醉。近期有心绞痛病史或心肌梗死病史者，如需行急诊消化内镜检查治疗，可适当予静滴硝酸甘油后行进一步诊疗，必要时请心内科医师会诊。消化内镜操作无论是否采取镇静和（或）麻醉均有可能诱发或加重心肌缺血，通过在操作过程中吸氧可以显著减少 ST 段压低。因此应加强监测，维持良好的心肌氧供与氧耗。

（3）高血压者内镜诊疗除了急诊外，一般应在高血压得到控制后进行，患者应持续服用降压药至内镜诊疗当日，服用降压药与术中低血压风险无关。检查前 1 天要尽量消除顾虑，保证良好睡眠。镇静和（或）麻醉期间血压波动幅度一般以不超过基础水平的 20% 为宜。如血压较原来水平降低 25%，即应视为低血压；如降低 30% 则应认为是显著的低血压。镇静和（或）麻醉期间应当密切监测，及时防治低血压。

32. 呼吸系统疾病患者做消化内镜检查时有哪些注意事项？

消化内镜诊疗前需明确患者近期有无急性呼吸道感染、慢性阻塞性肺疾病、哮喘发作期等；有无口唇发绀、异常呼吸音、反常呼吸等。若合并呼吸道感染者予积极抗感染，必要时可予化痰、止咳、平喘后再行消化内镜诊治。同时进行气道评估，包括有无肥胖、短颈、颈椎疾患以及口腔和下颌的结构异常。明确为困难气道的患者如张口障碍、颈颌颌部活动受限、颞颌关节炎等，应密切监测患者呼吸频率与呼吸幅度，并注意有无气道梗阻。如出现反常呼吸，往往提示有气道梗阻，最常见原因是舌后坠，其次是喉痉挛。托下颌往往即可解除因舌后坠引起的气道梗阻，必要时可放置口咽或鼻咽通气管，同时应增加吸氧流量或经麻醉面罩给予高浓度氧，必要时嘱消化内镜医师退出内镜。如果患者血氧饱和度低于85%，应立即处理。可通过大声询问和压眶刺激患者加深呼吸。如采取上述措施后仍无效，则应给予辅助或控制呼吸，必要时行气管内插管。

33. 肝脏疾病患者做消化内镜检查时有哪些注意事项？

（1）因肝硬化食管-胃底静脉曲张患者在行胃镜操作检查时，有诱发呕吐、静脉曲张破裂大量出血的风险，因此越来越多的消化内镜医师通过无痛内镜来降低上述风险。但很多麻醉药物都要经过肝脏转化和降解。严重肝病时，药物在肝内代谢的时间可延长，使药物的清除半衰期延长。此类患者应用阿片类麻醉剂或镇静药时可能会出现更多的并发症，尤其应该注意是否有呼吸抑制，同时用量应酌减。镇静麻醉剂相关的并发症包括呼吸、循环和中枢神经系统的抑制，对于肝硬化患者来说要特别警惕肝性脑病的出现和加重。肝硬化失代偿期者常产生腹腔积液，大量腹水可影响患者呼吸，应注意监护。

（2）严重肝脏疾病患者出血倾向较明显，若进行有创性的消化内镜治疗，出血的风险将大大增加。因此，应首先评估患者的凝血功能，如国际标准化比值（INR）、血小板计数（PLT）等。如果存在活动性出血，应迅速纠正异常的凝血功能。通常给予新鲜冰冻血浆，目标是至少将国际化标准比值（INR）降到1.5以下。对活动性出血的肝硬化患者，血小板计数 $<50 \times 10^9/L$，应考虑输注血小板。

34. 使用抗血小板或抗凝药物患者消化内镜检查有哪些注意事项？

消化内镜操作根据出血风险和血栓形成风险的高低，分为低出血风险和高出血风险、低血栓风险和高血栓风险；进而根据不同的具体情况，对接受消化内镜检查和治疗的口服抗血小板药物或抗凝药物的患者的用药调整给出具体指导意见，在实际应用中应该根据患者个人情况，个体化平衡出血和血栓形成风险。

低危出血的内镜操作可维持原抗血小板治疗，这些内镜操作包括胃肠镜检查（+/- 活检）、诊断 EUS、胆胰支架置入术、非息肉切除的小肠镜检查。高危出血的内镜操作包括消化道息肉切除、十二指肠乳头切开、EMR/ESD、壶腹切除术、消化道狭窄扩张术、食管-胃底静脉曲张治疗、经皮内镜下胃造瘘术、EUS-FNA。这些高危出血的内镜操作前须根据血栓风险，确定抗血小板和抗凝药物的使用。

患者在消化道围术期停用抗血小板药物后血栓栓塞风险分为高危和低危。低危血栓栓塞风险：冠状动脉药物洗脱支架置入术后>12 个月，金属裸支架置入术后>6 周同时不合并危险因素，不伴有心力衰竭的脑卒中>6 周，未行冠状动脉支架置入术的缺血性心脏病、脑血管病和周围血管病。高危血栓栓塞风险：冠状动脉药物洗脱支架置入术后<12 个月，金属裸支架置入术后<6 周，金属裸支架置入术后> 6 周但合并危险因素，≤6 周的脑卒中，ACS、心肌梗死后接受 PCI 但未行支架置入术。

在消化道内镜围术期停用抗凝药物后的血栓栓塞风险分为高危和低危。低危血栓栓塞风险：主动脉瓣人工金属瓣膜、人造生物瓣膜，不伴有血管疾病的心房颤动，静脉血栓>3 周。高危血栓栓塞风险：二尖瓣人工金属瓣膜，合并心房颤动的人工心脏瓣膜，既往有血栓栓塞事件的人工心脏瓣膜，心房颤动合并一些情况（如血管疾病、人工瓣膜活动性心力衰竭、左心室射血分数<35%、既往有血栓栓塞事件、高血压、糖尿病或年龄>75 岁）、<3 周的静脉血栓、血栓形成倾向综合征。

日本消化内镜协会 2014 年指南意见及美国消化内镜学会（ASGE）意见总结如下。

（1）如为择期操作，且抗凝治疗是短期的（如深静脉血栓形成等），一般应推迟到患者停止抗凝治疗后进行内镜诊疗。如为急诊操作，则需应用新鲜冰冻血浆扭转抗凝机制（目标是使 INR 达到 1.5）。需限期进行内镜操作的，遵循以下原则。

（2）停用抗血小板或抗凝药物前，须咨询医师。停药或减药的方案需由内镜操作医师和制订抗凝药物方案的医师共同制订。

（3）行无需活检及其他低风险内镜检查时无需停用抗血小板或抗凝药物，若患者服用华法林，则需保证凝血酶原时间国际标准比值（PT-INR）在治疗窗内（2.0～3.0）。

（4）内镜下活检时，行单药抗栓治疗者不需停用抗血小板药物或抗凝血药。若患者行二联或三联抗栓治疗，则需制订个体化方案。行活检时必须在退镜前保证已止血。

（5）行高出血风险内镜操作需要注意以下几点。①当患者正行阿司匹林单药治疗时，若撤药会导致高血栓栓塞风险，则不应停用阿司匹林；若患者血栓栓塞风险较小，则可停用阿司匹林 3～5 天。②若患者正单药使用非阿司匹林类抗血小板治疗，则噻吩并吡啶衍生物（如氯吡格雷）需停用 5～7 天，其余抗血小板药物只需停用 1 天。③若患者正服用华法林或达比加群酯抗凝，则需以肝素替代。本指南推荐在操作前 3～5 天将华法林替换为普通肝素，用法一般为 10000～20000IU/d，静脉持续输注，也可皮下注射普通肝素 10000～15000IU，每 12h 1 次，这样可尽快调整 PT-INR 至所需治疗窗内（1.5）。

35. 高龄患者消化内镜检查时有哪些注意事项？

年龄增大可使内镜风险增加，高龄虽不是内镜检查的禁忌证，但要认真评估消化内镜诊治风险与高龄患者所获得的益处。老年患者行肠道准备时服泻药清肠，易引起脱水、电解质紊乱，有时出现末梢循环障碍，甚至成为脑梗死、心肌梗死的诱因。因此在内镜检查前进行适当的补液会对减少并发症有益处。老年人消化道管壁较薄，黏膜脆性增加，应避免粗暴的内镜操作。短时间内快速充气、胃肠道扩张、迷走神经兴奋增加，可能导致心动过缓，因而，注气要少要缓慢，避免胃肠管壁的急剧伸展。活检时应避开黏膜小血管，活检块数尽量减少，以防出血、穿孔。此外，老年患者伴脑梗死、心肌梗死等疾患时，如应用抗凝血药、抗血小板，活检时要注意出血的可能。操作结束后，尽量抽出所充气体，以减轻腹部胀满感和减少痛苦。

36. 如何履行知情同意及告知义务？

消化内镜诊疗前需充分告知患者及其家属内镜诊疗目的、意义、风险、可能的诊疗结果，以取得患者及其家属的充分理解和同意，并签署知情同意书，从而减少医患矛盾发生。消化内镜检查主要意义包括①尽快明确病因及诊断；②微创治疗疾病，降低手术率、病死率，改善患者预后；③消化内镜可能缩短病程、减少住院时间、降低医疗费用。

除需告知内镜诊疗通常的目的、意义、风险、可能的诊疗结果外，消化内镜检查有以下特殊情况需告知患者及家属。

（1）内镜诊疗具有不确定性，包括内镜检查后病因仍不明确和内镜治疗后效果仍不明确，如消化道出血在内镜检查中，未见明显出血病灶，可能需再次内镜检查，或采取相应治疗后病情仍未得到控制，甚至恶化，有时需要再次内镜诊疗等。

（2）有些患者可能有内镜下检查的适应证及指征，但因各种因素（如年龄大、基础疾病多、心肺功能差、病情危重、生命体征极不平稳等），患者无内镜下治疗及手术的条件，勉强进行可能危及生命，此时应向患者或其家属说明，待条件成熟后再进行，或改变诊疗方案。

（3）虽有内镜指征但出现需要转外科手术或转有条件的医院行内镜检查的情况时，医师应将内镜与手术的适应证及相关风险向患方告知，由患者及其家属做出决定。

（4）内镜检查后可能需更改治疗方案。一部分患者行内镜检查后，因内镜下的情况与预期的不一致，需更改治疗方案，治疗风险也随之发生改变，治疗费用等也不相同，此时应向家属告知，并重新签署知情同意书。

（5）一种疾病有多种治疗方法的选择告知。有一部分疾病的治疗措施可能有多种方法，例如胆总管结石＋胆囊结石的患者，可以选择先行 ERCP＋取石术，再行胆囊切除术，亦可直接选择外科手术治疗，医务人员需将两者的优劣详细告知患者，由患者自主选择。

（6）并发症发生后需转外科手术的告知。内镜检查及内镜治疗均可出现出血、穿孔等多种并发症，甚至有需要外科手术处理的可能，亦需告知，在实际发生并发症后应在抢救患者的同时，第一时间告知患者或其家属，并对其进行下一步的诊疗，包括告知外科手术的必要性等。

（李达周　孙东杰　徐桂林　陈炳盛　王剑宇　王　雯）

参考文献

[1] 令狐恩强.隧道技术的创建与前景 [J].中华腔镜外科杂志（电子版），2011, 4(05): 326-327.

[2] 令狐恩强，熊英，柴宁莉，等.经口内镜肌切开术标准操作程序 [J].中华胃肠内镜电子杂志，2015, 2(4): 25-29.

[3] 柴宁莉，熊英，翟亚奇，等.消化内镜隧道技术专家共识（2017，北京）[J].中华胃肠内镜电子杂志，2017, 4(04): 145-158.

[4] 邹晓平，于成功，吴毓麟，等.消化内镜诊疗关键 [M].南京：江苏科学技术出版社，2019.

[5] 陈赫，陈颖彤，赵黎黎，等.内镜经黏膜下隧道肿瘤切除术与内镜黏膜下肿瘤挖除术治疗食管固有肌层肿瘤的比较 [J].中国临床研究，2018 (31): 1480-1484.

[6] 王雁，王敏，范志宁，等.经内镜全层切除胃黏膜下肿瘤 90 例分析 [J].江苏医药，2017 (43): 1810-1812.

[7] 林果为，王吉耀，葛均波.实用内科学 [M].北京：人民卫生出版社，2017.

[8] 杜奕奇，孙涛，赵珍珍，等.中国无痛苦消化内镜应用指南 [J].中国实用内科杂志，2014, 34(1): 32-36.

[9] 龚均，董蕾.实用结肠镜学 [M].西安：世界图书出版西安有限公司，2010.

[10] 李鹏，冀明，张澍田.无痛消化内镜操作共识 [J].中国实用内科杂志，2010, 30(07): 605-607.

[11] 李兆申，邓小明，孙涛，等.中国消化内镜诊疗镇静／麻醉专家共识意见 [J].中国实用内科杂志，2014, 34(08): 756-764.

[12] 林影. 丙泊酚联合芬太尼作为肝硬化患者无痛胃镜检查镇静剂的临床探讨 [J]. 大家健康（学术版），2014, 8(20): 148.

[13] 肖建国，李闻，杨云生，等. 内镜检查和治疗前病人的评估及准备 [J]. 中国消化内镜，2007, 1(2): 54-57.

[14] 王雯，李达周，刘建强. 实用急诊消化内镜技术 [M]. 北京：化学工业出版社，2019.

[15] 王浩，郭豫涛，王玉堂. 全球围消化道内镜操作期抗栓药物治疗指南回顾 [J]. 中华老年心脑血管病杂志，2015, 17(05): 551-552.

[16] Veitch A M, Baglin T P, Gershlick A H, et al. Guidelines for the management of anticoagulant and antiplatelet therapy in patients undergoing endoscopic procedures[J]. Gut, 2008, 57(9): 1322-1329.

[17] 关月，张振玉. 日本消化内镜协会 2014 年使用抗栓药物患者的内镜应用指南介绍 [J]. 中华消化内镜杂志，2015, 32(010): 706.

[18] 厉有名，王一平，王军，等. 老年患者消化内镜操作指南 [J]. 中华消化内镜杂志，2009, 26(1): 4.

[19] 卢轶，厉有名. 老年消化内镜诊疗技术的研究现状 [J]. 现代实用医学，2013, 25(03): 243-245, 253.

[20] 中国医师协会内镜医师分会消化内镜专业委员会，中国抗癌协会肿瘤内镜学专业委员会. 中国消化内镜诊疗相关肠道准备指南（2019，上海)[J]. 中华消化内镜杂志，2019, 36(7): 457-469.

[21] 王浩，陶涛，王海军，等. 四项国际消化道内镜围术期抗栓药物应用指南对中国老年患者不良事件的预测能力 [J]. 中华老年心脑血管病杂志，2017, 19(8): 837-842.

① 微信扫描本页二维码

② 添加出版社公众号

③ 点击获取您需要的资源或服务

微信扫码

第二章 ▶

标准胃镜检查

 胃镜检查相关解剖结构

1. 咽部的相关解剖结构有哪些?

咽是呼吸道、消化道入口的共同通路,分为鼻咽、口咽、喉咽,即上咽、中咽、下咽,鼻咽上至蝶骨体、枕骨基底的下方,下至软腭游离缘的平面,是上呼吸道的一部分。见图 2-1。与胃镜操作较为相关的是口咽与喉咽。

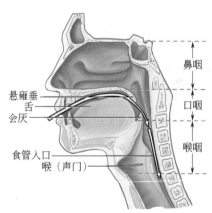

悬雍垂
舌
会厌
食管入口
喉(声门)

鼻咽

口咽

喉咽

图 2-1 咽部侧视图(白色箭头为进镜路径)

(1)口咽的位置与结构 口咽上至软腭游离缘平面,下至会厌上缘平面,向前借咽峡与口腔相通,向下以会厌为分界与喉咽相接。会厌位于舌根和舌根体后上方，其上缘弧形游离，吞咽时舌根向后下方压迫会厌向下关闭喉入口，可防止食物进入气管。内镜行至口咽可见的标志为软腭游离缘中央的悬雍垂及舌根处的会厌。

（2）喉咽的位置与结构　喉咽上至会厌上缘平面，下至环状软骨下缘，下接食管入口。内镜越过会厌上缘后方即进入喉咽，可见一通往喉腔的入口，称喉入口，由会厌、杓状会厌襞、楔状结节、小角结节、杓间切迹共同围成。喉咽后面观见图2-2。喉入口中央可见声带和声门，下接喉腔、气管。若内镜误入气管，会看见一片苍白或灰白的环状结构，需紧急退镜。喉入口两侧各有一较深的隐窝，称梨状隐窝。梨状隐窝的黏膜血管为无规则杂乱的网状结构，可作为胃镜误入梨状隐窝的提示。食管入口位于杓状会厌襞后端两个小角结节之间的后方，通常处于关闭状态。内镜越过一侧楔状结节后方，沿同侧梨状隐窝向下即可进入食管入口，此处黏膜血管为纵行结构。

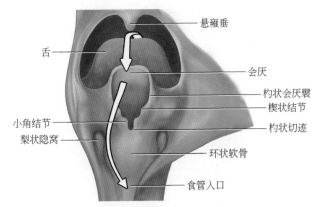

图2-2　喉咽后面观（白色箭头为进镜路径）

2. 食管的长度及分段如何？

食管是全长约25cm的肌性管状器官，上接喉咽部，下通胃贲门，从门齿到食管入口约15cm，从门齿到食管胃连接处约40cm。

食管按解剖分段以胸骨切迹平面和膈食管裂孔为界，可分为颈段（约5cm）、胸段（18～20cm）、腹段（1～2cm）。其中胸段食管以奇静脉弓下缘、下肺静脉水平可再分为上部（距门齿20～25cm）、中部（距门齿25～30cm）、下部（距门齿30～38cm）。胸段上部食管因后方椎体的压迫可呈现规律的起伏，有助于内镜下判断食管后壁的位置。

食管按内镜分段可分为上段（距门齿15～24cm）、中段（距门齿24～32cm）、下段（距门齿32～40cm），每段约8cm，该分段方式便于记录镜下病变部位。

3. 食管有多少个生理性狭窄?

食管有三个生理性狭窄（如图2-3）。

（1）第一处狭窄　位于食管入口处，因环咽肌环绕食管而形

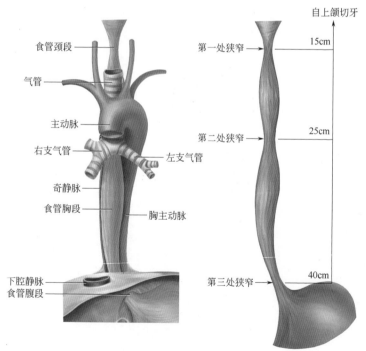

图2-3　食管相关解剖

成，位于第6颈椎水平，距门齿15cm，常处于关闭状态以防止吸气时气体进入食管。

（2）第二处狭窄　因主动脉弓、左主支气管横跨食管而形成，位于第4～5胸椎水平，距门齿25cm，该处可见主动脉搏动传导引起的食管局限性搏动。

（3）第三处狭窄　因食管穿膈肌裂孔受膈肌脚压迫而形成，位于第10胸椎水平，距门齿40cm，常处于关闭状态以防止胃内容物反流。

4. 食管壁的组织学分层是什么样的？

食管壁较薄，厚约3～5mm，由腔内向腔外可分为黏膜层、黏膜下层、肌层、外膜，无浆膜层。见图2-4、图2-5。

（1）黏膜层　由复层扁平鳞状上皮层、黏膜固有层、黏膜肌层构成。在食管-胃连接处，黏膜上皮由食管复层鳞状上皮突然转

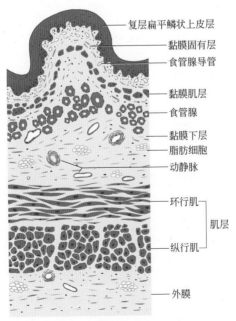

图2-4　食管壁结构层次（一）

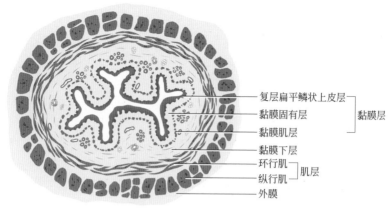

图2-5　食管壁结构层次（二）

变为胃单层柱状上皮，界线清楚，呈不规则锯齿状，称齿状线（Z线）。黏膜固有层是细密的结缔组织，形成乳头突向上皮，含血管、淋巴管和食管腺导管。黏膜肌层是纵行平滑肌束。食管的黏膜光滑湿润，呈粉红色，形成数条纵行皱襞，利于液体的引流。

（2）黏膜下层　为疏松的弹性结缔组织，其中含血管、神经和较多黏液性的食管腺，食管腺导管穿过黏膜层开口于食管腔。腺体导管周围可见密集的淋巴细胞。

（3）肌层　由内侧的环行肌和外侧的纵行肌组成，自上而下由横纹肌逐渐转为平滑肌。下端轻度增厚的平滑肌所形成的食管下括约肌（LES），可避免胃内容物反流。

（4）外膜　为少量的疏松纤维结缔组织，含丰富的血管、神经，沿管壁纵行排列。

5. 胃的相关解剖结构有哪些？

胃（图2-6）是一个袋状器官，通过贲门上接食管，通过幽门下通十二指肠，可分两口（贲门、幽门）、两弯（胃大弯、胃小弯）、两壁（前后壁）、四部（贲门部、胃底、胃体、幽门部）。在贲门的左侧，食管末端左缘与胃底形成一锐角，称贲门切迹。胃小弯侧最低点处弯度明显增加形成一切迹，称角切迹。

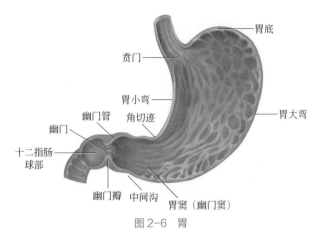

图 2-6　胃

胃可分为贲门部、胃底、胃体、幽门部四部。

（1）贲门部　贲门附近的区域称贲门部，界限不明显。

（2）胃底　贲门平面以上，向左上方膨出的区域称胃底，又称胃穹隆。内镜操作时该位置较低，胃内液体积聚于此处，称黏液湖。

（3）胃体　贲门平面以下至角切迹处之间的大部分区域称胃体。

（4）幽门部　胃体下界与幽门之间的区域称幽门部。大弯侧距幽门和十二指肠交界处 2～3cm 有一浅沟称中间沟，将幽门部分为两部分，靠胃体侧为胃窦（幽门窦），靠幽门侧为长管状的幽门管。

6. 胃壁的组织学分层是什么样的？

胃壁由内向外可分为黏膜层、黏膜下层、肌层、浆膜层。见图 2-7。

（1）黏膜层　由单层柱状上皮层、黏膜固有层、黏膜肌层构成。单层柱状上皮层主要由表面黏液细胞组成，无杯状细胞，向固有层凹陷形成胃小凹。黏膜固有层内有大量的管状固有腺体，根据分布部位、结构的不同可分为胃底腺、贲门腺、幽门腺。黏

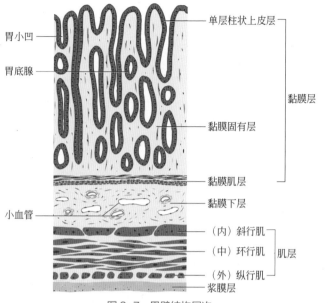

胃小凹

胃底腺

小血管

单层柱状上皮层

黏膜固有层

黏膜层

黏膜肌层

黏膜下层

（内）斜行肌

（中）环行肌   肌层

（外）纵行肌

浆膜层

图 2-7　胃壁结构层次

膜肌层由内环、外纵两薄层平滑肌构成。幽门处黏膜形成的环形
皱襞称幽门瓣。

（2）黏膜下层　由结缔组织构成，内含较粗的血管、淋巴管
和神经。

（3）肌层　由内斜、中环、外纵三层平滑肌构成。幽门瓣处
中层的环行肌增厚形成幽门括约肌，可延缓胃排空和防止肠内容
物反流。

（4）浆膜层　为疏松结缔组织，内含血管、淋巴管、神经纤
维，与腹膜、网膜相连。

7. 十二指肠的相关解剖结构有哪些？

十二指肠（图 2-8）位于胃与空肠之间，起于幽门环下，止于
屈氏韧带（十二指肠悬韧带），全长为 25～30cm，因相当于本人
十二横指并列的长度而得名。作为小肠中最短、最粗、位置最深、
最为固定的部分，十二指肠整体上呈 "C" 形，环抱胰头，既通

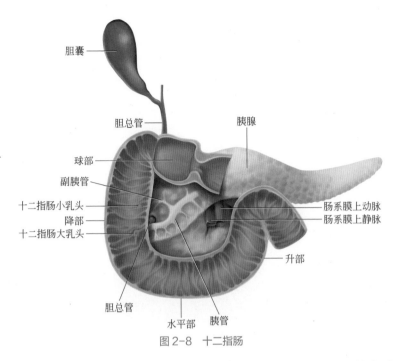

图2-8 十二指肠

过幽门接受胃液，又通过十二指肠乳头接受胰液和胆汁，具有重要的消化功能。

十二指肠可分为球部、降部、水平部、升部四部。

（1）球部 长4～5cm，呈圆球形，自幽门起水平向右后方走行，至肝门下方急转向下移行为降部，转折处形成的近似直角的弯曲称为十二指肠上曲，与上曲相对的成角肠管称为上角。球部近幽门2.5cm的一段肠管，黏膜面光滑无环行皱襞，称为十二指肠球。

（2）降部 长7～8cm，为筒状肠腔，起自十二指肠上曲，沿第1～3腰椎体和胰头右侧，下行至第3腰椎体下缘水平向左移行为水平部，转折处形成的近似直角的弯曲称十二指肠下曲，与下曲相对的成角肠管称下角。该处黏膜环形皱襞发达，其后内侧的外膜面有胆总管沿其表面下行，致使黏膜形成一条纵行皱襞，称为十二指肠纵襞。该纵襞的下端可见一圆形隆起，称为十二指肠大乳头，为胆总管和胰管的共同开口，距门齿75cm。大乳头上方

1～2cm 处偶可见十二指肠小乳头，为副胰管的开口处。

（3）水平部　长 10～12cm，自十二指肠下曲向左，向左横行至第 3 腰椎左侧，在腹主动脉前方移行于升部。肠系膜上动、静脉紧贴此部前方下行。

（4）升部　长 2～3cm，自水平部斜向左上方，至第 2 腰椎左侧再折向前下方，移行为十二指肠空肠曲，与空肠相连。十二指肠空肠曲由其上后壁的十二指肠悬肌固定于右膈脚上。十二指肠悬肌与包绕其下段表面的腹膜皱襞共称为十二指肠悬韧带，是确定空肠起点的重要标志。

8. 十二指肠肠壁的组织学分层是什么样的？

十二指肠肠壁由内向外可分为黏膜层、黏膜下层、肌层、外膜。见图 2-9。黏膜层和部分黏膜下层共同向肠腔内突起形成粗大的皱襞，其上有许多不规则的细小突起，这些细小突起是由上皮和固有

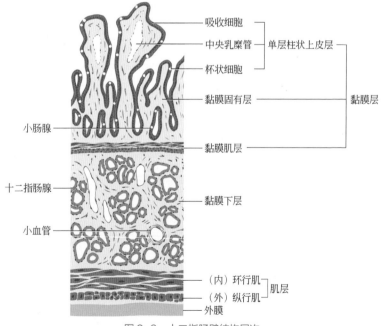

图 2-9　十二指肠壁结构层次

层向肠腔突起形成的，称小肠绒毛。

（1）黏膜层　由单层柱状上皮层、黏膜固有层、黏膜肌层构成。绒毛表面的上皮层由吸收细胞、杯状细胞和少量的内分泌细胞组成，绒毛底部呈单管凹陷直达黏膜肌层表面，这些凹陷即小肠腺。黏膜固有层由疏松结缔组织构成，含大量小肠腺、丰富的毛细血管、毛细淋巴管、神经、散在的平滑肌细胞。绒毛中轴有 1～2 条纵行毛细淋巴管，称中央乳糜管。黏膜肌层是内环和外纵的两薄层平滑肌。

（2）黏膜下层　为疏松结缔组织，含较多血管、淋巴管和丰富的黏液性的十二指肠腺。其导管穿黏膜肌层开口于小肠腺底部，分泌内含黏蛋白的碱性黏液，保护十二指肠黏膜免受胃酸侵蚀。

（3）肌层　由内环行与外纵行两层平滑肌组成，两层之间有肌间神经丛。

（4）外膜　由薄层结缔组织和脂肪组织构成，内含血管和淋巴管。球部和升部外膜均为浆膜，其余部分后壁为纤维膜。

二、胃镜检查前准备

9. 胃镜检查前怎么进行消化道准备？

胃镜检查前应禁食 6～8h，禁水 4h。已做钡餐检查者须待钡剂排空后再做胃镜检查。幽门梗阻患者应禁食 2～3 天，必要时检查前洗胃。

10. 胃镜检查前患者该摆什么样的体位？

患者在检查前，要摘掉眼镜及活动性义齿，取左侧卧位，双腿屈曲，全身放松，调节枕头高度，使头、颈部及躯干部在一条直线上，以使口咽部及食管入口形成一条圆滑曲线，避免过伸或过屈造成插入困难。见图 2-10。侧卧时应注意头微微向下，以便使口水流出，避免呛咳。解开领口和裤带，轻轻咬住牙垫。

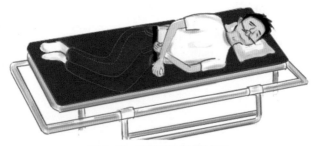

图2-10 胃镜检查患者的体位

11. 胃镜检查前常用的咽喉部麻药有哪些?

目前临床上常用的咽喉部局麻药有盐酸达克罗宁胶浆、盐酸利多卡因胶浆、盐酸丁卡因胶浆、盐酸奥布卡因凝胶等,以前两种使用较广泛。

（1）盐酸达克罗宁胶浆　用时振摇,于胃镜检查前将本品8~10mL含于咽喉部,片刻后慢慢吞下,10~15min后可行胃镜检查。急性病患者及消化道黏膜严重损伤患者应酌情减少剂量。

（2）盐酸利多卡因胶浆　用时振摇,在胃镜检查前5~10min将本品含于咽喉部片刻后慢慢咽下,2~3min后可将胃镜插入进行检查。成人一次常用量10g(约10mL,内含盐酸利多卡因0.2g),或遵医嘱。

（3）盐酸丁卡因胶浆　用于做胃镜检查或食管扩张时,可将本品2g左右滴于患者舌根部,令患者做吞咽动作,立即起麻醉作用;同时将本品适量涂于胃镜管或扩张器的表面(起润滑作用)即可操作。

（4）盐酸奥布卡因凝胶　可将本品10~20mL含在咽喉部位,大约5min后咽下;或滴于患者舌根部,令患者做吞咽动作,立即起麻醉作用。同时将本品涂于胃镜管或扩张器的表面(起润滑作用)即可操作。为避免使用本品后发生过敏反应,故在应用本品时应注意密切观察患者用药后的状态和反应,尽量较低浓度及较小剂量给药。对本品和苯甲酸酯类局麻药有过敏史者禁用。

12. 除了局麻药，胃镜检查前还常用哪些用药物？

除了咽喉部局麻药，胃镜检查前常用的药物还有二甲硅油（或西甲硅油）、链霉蛋白酶颗粒等，一般推荐在胃镜检查前15～30min服用。二甲硅油（或西甲硅油）为祛泡剂，口服剂量为0.5%～1.0%的水悬液30～50mL。在内镜检查中，如仍有泡沫，可经孔道注入冲洗。注意事项：①本品水悬液用时新鲜配制，并于3天内用完；②本品水悬液在温度过低情况下，宜稍加温后再用；③当药品性状发生改变时禁止使用。链霉蛋白酶颗粒用于胃镜检查前溶解去除胃内黏液。服用方法为将20000U的链霉蛋白酶（1袋）和1g碳酸氢钠加入50～80mL饮用水（20～40℃）中，振摇溶解后口服。在服用本品后变换体位，可以使效果更佳。疑有胃内出血者慎用。

13. 胃镜检查前应交代患者哪些注意事项？

除上述口服药物等准备外，操作者在胃镜检查前还有以下注意事项：①检查前应与患者充分沟通，嘱患者不必紧张，放松身心；②嘱患者让口水自然流出，切勿吞咽口水，防止呛咳；③胃镜检查过程中如感到恶心、胀气等不适，可反复做深呼吸动作，必要时向医护人员打手势，不要去拔内镜。

三、胃镜操作方法及技巧

14. 如何正确握持胃镜？

一般为左手持内镜的操作部，右手持镜身。见图2-11。以左掌、左手环指及小指紧握操作部，左手拇指调节大小旋钮，左手食指控制吸引按钮，左手中指控制送气按钮，指尖要能灵活地自由操作。如果左手手指能够到小旋钮，就用左手的中指或拇指操作，视情况暂时用右手操作也行。内镜的操作主要通过左手的大小旋钮及右手的捻转来确保获得良好的视野，因此，左手要保持操作旋钮的灵活性，右手把持在距镜身前端20～30cm的位置，主要靠手指拿捏住镜身，呈握手形，在进入食管入口前右手不要变换把持的位置。操作者双脚站稳，采用腰部没有负担的姿势操作。

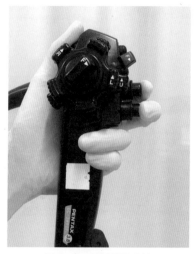

图 2-11　胃镜握持方法

15. 内镜插入咽喉部有哪些操作要点？

口腔内的进镜方向可以以鄂中线为指引，轻轻旋转"up"进镜，压住舌面，胃镜通过舌根后即可看到会厌软骨及声带，食管入口一般处于关闭状态。左手大旋钮先慢慢旋转"up"，看到梨状隐窝后（多取左侧），左手大旋钮轻轻旋转"down"，镜身前端抵住左侧楔结节，并配合持镜右手略微右旋的动作（在右侧梨状隐窝进镜时稍左旋，见图2-12），同时右手轻轻推送镜身插入部即可进入。也有部分操作者不是右旋而是抬高左手，其实原理是一样的，左手抬高的最后效果也是使镜身右旋。进入食管入口前，手下会感知到轻微阻力，但通过食管入口的时候，可以看到直行的毛细血管，这些血管的走行方向就是进镜方向，内镜先端部通过食管入口后术者会有"落空感"。

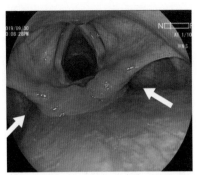

图 2-12　白色箭头所示为两侧梨状隐窝进镜方向

还有更简单和直接的方法，只不过要求操作非常精确，就是直接抵住食管入口（也就是咽部正中靠近咽后壁的地方），内镜尖端部直接抵住食管入口可以很容易地进入食管，而且可以几乎不需要旋转镜身，只需要稍稍旋转"down"抵住咽后壁稍稍用力推进内镜就可以顺势滑入食管。无痛胃镜的时候尤其适用。但是常规胃镜检查时初学者使用这个方法会有一定的误入气管的风险，故不推荐使用。

16. 如何避免插镜时导致梨状隐窝穿孔？

以左侧梨状隐窝为进镜方向，但并不是真正地进入梨状隐窝，内镜先端部最终抵住的部位是左侧楔结节，然后稍稍右旋（顺时针）的同时推进内镜就可以很容易地进入食管了；如果内镜真的进入梨状隐窝就会没有视野，而且有一定的穿孔等风险，因此内镜通过咽部时不可用力过猛，直接向前推进内镜也是危险的，且不易成功，应该在推进内镜的同时轻轻地向右旋转（左手操作手柄顺时针旋转），右旋之前可以轻轻旋转"down"。

插镜时一般无需患者配合吞咽，并且要在内镜尖端部抵住楔结节且有一定阻力再嘱患者吞咽。

17. 食管在内镜下的表现是怎样的？

内镜进入食管前，可见食管呈一横行裂隙。食管在内镜下可分为前壁、后壁、左侧壁、右侧壁，因内镜旋转摆放的角度不同，其在显示屏上对应的位置也会有差别。根据某些结构可在内镜下确定食管的方位。支气管压迹所在的方位为前壁，椎骨压迫所在的方位为后壁，食管中段可见左心房压迹伴搏动所在的方位为左侧壁。食管内按照顺时针方向，各方位的顺序（图2-13）为左侧壁、前壁、右侧壁、后壁，这是食管内不变的规律。

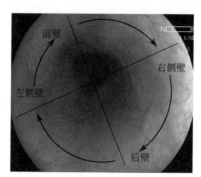

图 2-13 食管内顺序

进入食管后，见食管黏膜多呈浅粉红色或浅黄色，可清晰透见黏膜固有层至黏膜下层的血管。食管上段的小血管为平行于食管长轴的纵行毛细血管网，食管中段为树枝状的网状毛细血管，食管下段为纵行栅栏状毛细血管网。齿状线通常位于膈肌裂孔处或以下水平，作为分界线将浅粉色的食管黏膜与橘红色的胃黏膜在食管胃连接处分隔开。

镜下可见食管的三个生理狭窄，以左支气管压迹最明显。当食管外结构如扩大的主动脉、增大的右心房、支气管肿瘤压迫食管时，仅表现为管腔的光滑切迹，而不影响黏膜的性状。食管蠕动时可见若干条纵行的黏膜纹，中段食管以下可见到环状收缩纹。通常在齿状线以上有4～5条纵行皱襞，在膈肌裂孔处相互聚集，通过后又逐渐分离，呈放射状，相连于贲门、胃小弯的纵行皱襞。

18. 进入食管后应注意什么？

只要看到直行血管就可以确定镜身是在食管中了，进入食管后，应边送气边进镜；如果视野中看到的是无规则的网状毛细血管，那么镜身有可能是抵在梨状隐窝里面了，还有一种可能就是进到了食管上段的憩室里了，最好退镜重新进；如果视野中看到一片苍白或者灰白的环状结构，那就是进到气管里了，必须马上退镜。见图2-14～图2-16。

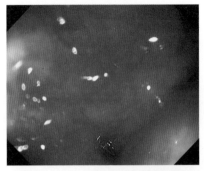

图2-14　梨状隐窝，网状毛细血管

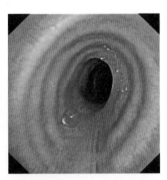

图2-15　气管，环状结构

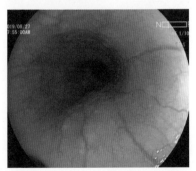

图2-16　食管，可见直行的毛细血管

内镜插入食管后（约距门齿15cm），即可边注气，保持腔在正中央，边观察食管腔有无狭窄及其他病变，边通过胃镜，进入贲门（约距门齿40cm）。

19. 根据形状分类，胃可以分为哪几型？

（1）钩型胃　呈丁字形，胃底、胃体和胃窦各部的宽度大致相等，胃体垂直，角切迹呈明显的鱼钩型，胃大弯下缘几乎与髂嵴同高，此型多见于中等体型的人，是最常见的类型。

（2）角型胃　也称牛角胃，胃的上部宽大，越向幽门越窄，胃的位置较高，呈牛角型，略近横位，多位于腹上部，胃大弯常在脐以上，角切迹不明显，常见于小儿及矮胖体型的人。

（3）长型胃　又称无力型胃，胃的紧张力较低，全胃几乎均在中线左侧。内腔上窄下宽，胃体垂直呈水袋样，胃大弯可达髂嵴水平面以下，多见于体型瘦弱的人，女性多见。

（4）瀑布型胃　此型胃的胃底向胃体的上后方弯曲，胃泡很大，胃体窄小，并稍向前倾，使胃底与胃体之间的胃后壁形成一弯曲。胃的最下缘常在肚脐以上或平肚脐，正常人这种胃形较少见。

胃的形状分型见图2-17。

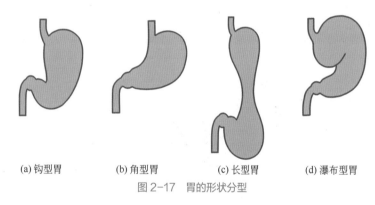

(a) 钩型胃　　　　(b) 角型胃　　　　(c) 长型胃　　　　(d) 瀑布型胃

图2-17　胃的形状分型

20. 胃内各部位在内镜下的表现是怎样的？

胃镜下贲门呈卵圆形，多为收缩状态，其与食管交界处可见齿状线。胃底部黏膜皱襞排列紊乱，充气后皱襞消失，胃底呈光滑圆屋顶状，胃底黏膜下血管常透见，可见黏液湖。胃体部小弯侧黏膜皱襞短而平滑，充气后皱襞消失；胃体大弯侧黏膜皱襞较粗，约4～6条，纵向走行迂曲呈脑回状，充气后不易消失；胃体前、后壁黏膜皱襞呈分叉状，充气后易消失。

胃角呈光滑弧形，前端达胃前壁，后端达胃后壁。作为胃体和胃窦的分界线，是内镜操作下胃的一个重要定位标记，也是胃癌高发部位。从贲门侧观察时胃角呈拱门状，居高直视下胃角呈脊背状，过胃角即可看到平坦的胃窦黏膜和幽门。胃窦黏膜充气后黏膜皱襞消失。胃镜操作时有时可见胃窦部蠕动收缩，使胃窦腔闭锁，形成假幽门。幽门呈圆形，因幽门瓣的存在常为关闭状态。幽门收缩时多呈星芒状，开放时为一圆形开口，通过开放的幽门口可看到十二指肠球部。

21. 通过贲门部有哪些操作要点？

胃镜通过贲门时，应看清贲门结构，要循腔进镜，此时胃腔在视野的左下方，左旋的同时旋转"up"，目的是通过贲门（否则镜身的先端部就会顶在贲门小弯），必要时可以放低左手，通过贲门（图2-18）后立刻右旋，这时候就可以看到胃腔在右上方，胃镜就已经进入胃体。通过贲门后，边注气边观察胃体。注意，通过贲门后如果没有及时地右旋复位，就会转到胃底腔里，遇到这种情况最简单的做法就是稍稍后退，找清楚方向然后再重新进镜。

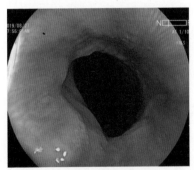

图 2-18　贲门，此时腔在左下方

22. 通过贲门进入胃内该如何操作？

（1）胃体（图2-19）　进入胃腔后，此时腔位于视野的右上方，循腔进镜，应尽量在黏液湖上方沿胃体小弯侧通过，尽量不要浸入黏液湖，减少镜身接触胃壁概率，患者痛苦小，而且到达幽门时镜身短。也可以大弯侧的纵行皱襞为向导，向右旋转镜身，使

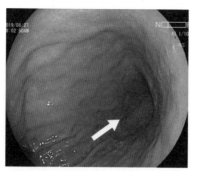

图 2-19　胃体，白色箭头为进镜方向

内镜恢复常态，至胃体下部后慢慢旋转"up"，使胃镜进入胃窦部。但当以大弯皱襞为向导时，一般要经过黏液湖，且要走行的距离也比较远，故不推荐。

（2）胃窦（图 2-20）　角型胃的胃窦与胃体几乎是直线，进镜十分容易；钩状胃的胃窦和胃体几乎平行，必须强力旋转"up"，推送胃镜才可以进入胃窦（进镜时有可能会看到幽门逐渐远离视野，但是继续进镜就可以进入幽门）；进入胃窦后要使幽门口始终保持在视野的中央，以便推进内镜进入球部。

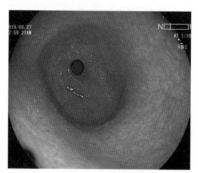

图 2-20　胃窦

（3）注意事项

① 若在进镜中看到黑色镜身，表示胃镜已经在胃底翻转，此时可退镜至贲门下方，调整方向后再插入，不可在胃底过多翻转，造成患者不适。

② 避免出现视野发红，出现视野发红说明内镜的头端抵住胃黏膜，这时患者的恶心、不适感会加重，处理的方法只有退镜或者送气，看清楚后再进行后续的操作，不可盲目进镜。

③ 若看到胃内有较深的溃疡时，应尽量少送气，通过时避免触碰溃疡上面的血痂，减少穿孔及出血的概率。

④ 若怀疑出血的患者，进入胃内后一定要先拍一张黏液湖的照片。

23. 通过幽门部有哪些操作要点?

在幽门口处于开启状态及胃窦部蠕动正常的情况下，只要对准幽门口进镜，使幽门始终保持在视野的中央，利用调整旋钮和旋转镜身，就可以很简单地通过幽门（图 2-21）。若幽门紧闭，胃窦蠕动又较剧烈时进入球部较困难，此时嘱患者平静呼吸，调整角钮使胃镜头端正面对准幽门口，并尽量向幽门靠近，只要幽门无病变，在紧贴幽门口时幽门会自然开启，这时轻轻旋转 "down" 就可以很容易地通过幽门。在幽门开放情况下，通过幽门时，术者会有 "落空感"。通过幽门后若无视野，提示胃镜头端紧贴球部前壁，可稍稍向后退镜并注气或注水即可看到十二指肠球腔四壁。

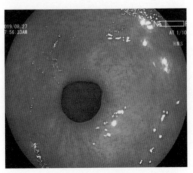

图 2-21 幽门

注意：进入幽门困难的时候，可以先稍微退镜并尽量吸气（因为胃内的气体越多，贲门幽门之间距离越远，通过幽门就越困难），然后对准幽门推进内镜，若幽门在向前推进的过程中发生了偏移，一定要记住幽门偏移的方向，然后再次后退镜身，再次向前推进镜身的时候，要在推进的过程中适当地向幽门偏移的方向旋镜或者打小旋钮以跟住幽门，这样做成功率就会大大提高。

24. 十二指肠在内镜下表现是怎样的?

十二指肠球部在内镜下可分为上壁（小弯侧）、下壁（大弯侧）、前壁（左侧壁）和后壁（右侧壁）。充气状态下球部的黏膜光滑平坦，无环行皱襞。球部黏膜为淡红色，呈微细反光的颗粒状，称天鹅绒样外观，为十二指肠绒毛所致。黏膜可透见短而细小的血管。球腔内的黏液较多，容易影响观察。某些异常增大的邻近结构可改变球部的形态。例如增大的胰头可压迫球部的顶部和下壁；明显扩张的胆总管可压迫球部的顶部或顶后部；增大的胆囊可压迫球部前壁。

内镜通过十二指肠上角即进入降部。降部黏膜为橙黄色，亦呈绒样外观，黏膜血管不可见。相比于光滑的球部，降部的环形皱襞发达，这是其特征性表现。降部中段内侧壁可见呈光滑半球状隆起的十二指肠大乳头。乳头可有3种形态：半球状隆起、丘状隆起和扁平状，其中半球状隆起最为常见。乳头的开口可呈圆形、裂隙形或糜烂样，有时可见胆汁涌出。十二指肠小乳头通常位于大乳头右上方1～2cm处。

胃镜最远仅能到达降部，水平部、升部的观察需使用小肠镜。

25. 通过十二指肠降部有哪些操作要点?

胃镜进入球部［图2-22（a）］后，看清十二指肠上角后（旋转的最佳时机），此时腔一般在视野的右上方，右手右旋转镜身（顺时针旋转，一定要充分但是不要过分，切记寻腔进镜），并配合左手充分右旋操作手柄（也可调节小角钮向右，但是打小旋钮要比右旋麻烦）及缓慢旋转"up"，在此过程中看到光亮就说明已经成功了——通过十二指肠上角并进入十二指肠降部［图2-22（b）］。通过后一般保持旋钮位置，充气的同时右手向后提拉镜身（可适当右旋），取直镜身，胃镜在胃内拉直的时候就会自动进入降部远端（此处即是以退为进）。

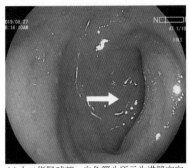
(a)十二指肠球部，白色箭头所示为进镜方向

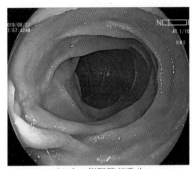
(b)十二指肠降部乳头

图2-22　十二指肠

注意：若在进入降部前发现十二指肠球前壁有溃疡，尤其是比较深的溃疡，则不要勉强进入降段，因为暴力操作时极易引起穿孔，要迅速完成检查，也不要过分充气，以免引起穿孔，可于治疗后复查时再观察降部。

26. 如何倒镜观察胃底？

要观察胃底（穹隆部）需作翻转观察，有两种方法：低位翻转和高位翻转（U形翻转）。

（1）低位翻转法　具体操作方法：在胃窦体交界处充分充气后，边旋转"up"边进镜，看到胃角（图2-23）后左旋或者右旋拉镜即转向胃体腔，向后慢慢提拉胃镜以观察胃体小弯及胃体前后壁，回拉镜身使镜面接近贲门处，即可观察胃底（图2-24）及贲门；左右旋转观察，不要遗漏镜身后贲门小弯侧（贲门癌好发部位）。

操作时应注意以下几点。

① 翻转观察时，左右旋转时要使镜身软管部呈伸直状态（所谓"直"并不是真正的一条直线，是镜身尽可能保持伸直，重要的是镜身的体外部分要在同一平面上），否则镜身处于屈曲状态时旋转，扭矩被消耗在体外的祥曲上，会影响镜身前端的旋转而影

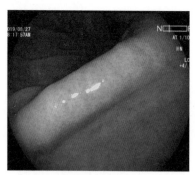

图 2-23 胃角

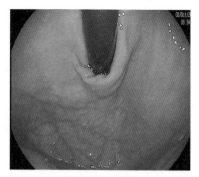

图 2-24 胃底

响观察。

② 翻转观察时，视野上方为小弯，下方为大弯，左侧为后壁，右侧为前壁，但是，翻转过程中往往会伴有内镜的旋转，因此四周方向会有所改变。

③ 向后提拉胃镜过程中，可以充分观察胃底贲门即可，不可过分向后提拉，以免患者剧烈恶心时胃镜脱入食管。

④ 旋转时若感觉旋转不到位而左手无法再进一步旋转，可以改变两手的相对高度（抬高右手、放低左手可辅助左旋，抬高左手、放低右手可辅助右旋），或者右手旋转镜身，也可以转动身体以便于左手旋转；另外，左手手柄处于直立状态时，右手向左推镜身的体外部分相当于右旋镜身；右手向右拉镜身的体外部分相当于左旋镜身。

（2）高位翻转法　具体操作方法：将胃镜退至胃体中上部，充分充气，转动镜身向左，同时边进镜边旋转"up"，此时胃镜紧贴贲门口处翻转，调整角钮即可仔细观察贲门，此法多用于活检或者治疗时的操作。残胃时候的翻转实际上就类似于高位翻转。

27. 什么是胃镜标准摄影法？

为及时记录胃镜检查结果，保证检查质量，避免漏诊，推荐胃镜检查时进行标准摄影（图 2-25）。以下介绍在细井董三《标准胃镜检查》中标准摄影法的基础上加了退镜采用 BLI 或者 NBI 模式

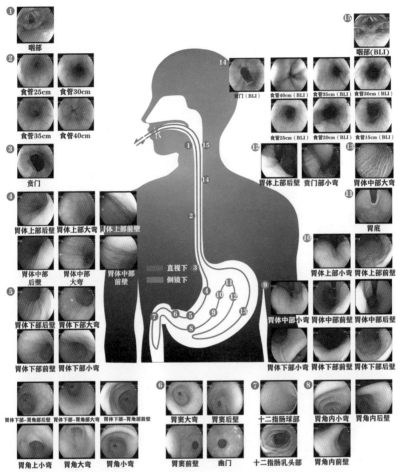

图2-25 胃镜标准摄影法

摄影的方法，共摄取 51 张。首先在咽部摄影 1 张。进入食管后从距门齿 25cm 开始每 5cm 摄影 1 张，在贲门部摄影 1 张，可让患者深吸气，使贲门部暴露更加充分。在胃内从胃体上部向下部摄影，由于胃体的上部、中部小弯侧不易观察，按后壁、大弯、前壁的顺序进行摄影，在胃体下部、胃体下部-胃角部，按后壁、大弯、前壁、小弯的顺序顺时针旋转摄影，然后摄影胃角上小弯、大弯及小弯，胃窦部在大弯摄影后，摄影后壁、前壁，然后摄影幽门部。十二指肠如果没有异常，在球部和乳头部各摄影 1 张即可。

然后，退镜摄影胃角内小弯、后壁、前壁，之后打满上螺旋，J 形翻转从胃体下部至中部、上部，按序摄影，此时以小弯为中心，按小弯、前壁、后壁顺序，然后顺时针旋转，从大弯侧左翻转，呈 U 形摄影胃底，然后螺旋不动，逆时针方向回旋 180°，摄影胃体上部后壁。最后摄影贲门部小弯。解除 U 形翻转，退镜，在开始进镜时向下摄影胃体观察不充分的胃体中部大弯摄影 1 次，然后在贲门及食管距门齿 40cm、35cm、30cm、25cm、20cm、15cm 处及咽部分别采用 BLI 或者 NBI 模式进行摄影，检查结束。

28. 什么是胃镜简易摄影法？

胃镜简易摄影法（图 2-26）适用于需要快速完成胃镜操作时，但平常的检查不推荐使用。以下介绍细井董三《标准胃镜检查》中的简易摄影法，共摄取 30 张。

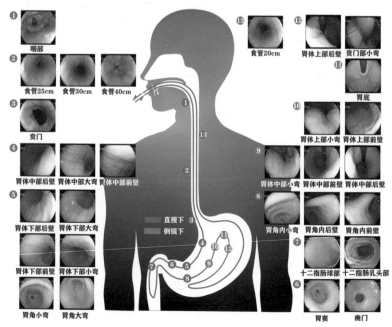

图 2-26　胃镜简易摄影法

首先摄取咽部 1 张。食管从距门齿 25cm、30cm、40cm 各摄影 1 次，在贲门部摄影 1 张，可让患者深吸气，使贲门部暴露更加充分。在胃内首先在胃体中部按后壁、大弯、前壁的顺序进行摄影，在胃体下部按后壁、大弯、前壁、小弯的顺序顺时针旋转摄影，然后摄影胃角小弯及大弯，胃窦部整体摄影 1 张，然后摄影幽门部。十二指肠如果没有异常，在球部和乳头部各摄影 1 张即可。

然后，退镜摄影胃角内小弯、后壁、前壁，之后打满上螺旋，J 形翻转从胃体中部、上部，按序摄影，此时以小弯为中心，按小弯、前壁、后壁顺序，然后顺时针旋转，从大弯侧左翻转，呈 U 形摄影胃底，然后螺旋不动，逆时针方向回旋 180°，摄影胃体上部后壁。最后摄影贲门部小弯。解除 U 形翻转，退镜，在距门齿 20cm 的颈部食管摄影，检查结束。

29. 胃镜检查容易遗漏的部位及应对方法有哪些?

胃镜检查容易遗漏的部位包括食管入口、贲门、胃体前后壁、胃体大弯皱襞处、胃体上部贲门下方处等等。

（1）食管入口黏膜常常贴合得很近而影响观察，可以在进镜时适当注气，或者进镜后再稍微退镜观察，必要时使用透明帽可改善视野。

（2）贲门直视下的观察，在普通检查时可嘱患者深吸气屏住，由于膈肌下移可使贲门部暴露更加充分；也可以退镜时保持胃内适当充气，缓慢退镜观察；倒镜翻转也有利于充分观察。贲门闭合和松开的状态见图 2-27。

（3）胃体前后壁因为与胃镜视野呈切线方向故容易遗漏观察，正镜下观察不良的部位，结合倒镜下观察可改善视野。

（4）胃体大弯皱襞处若未充分展开，皱襞间黏膜容易漏诊，应该充分注气，待皱襞充分展开后再观察。若遇到皱襞无法充分展开的特殊情况，也应该将内镜探至皱襞间尽量观察。胃皱襞未充分展开及充分展开的状态见图 2-28。

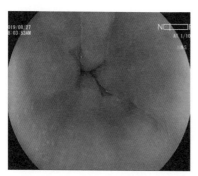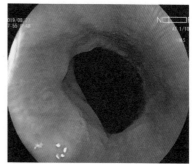

图 2-27 贲门闭合和松开的状态

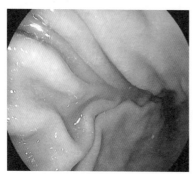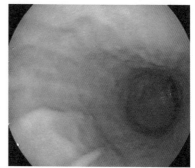

图 2-28 胃皱襞未充分展开及充分展开的状态

（5）胃体上部贲门下方倒镜时被镜身遮挡，故应适当旋转看清楚镜身遮挡的部分，全面观察。胃小弯侧受镜身遮挡及旋转后原镜身遮挡处暴露见图 2-29。

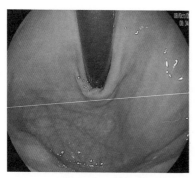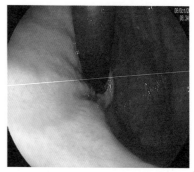

图 2-29 胃小弯侧受镜身遮挡及旋转后原镜身遮挡处暴露

30. 黏液湖的吸引技巧有哪些?

黏液湖吸引时,应该避免将镜身与黏液湖面垂直吸引,因为这样容易吸引到胃黏膜造成黏膜损伤。最佳的吸引方式应该是将镜身与黏液湖面平行,液平面位于视野的中央效果最佳,因为这样既不容易吸引到黏膜,也能使吸引孔道在黏液湖中而不影响观察。倒镜时更容易使镜身与黏液湖面平行,吸引更顺畅。黏液湖的吸引方法见图 2-30。可通过吸引时的声音判断吸引的状态,若吸引的声音突然中断一般是吸引到黏膜或者吸引孔道阻塞所致。值得注意的是在静脉曲张及溃疡病灶处应谨慎吸引,避免吸引到曲张静脉或者溃疡的裸露血管引起出血。

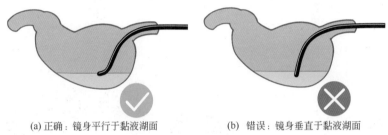

(a) 正确:镜身平行于黏液湖面   (b) 错误:镜身垂直于黏液湖面

图 2-30 黏液湖的吸引方法

31. 胃镜检查过程中注气有哪些注意点?

检查过程中注气能有效撑开胃腔,做到充分观察,尤其是胃体大弯部的皱襞丰富,若不充分撑开,容易导致观察有盲区,甚至导致漏诊。但是也不能过度注气,过度注气可导致患者不适,对存在比较深的消化道溃疡患者,甚至可能导致穿孔。良好的注气状态是能够观察到皱襞之间的黏膜。检查结束后,应将受检者胃内的空气吸引,减轻检查后腹胀的症状。

32. 内镜直视下及倒镜下所见胃四壁有什么变化?

内镜直视下,视野上方为胃小弯,下方为胃大弯,左侧为胃前壁,右侧为胃后壁。倒镜状态下,视野上方为胃小弯,下方为胃大弯，左侧变为胃后壁，右侧变为胃前壁。模拟图及内镜图见图 2-31、图 2-32。

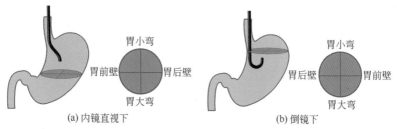

图 2-31　内镜直视下及倒镜下胃四壁的变化（模拟图）

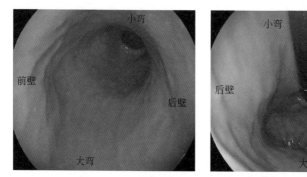

图 2-32　内镜直视下及倒镜下胃四壁的变化（内镜图）

33. 规范的活检方法和技巧有哪些？

活检可判断病灶的性质、胃黏膜萎缩的程度等，还可进行幽门螺杆菌检测。胃窦小弯侧距幽门 5cm（邻近胃角处）或胃窦大弯侧正对胃角处取活检 1～2 块，幽门螺杆菌检出率最高。在食管活检时，将病灶部位旋转到 6 点钟方向有利于活检，因为这是大部分胃镜活检孔道的位置。胃体后壁、前壁等与镜身呈切线方向部位的活检，应耐心调整角度，可退镜后重新进镜加"up"调整，也可倒镜下活检。活检时吸气可使病灶有效贴合于活检钳内，必要时可旋转活检钳的方向，充分活检。

带蒂病变应于病变头部取活检，不应活检病变蒂部；隆起型病灶一般建议在其顶部活检，不应活检病变基底部；内镜诊断为息肉的隆起性病灶也可完整切除后送检；平坦性病灶建议在病灶周边及中央、黏膜皱襞中断处活检；溃疡性病灶在溃疡边缘黏膜隆起的顶部及内侧黏膜多点活检；怀疑早期肿瘤性病变者，若病变直径2cm以下取1~2块活检，直径每增加1cm可增加1块，倾向进展期癌的胃黏膜，避开坏死的区域，取材6~8块。局部黏膜病灶也可根据染色、放大内镜观察的结果，针对最可疑或最典型的病变部位进行活检，以提高活检的准确性和阳性率。

活检后一定要拍摄图片，最好能看出活检的部位。活检后应观察活检部位数秒，确认没有明显活动性出血后再退镜。若有活动性出血，可采用喷洒止血药物、镜身压迫止血等方法止血，必要时可使用止血夹止血。

四、上消化道重建术后胃镜检查方法

34. 为上消化道重建术后患者行胃镜检查时要注意什么？

首先必须熟悉不同的外科术式及其对应的解剖改变，才可在胃镜检查过程中识别相应的解剖结构，因此了解病史以及既往检查结果显得尤为重要。食管、胃重建术后患者进行胃镜检查过程中还要特别注意以下几个点。①吻合口类型；②吻合口两端的组织；③残胃中有无胆汁，有无胃潴留；④吻合口愈合情况，如有无吻合钉或缝线残留，有无新生物、糜烂、溃疡、狭窄以及瘢痕等；⑤输入段、输出段是否通畅，远端有无梗阻，远端有无其他类型的吻合口等。

35. 食管重建手术通常有哪几种类型？内镜检查时需注意的要点有哪些？

外科切除病变食管后，可用胃、空肠、大肠或其他组织代食管，恢复消化道的连续性。通常颈部食管癌切除术后可利用结肠或空肠做食管成形术；胸段食管癌切除术后一般均行食管-管状胃吻合等以实现食管重建。空肠代食管手术、胃代食管手术、结肠代食管手术示意见图2-33～图2-35。在对食管重建术后的患者进行内镜检查时，须特别注意了解患者的术式，因为吻合口两端组织、吻合位置不同，其解剖特点有不小差异，而重建术后的连续性腔道中亦无过渡的衔接，这种解剖学、组织学上的突然转变则需要在操作过程中结合实际情况去把握。例如，大肠、小肠黏膜组织本身相对较薄，经食管重建术后，应当避免因进镜不顺而暴力进境导致穿孔事件发生。

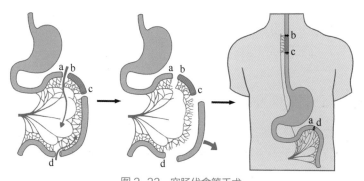

图2-33 空肠代食管手术

a—肠道近心端切缘口侧；b—肠道近心端切缘肛侧；c—肠道远心端切缘口侧；
d—肠道远心端切缘肛侧

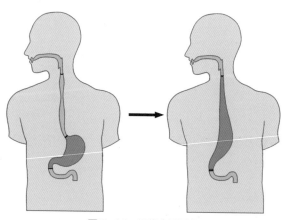

图2-34 胃代食管手术

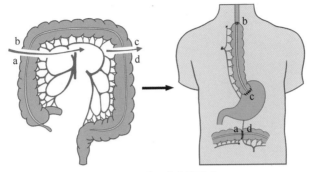

图 2-35　结肠代食管手术

a—肠道近心端切缘口侧；b—肠道近心端切缘肛侧；c—肠道远心端切缘口侧；
d—肠道远心端切缘肛侧；bc—切下的肠段，替代作为食管；
ad—去除 bc 肠段后将 ad 进行吻合

36. 残胃的内镜检查要点有哪些？

由于残胃相对比较小，在做 J 形或 U 形翻转的时候不要向前进镜过深，否则就会使镜身尖端部进入到十二指肠内，无法有效翻转。在观察胃底贲门之后，松开旋钮的同时稍稍退镜。另外，残胃常常充气使黏膜伸展不佳，因此常易注气过多，直接导致患者腹胀不适，同时也增加了穿孔、出血等风险；某些病例由于吻合口存在明显炎症、糜烂、水肿等情况，导致输入袢与输出袢难以鉴别，从而进镜深度难以把握。

37. 胃切除术后重建通常有哪几种方式？

以下主要针对几种常见外科术式讲解。

（1）近端胃切除术　近端胃切除术多为胃底贲门癌术后的改变，近端胃部分切除，术后胃体与食管吻合，胃窦保留，胃的远端结构以及十二指肠等解剖无明显变化。近端胃切除示意见图 2-36。但出于术后并发症以及淋巴结转移等因素考虑，对胃上部癌和部分食管胃结合部癌，目前已少用近端胃切除术，全胃切除术成为临床上常用的手术方式。

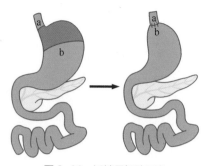

图 2-36　近端胃切除示意

a—病灶近心端切缘；b—病灶远心端切缘；ab—去除 ab 中间的病灶后，
将 ab 进行吻合

（2）Billroth Ⅰ式胃大部切除术　示意如图 2-37，为一种端端吻合，对于胃和十二指肠原有的解剖结构改变比较小，其胃镜检查相对比较容易。需注意的操作主要是 J 形或 U 形翻转在有限的残胃空间内的解螺旋。

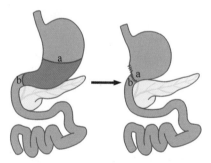

图 2-37　Billroth Ⅰ式胃大部分切除术示意

a—病灶近心端切缘；b—病灶远心端切缘；ab—去除 ab 中间的病灶后，
将 ab 进行吻合

（3）Billroth Ⅱ式胃大部切除术　Billroth Ⅱ式胃大部切除术（图 2-38）是胃窦及幽门切除后，十二指肠断端闭合，胃的残端和空肠侧侧吻合，对胃的原有解剖结构改变比较大，关于四种吻合方式不在此赘述。近端空肠与胃大小弯之间的关系并无固定，临床上更常见的是近端空肠与胃小弯吻合，内镜下的定位一般是以小弯侧的开口为输入袢，另外一个开口为输出袢。输入袢及输出祥的主要判断方法是循腔进入一端，如见较多胆汁、皱襞表浅、十二指肠乳头、盲端等则该段肠管为输入祥；若肠腔清洁、通畅，皱襞较深、无明显液体及胆汁则为输出祥。Billroth Ⅱ式胃大部切除术后的内镜检查需清晰摄影输入祥以及输出祥。进镜要点如下。①输入祥的进镜：输入祥一般来讲都是靠近小弯侧（莫氏法除外），"up"加上右旋来操作，易进入到输入祥，后续进镜可通过大旋钮的"up"加右旋勾拉。②输出祥的进镜：多可以直接插入，或轻微左旋镜身之后插入，后续进镜可通过大旋钮的"up"和"down"再加上左右交替地旋镜、勾拉。

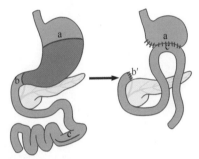

图 2-38　Billroth Ⅱ式胃大部分切除术示意

a—病灶近心端切缘；b—病灶远心端切缘；c—正常肠段切开形成切口；
ac—去除 ab 中间的病灶后，将 ac 进行吻合；b'—切缘缝合形成残端

（4）Billroth Ⅱ式胃大部切除术 +Braun 吻合　临床上，为了防止 Billroth Ⅱ式胃大部切除术后的输入祥综合征发生和十二指肠液的胃反流，常在 Billroth Ⅱ式胃大部切除术后行 Braun 吻合，即在输入、输出祥之间行侧侧吻合，使胆汁和胰液大部分都经过侧侧吻合口流向远端空肠，从而减少了胆汁和胰液对残胃黏膜的损伤，检查中胃镜一般都可以进到这个侧侧吻合的肠段，一般来讲输入祥和输出祥几乎都可以到达侧侧吻合口。Billroth Ⅱ式胃大部分切除术 +Braun 吻合示意见图 2-39。

（5）胃大部切除术后胃空肠 Roux-en-Y 吻合　胃空肠 Roux-en-Y 吻合示意见图 2-40。远端胃大部切除后，十二指肠残端缝闭，在距十二指肠悬韧带 15～20cm 处切断空肠，残胃和远端空肠吻合，

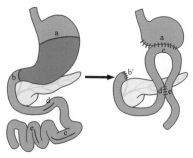

图 2-39　Billroth Ⅱ式胃大部分切除术 +Braun 吻合示意

a—病灶近心端切缘；b—病灶远心端切缘；c—正常肠段切开形成切口；

ac—去除 ab 中间的病灶后，将 ac 进行吻合；b′—切缘缝合形成残端；

d、e—正常肠段切开形成切口；de—两切口缝合形成通路

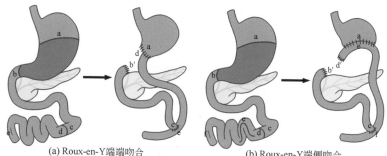

(a) Roux-en-Y端端吻合　　　　　　　　　　(b) Roux-en-Y端侧吻合

图 2-40　胃空肠 Roux-en-Y 吻合示意

a—病灶近心端切缘；b—病灶远心端切缘；c、d、e、f—正常肠段切开形成切口；

ad—切除 ab 中间的病灶后，将 ad 进行吻合；b′、d′—切缘缝合形成残端；

ae—切除 ab 中间的病灶后，将 ae 进行吻合；cf—c 端与 f 切口的吻合

距此吻合口以下 40～50cm 空肠与空肠近侧断端吻合，此法可减少反流性胃炎的发生。当然在胃和空肠吻合的时候也有采用端侧吻合的。

（6）全胃切除术　全胃切除术后，食管与空肠端侧吻合（图2-41），食管空肠吻合口的一侧空肠是盲端，另一侧是输出袢的空肠，沿着输出袢空肠进镜，前方往往还有一个端侧吻合或者是侧侧空肠 - 空肠吻合，如果可以到达空肠吻合口，在吻合口附近往往可以看到胆汁及胰液。

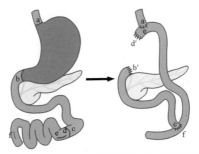

图 2-41　全胃切除，食管空肠的端侧吻合示意

a—病灶近心端切缘；b—病灶远心端切缘；c、d、e、f—正常肠段切开形成切口；

ad—切除 ab 中间的病灶后，将 ad 进行吻合；b'、d'—切缘缝合形成残端；

ae—切除 ab 中间的病灶后，将 ae 进行吻合；cf—c 端与 f 切口的吻合

38. 几种胃重建术式内镜下如何鉴别？

（1）Billroth Ⅰ 与 Billroth Ⅱ 式胃大部分切除术的鉴别　Billroth Ⅱ 式胃大部切除术吻合口比较小的时候，鞍部不明显，有时候就只看到一个开口，很容易被误认为是 Billroth Ⅰ 式胃大部切除术，可以通过稍稍进镜至内镜尖端部略超过吻合口，镜身尖端部压住吻合口边缘后，轻轻右旋勾拉及左旋勾拉，吻合口附近的肠管就会被伸展开来，有无其他开口就很容易被发现，无其他开口，即 Billroth Ⅰ 式胃大部切除术，有其他开口的话则是 Billroth Ⅱ 式胃大部切除术。Billroth Ⅰ 与 Billroth Ⅱ 式胃大部分切除术鉴别示意见图 2-42。

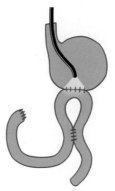

图 2-42　Billroth Ⅰ 与 Billroth Ⅱ 式胃大部分切除术鉴别示意

（2）Billroth Ⅰ式胃大部切除术与 Roux-en-Y 吻合（端端吻合）的鉴别　胃大部切除术后胃空肠 Roux-en-Y 吻合（端端吻合），在进行胃镜检查的时候很容易被误认为是 Billroth Ⅰ式胃大部切除术，需仔细观察鉴别。Billroth Ⅰ式胃大部切除术后，与吻合口相连的是十二指肠，皱襞相对表浅，可见十二指肠乳头、胆汁和胰液；Roux-en-Y 吻合的时候与吻合口相连的是空肠，皱襞高大，不可见十二指肠乳头、胆汁和胰液。

（3）Billroth Ⅱ式胃大部切除术与 Roux-en-Y 吻合（胃空肠端侧吻合）的鉴别　胃大部切除术后 Roux-en-Y 吻合如果胃空肠吻合是端侧吻合，内镜下很容易和 Billroth Ⅱ式胃大部切除术混淆，Billroth Ⅱ吻合的输入段是十二指肠，可见十二指肠乳头，十二指肠内及胃内常可见胆汁；Roux-en-Y 吻合无论是在残胃还是在输入段都看不到胆汁，除非输出段第二吻合口以远肠段存在梗阻。

五、胃镜检查常见并发症及预防

39. 胃镜检查后有哪些注意事项？

（1）一般检查结束后需嘱患者安静休息 0.5～1h，禁食 1～2h，防止因咽部麻醉作用未消失而出现误咽。对于有进行息肉切除的患者，具体还需结合医师意见。饮食方面选择易消化、流质、低渣食物。检查当日禁止进食刺激性食物，如咖啡、浓茶、酒等。

（2）使用镇静药的患者，内镜检查结束后仍可能出现二次镇静、嗜睡、注意力低下、反射运动能力低下以及顺行性遗忘等。因此，只要采取了镇静措施，检查结束后应确认被检者已完全觉醒，并对上述症状给予解释说明后才可在家属陪同下离开。觉醒时间过长者可予适量拮抗剂催醒。

（3）检查前使用抗胆碱药物解痉的患者，以及行镇静或全麻下检查的患者，检查后 24h 内须避免驾车、剧烈运动、高危作业等。

40. 胃镜检查常见并发症有哪些? 该怎么预防及处理?

胃镜为侵入性诊疗方法,术中及术后有可能出现一些并发症,操作中细心并掌握一些方法、技巧,可减少并发症发生。

(1)消化道损伤　进镜操作不当,与消化道摩擦可造成消化道黏膜损伤,在操作过程中需避免勉强进镜,保证操作动作轻柔、流畅。表浅且不伴出血的损伤,一般不严重,可不予特殊处理。进镜时对咽部黏膜摩擦所致的蹭伤,可予金喉健喷雾、含片等对症处理,避免刺激性食物,严重者需进一步就诊耳鼻喉科协助诊治。

(2)消化道出血　可由黏膜损伤撕裂、活检取材、在息肉摘除过程中电凝不完全或焦痂脱落、有出血性疾病或凝血功能异常等原因导致。马洛里 - 魏斯综合征(Mallory-Weiss Syndrome,又称"食管 - 贲门黏膜撕裂综合征")多见于过度送气或者患者自身呕吐反射强烈,造成胃的贲门、食管远端的黏膜和黏膜下层撕裂,并发出血。少量出血可予凝血酶喷洒止血,出血较多时需要使用钛夹止血等措施。

(3)消化道穿孔　最易发生穿孔的部位是咽喉梨状隐窝和下段食管。咽喉梨状隐窝穿孔的原因多是患者不合作,或检查者盲目插镜、强行进镜。食管下段近贲门部有一正常的生理性狭窄,使用侧视镜不当时易发生穿孔。故在看不见视野时,不能盲目进镜,要先稍退镜,使镜面和黏膜脱离接触;镜面模糊时,用水清洗镜面,去除附着物,若仍不能看清视野,则应检查有无送气障碍。消化道穿孔可引起剧烈的胸、背部疼痛,纵隔气肿和颈部皮下气肿、食管气管瘘等,一般在内镜下可发现,胸部 X 线或 CT 检查可协助诊断。一旦明确诊断,可使用钛夹、钛夹联合尼龙绳、OTSC 等手段闭合穿孔,必要时需要外科手术。

(4)误入气管　胃镜插入气管,患者常会出现剧烈咳嗽、呼吸困难、颜面发绀,应立即拔镜,症状可很快解除。一般见于内镜初学者,需要进一步巩固咽喉部解剖相关知识,充分掌握内镜插入技巧。

（5）下颌关节脱臼　胃镜检查过程中患者需要咬住口垫，当胃镜刺激导致恶心、呕吐，或者由于患者紧张情绪等因素等导致长时间过度开口，将有可能导致下颌关节脱臼。检查前向患者解释说明，缓解紧张情绪，教会患者调整呼吸节律，减轻胃镜检查的不适感，可预防下颌关节脱臼的发生。

下颌关节脱臼复位方法：发生下颌关节脱臼，且没有颌面部骨折时，可采用手法复位：患者端坐位（但头部紧靠墙壁），下颌牙合面的位置应低于术者两臂下垂时肘关节水平，术者立于患者前方，两拇指缠以纱布伸入口内，尽可能伸后放在下颌磨牙咬合面上，其余手指握住下颌体部下缘。复位时拇指压下颌骨向下，力量逐渐增大，其余手指将颏部缓慢上推，当髁状突移到关节水平以下时，再轻轻向后推动，此时髁状突即可滑入关节窝而得复位。有时在滑车回关节窝时能听到清脆的弹响声，在即将复位闭颌时，术者拇指应迅速滑向颊侧口腔前庭，以避免咬伤，当两侧同时复位有困难时，可先复位一侧，再复位另一侧。对于复位困难者可请口腔科或耳鼻喉科医师协助复位。

41. 胃镜检查时可能发生的心肺并发症有哪些？该怎么预防及处理？

（1）肺部并发症　内镜检查时会出现低氧血症，一般均是轻度，其原因是患者紧张而憋气，或检查时胃镜部分压迫呼吸道，引起通气障碍，或过度注气导致膈肌上移，进而影响正常呼吸。另外，由于吸入唾液，或胃镜头端误入气管，或局麻、外伤产生轻度暂时性咽部运动功能失调甚至可导致吸入性肺炎。

（2）心脏意外　心脏意外发生率很低，主要指心绞痛、心肌梗死、心律失常和心搏骤停等。在插镜时刺激迷走神经，加上患者精神紧张、焦虑，检查时憋气，甚至挣扎，都可加重症状，诱发心脏意外发生。一旦发生严重并发症，应立即终止检查，如出现心搏骤停可采用胸外心脏按压等复苏措施。

（江传燊　洪东贵　詹红丽　陈俊果　吴妙荣　李　瀚　袁湘庭
王　雯）

参考文献

[1] 郭光文，王序.人体解剖彩色图谱 [M].北京：人民卫生出版社，2008.

[2] 顾晓松.系统解剖学：案例版 [M].北京：科学出版社，2012.

[3] 孔维佳，周梁.耳鼻咽喉头颈外科学 [M].北京：人民卫生出版社，2015.

[4] 郭长青，曹新广.胃镜图谱 [M].郑州：河南科学技术出版社，2007.

[5] 李和，李继承.组织学与胚胎学 [M].北京：人民卫生出版社，2015.

[6] 金征宇，龚启勇.医学影像学 [M].北京：人民卫生出版社，2015.

[7] 刘志国，郭学刚.上消化道内镜的规范化操作 [J].临床消化病杂志，2008, 20(4): 197-202.

[8] 王雯，李达周，刘建强.实用急诊消化内镜技术 [M].北京：化学工业出版社，2019.

[9] 芳野纯治，浜田勉，川口实.内镜诊断与鉴别诊断-上消化道 [M].2版.王轶淳，孙明军，译.沈阳：辽宁科学技术出版社，2014.

[10] 细井董三.标准胃镜检查 [M].汪旭，李显骤，周建平，译.沈阳：辽宁科学技术出版社，2013.

[11] 杨宝峰，陈建国.药理学 [M].3版.北京：人民卫生出版社，2015.

[12] 钟德金.胃镜操作心得.厦门长庚医院消化内科，2011. https://www.dxy.cn/bbs/newweb/pc/post/11963886.

[13] 汪鹏，谢静，王雷，等.中国消化内镜活组织检查与病理学检查规范专家共识（草案）[J].中国实用内科杂志，2014 (9): 862-866.

[14] 国家卫生健康委员会.胃癌诊疗规范（2018 年版）[J].中华消化病与影像杂志（电子版），2019, 9(03): 118-144.

[15] 季加孚，胡祥，陈凛，等.胃切除术后消化道重建技术专家共识 [J].中国实用外科杂志，2014, 34(03): 205-212.

[16]《近端胃切除消化道重建中国专家共识》编写委员会.近端胃切除消化道重建中国专家共识（2020 版）[J].中华胃肠外科杂志，2020, 23(02): 101-108.

[17] 李兆申，邓小明，孙涛，等.中国消化内镜诊疗镇静／麻醉的专家共识意见 [J].中华消化杂志，2014, 34(8): 505-512.

[18] 彭德富，张莉，王雪云，等.胃镜检查过程中心肺功能监测的临床价值 [J].中华消化内镜杂志，2002 (02): 99-100.

[19] 杨杰，姜琼，车筑萍.无痛胃镜与普通胃镜并发症分析 [J].国际消化病杂志，2006, 026(05): 362, 356.

单人肠镜检查

一、肠镜检查相关的大肠解剖结构

了解并熟悉下消化道各部位的立体走形及解剖学特点，选择合适的操作方法及辅助手段，对单人肠镜操作的入门学习具有很大的帮助。

1. 大肠由哪几部分组成？

大肠指盲肠至肛管之间的肠管，逆行顺序为肛管、直肠、乙状结肠、降结肠、横结肠、升结肠、阑尾和盲肠。其中直肠、降结肠、升结肠被固定在后腹膜中，而直肠乙状部（RS）、乙状结肠和横结肠在腹腔内不固定，具有可移动性。大肠短缩状态下仅70～80cm，伸展状态下可长达 1.5～1.8m（图 3-1）。

2. 直肠的解剖学特点有哪些？

直肠［图 3-2，内镜下所见见图 3-3（a）～图 3-3（c）］长 12～15cm，内有上、中、下三个直肠皱襞（Houston 瓣）。从肛门口往里依次分为 Rb、Ra、Rs 三个部分。Houston 瓣在类型、数量及位置上存在个体差异。有研究表明，Houston 瓣的类型以左→左→右型最多。中 Houston 瓣位于腹膜折返部，距肛缘约 7.5cm，是内镜治疗中重要的解剖学标志。以中 Houston 瓣为界，Ra 以上的肠管均位于腹腔内，内镜治疗穿孔时有腹腔感染的风险。

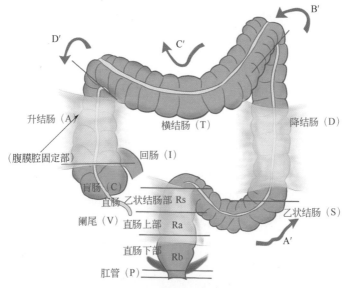

图 3-1 大肠走形模式图

A′—降乙状结肠交界部：从移动性大的乙状结肠到固定在后腹膜腔的降结肠之间的
弯曲，肛侧的腹侧到口侧的背侧呈很锐的弯曲；B′—脾曲：肠管从背侧向腹侧
移，到横结肠处；C′—横结肠：移动范围特别大，中间部弯垂向下腹部；D′—肝曲：
肠管向背侧移，至固定在腹膜后的升结肠处

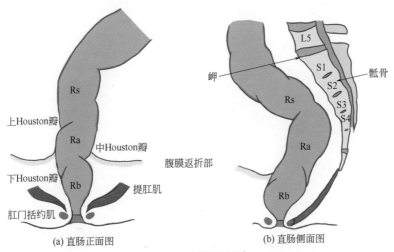

(a) 直肠正面图　　　　　　　　　　(b) 直肠侧面图

图 3-2　直肠解剖示意

L—腰椎；S—骶椎

3. 直乙交界至脾曲的结肠如何走行？解剖学有什么特点？

（1）直乙交界［图 3-3（d）］ 乙状结肠的顶点（亦称为 S-top），内镜下可见的第一个强弯曲部。

（2）乙状结肠［图 3-3（e）］ 呈左右交替出现的皱襞。因 Rs 及乙状结肠未固定在腹腔内，肠管走向不定，游离度大，为肠镜检查过程中最难的部位，也是成功插镜的关键部位。

（3）降结肠［图 3-3（f）］ 续于脾曲，长约 25～30cm，管腔小而直，呈类圆形或三角形，结肠袋较浅。

（4）脾曲［图 3-3（g）］ 左侧结肠的最高点，偶尔可见黏膜呈淡青蓝色，常为向左急剧转弯。

4. 横结肠至回肠末端的肠道与内镜相关的解剖学特点有哪些？

（1）横结肠［图 3-3（h）］ 长约 40～50cm，肠腔形状似三角形，呈轮状，结肠袋深凹，横结肠游离而冗长，肠管大多数都呈 M 形，横结肠下垂较明显处肠腔常闭合、曲折。

（2）肝曲［图 3-3（i）］ 右上方穹隆状结肠袋因靠近肝脏而呈蓝斑，腔大，向右侧较大转弯。

（3）升结肠［图 3-3（j）］ 续于盲肠，长约 15cm，短直，肠腔粗大，结肠袋深凹，肠腔内常可见残留糊状粪便，此处漏诊率高，需要仔细观察，尤其是皱褶背面。

（4）盲肠［图 3-3（k）］ 以膨大的盲端起始，长约 6～7cm，呈短粗状的圆形盲袋，黏膜皱褶隆起呈 V 形或 Y 形，其夹角可见阑尾开口［图 3-3（l）］。可确认回盲瓣和阑尾孔，而回盲瓣后方往往是检查盲区。

（5）回盲瓣（图 3-4） 在盲升结肠移行部内侧缘，由两条粗厚唇样黏膜皱褶围合而成，中央见圆形开口，有乳头型、唇样型和中央型三种不同形态。

（6）回肠末端［图 3-3（m）］ 腔细圆，无黏膜皱襞及结肠袋样结构，可见淋巴滤泡，以回肠末端作为肠镜检查的最终目的地有助于临床上一些疾病如炎症性肠病、肠结核等的鉴别诊断。

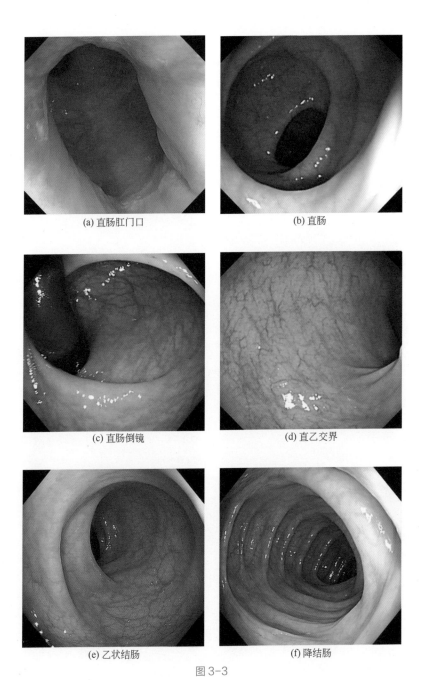

(a) 直肠肛门口

(b) 直肠

(c) 直肠倒镜

(d) 直乙交界

(e) 乙状结肠

(f) 降结肠

图 3-3

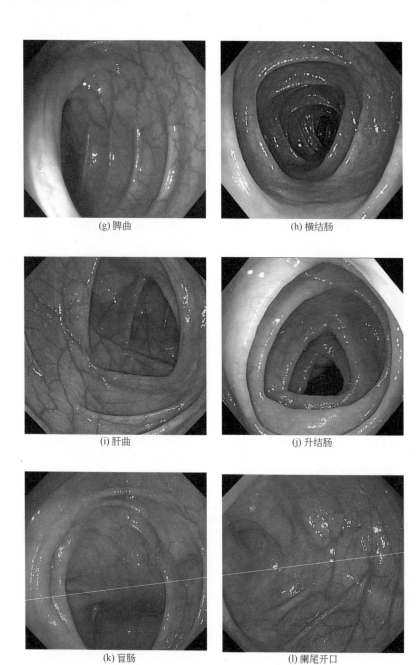

(g) 脾曲

(h) 横结肠

(i) 肝曲

(j) 升结肠

(k) 盲肠

(l) 阑尾开口

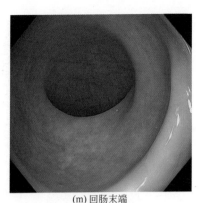

(m) 回肠末端

图 3-3　大肠镜检组图

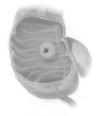

(a) 乳头型

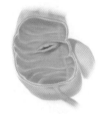

(b) 唇型

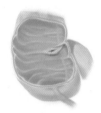

(c) 中央型

图 3-4　不同开口的回盲瓣示意

5. 大肠不同部位的组织学特点有哪些？

与全消化道结构一致，大肠壁由黏膜层、黏膜下层、双层固有肌层和外膜层组成。

（1）盲肠、结肠和直肠（图 3-5）　这三部分的大肠组织学结构基本相同，具有三个特征：①三条纵行结肠带由纵行肌局部增厚形成，三条结肠带汇合处即为阑尾根部，乙状结肠延续到直肠处；②结肠袋膨出的程度取决于结肠带的收缩，当结肠带完全松弛时几乎未见结肠袋；③肠脂垂大小随患者的营养状态而改变。

肠道黏膜表面光滑，未覆绒毛突起，半月形皱襞增加了黏膜的深度。大肠的上皮层为单层高棱柱状细胞。黏膜下层除常见的血管、淋巴管、神经丛外，还有大量孤立的淋巴结。

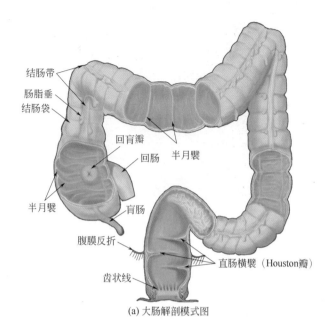

结肠带
肠脂垂
结肠袋
回盲瓣
回肠
半月襞
半月襞
盲肠
腹膜反折
直肠横襞（Houston瓣）
齿状线

(a) 大肠解剖模式图

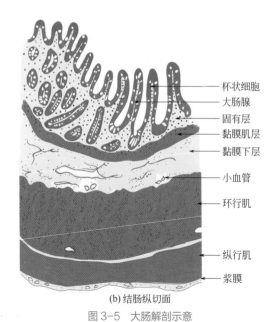

杯状细胞
大肠腺
固有层
黏膜肌层
黏膜下层
小血管
环行肌
纵行肌
浆膜

(b) 结肠纵切面

图 3-5 大肠解剖示意

（2）肛管（图3-6） 齿状线以上的肛管黏膜结构和直肠相似，仅在肛管上段出现了纵行皱襞（肛柱）。在齿状线处，单层柱状上皮骤变为轻度角化的复层鳞状上皮，大肠腺和黏膜肌消失。肛管

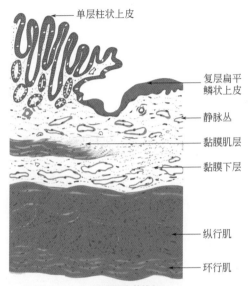

单层柱状上皮

复层扁平
鳞状上皮

静脉丛

黏膜肌层

黏膜下层

纵行肌

环行肌

(a) 直肠齿状线部

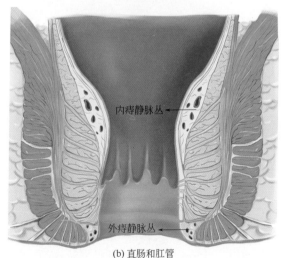

内痔静脉丛

外痔静脉丛

(b) 直肠和肛管

图 3-6 直肠、肛管示意

黏膜下层结缔组织中有密集的静脉丛，如静脉淤血扩张则可形成痔。近肛门处，外纵行肌周围有骨骼肌形成的肛门外括约肌。

（3）回肠末端　肠腔细圆形，无黏膜皱襞及结肠袋样结构，肠道黏膜呈地毯绒毛状，可见大小不等的淋巴滤泡，不易见黏膜下血管纹理。

6. 在不成襻的情况下，肠镜插入部位的标志有哪些？

在不成襻的情况下，肠镜插入部位的标志见图3-7。

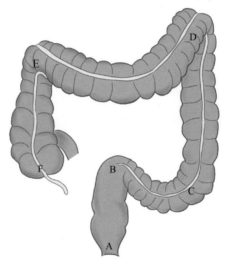

图3-7　不成襻情况下，肠镜插入部位的标志
A—肛门口；B—直肠乙状结肠交界；C—乙状结肠降结肠交界；
D—脾曲；E—肝曲；F—盲肠

（1）从肛门口到直肠乙状结肠交界处（即S-top）约为15cm，即图中的A至B的距离。

（2）从肛门口到乙状结肠降结肠交界处（即SD移行部）约为30cm，即图中的A至C的距离。

（3）从肛门口到脾曲约为40cm，即图中的A至D的距离。

（4）从肛门口到肝曲约为60cm，即图中的A至E的距离。

（5）从肛门口到盲肠约为70～80cm，即图中的A至F的距离。

7. 有腹部手术史的患者的肠道解剖结构有什么改变?

手术或炎症引起的粘连可于直肠乙状结肠交界、乙状结肠和横结肠游离肠段形成新的弯曲及固定点,进而增加肠镜的操作难度、并发症发生的风险及患者的痛苦。

不同类型的腹部手术对肠道解剖结构的影响不同,如图3-8。

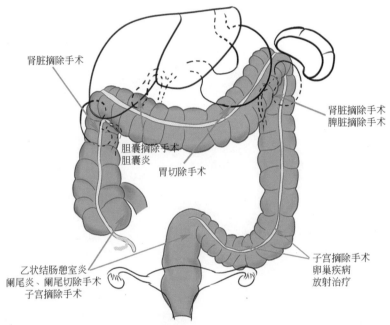

肾脏摘除手术

肾脏摘除手术
脾脏摘除手术

胆囊摘除手术
胆囊炎

胃切除手术

乙状结肠憩室炎
阑尾炎、阑尾切除手术
子宫摘除手术

子宫摘除手术
卵巢疾病
放射治疗

图3-8　不同类型的腹部手术后容易发生粘连的部位

(1)妇科手术　其器官位置与乙状结肠毗邻,因此多数情况下可引起乙状结肠间的相互粘连,甚至小肠粘连,会使得从S-top处至乙状结肠的弯曲变得更大。

(2)结肠切除手术　可分为两种。①左半结肠切除术:该手术切除了结肠内弯曲最多的部位,剩余的结肠变得较直,粘连也很少造成弯曲,反而由于粘连和结肠变短,不易成襻,操作往往比较顺利。②右半结肠切除术:可因S-top处及乙状结肠部位的粘连形成新的弯曲点及固定点。

（3）胃大部切除术和胆囊摘除术　通常在横结肠部位与腹壁处或与其他器官发生粘连。

8. 结肠冗长多见于哪些人群？对肠镜检查有什么影响？

结肠过长多见于肥胖、瘦长、便秘的患者，在肠镜操作过程中如不注意缩短肠腔、避免伸展肠腔的操作，可能导致某些部位习惯性形成襻，为后续操作带来困难。因此，肠镜检查前应观察患者的体型，常规咨询患者有无便秘病史。

二、结肠镜检查前准备

9. 做好高质量的肠道准备有哪些注意事项？

结肠镜是筛查、诊疗结肠疾病的重要手段，而高质量的肠道准备是结肠镜检查的基础，对提高内镜诊断的准确性和治疗的安全性至关重要。

肠道准备前，医务人员应向患者提供口头联合书面的详细指导，条件允许的情况下可联合其他辅助方式（如微信、短信、电话、邮箱等）指导患者进行肠道准备。结肠镜检查前，患者常有恐惧心理和紧张情绪，致痛觉敏感，难以配合。除了严格把握患者的适应证和禁忌证外，还需向患者交代以下注意事项。

（1）向患者说明诊疗目的，简要介绍检查方法、步骤及可能引起的不适，安抚患者，告知患者在操作中的体位配合及注意事项，提高患者的依从性。

（2）事先告知患者肠镜检查前低渣饮食 1 天，及时关注排便情况，对不能获得充分肠道清洁的患者，可再次进行加强的肠道准备或清洁灌肠。

（3）检查当天禁食早餐，老年人或不耐饥饿者可适当饮用糖水，避免低血糖发生。

（4）检查前谈话和签字，告知患者检查后可能出现的不适反应（如轻度腹痛、腹胀等），若出现严重不可缓解的腹痛、腹胀或便血，需及时就诊。同时向患者及其家属细谈结肠镜检查的并发症和风险，主要包括穿孔、出血、感染、心律失常、心肌缺血、操作不成功或肠道准备过程中出现的水电解质紊乱等，签署肠镜检查知情同意书。

10. 肠镜检查前如何进行饮食调整？

（1）术前一天低渣/低纤维饮食，饮食限制一般不超过24h，可食用稀饭、米汤、面条、豆腐、蛋羹等，不吃多籽、高纤维及易胀气食物，如蔬菜、水果、奶制品等。

（2）亦可采用术前清流质饮食一天。

（3）采用标准化的预包装低渣/低纤维饮食有助于提高患者的依从性。

11. 高血压患者是否需要照常服用降压药？

高血压患者应照常服用降压药，检查当日晨起后可用一小口水送服降压药，以防检查过程中因血压过高发生不良反应。

12. 糖尿病患者需要照常口服降糖药或皮下注射胰岛素吗？

因结肠镜检查前1天进行饮食限制，患者应在内分泌科医师的指导下，据血糖情况对降糖药物剂量进行调整，以免发生低血糖；在结肠镜检查当天，因禁食建议暂停使用降糖药，备糖水，预防低血糖；在肠镜检查完毕并如常饮食后再恢复使用降糖药或胰岛素。

13. 长期口服抗血栓药物的患者该如何进行药物调整？

诊断性电子内镜检查、内镜下黏膜活检、氩离子凝固术（APC）、消化道支架置入术属于低危出血风险的内镜操作。对长期口服抗血栓药物的患者进行低风险内镜操作时，需提前告知患者内镜检查的必要性及潜在的并发症，并与相关科室医师进行充分沟通，共同商讨并制订抗血栓药物的停药或减药方案（注意：需保证患者对以上情况的知情同意，并签署知情同意书）。

根据 2014 年日本消化内镜协会制定的使用抗血栓药物患者的内镜应用指南建议，因不同抗血栓药物的作用持续时间不同，针对不同抗血栓药物管理如下：①单药抗血栓治疗期间，行无需活检的内镜检查及其他低风险内镜操作时无需停用抗血栓药物，但活检需谨慎，必须在退镜前保证活检部位已止血；②行单药抗血栓治疗的低血栓风险者，可在活检前停用阿司匹林 3～5 天或停用噻吩并吡啶衍生物（如氯吡格雷或普拉格雷）5～7 天；③服用华法林的患者均需按高血栓风险对待，需保证凝血酶原时间国际标准比值（PT-INR）在治疗窗内，如果 INR 超出治疗范围需在心内科医师指导下进行华法林剂量调整，复查 INR 在治疗窗后再行内镜检查；④多药抗凝时，请心内科医师会诊协助诊治，需制订个体方案（注：高出血风险内镜操作注意事项详见第一章第 34 问）。

14. 服用利尿药的患者需要停药吗？

在使用口服肠道清洁剂前评估血压、血容量，如患者无明显肺水肿风险，利尿药应在口服肠道清洁剂时暂停 1 天。如风险评估后仍需继续使用利尿药，建议使用聚乙二醇（PEG）进行肠道准备并监测血电解质水平。

15. 普通人群如何进行肠镜检查前的肠道清洁准备？

（1）饮食限制　检查前 1 天低纤维饮食（如面条、面包、米饭、豆腐、鱼、蛋等），饮食限制时间不超过 24h。

（2）肠道清洁剂（详见本章第 26～31 问）　主张个体化肠道准备方案，综合考虑患者的基础疾病、接受程度、清洁制剂优缺点及用药史等因素。理想的清洁肠道时间不应超过 24h，内镜诊疗最好在口服清洁剂结束后 4h 内进行。肠道清洁剂的选择主要有聚乙二醇电解质散（PEG-ELS）、硫酸镁、磷酸钠盐等。

（3）祛泡剂　二甲硅油（西甲硅油）能有效消除肠道准备过程

中气泡的产生，一般在行肠镜检查前服用 15～30mL。

（4）促胃肠动力药物　其不能改善肠道准备的耐受性或肠道清洁程度，因此，不推荐常规使用促动力药物辅助肠道准备。

16. 高龄患者该如何进行肠道准备？

研究表明，年龄＞75 岁、慢性便秘史、结直肠手术史、住院状态、腹部两次及两次以上手术史均为老年患者肠道准备不充分的危险因素。因此，在行肠道准备时，建议采取肠道清洁剂分次剂量方案，并可适当采取辅助措施以提高肠道的清洁度（如提前使用缓泻剂、促进胃肠动力药物等）。一般老年患者推荐使用 PEG 肠道清洁剂，并在肠道准备期间予以静脉补液等措施以保持水和电解质平衡。

17. 儿童患者进行肠道准备有哪些特殊性？

儿童消化道短、管腔小、管壁薄弱，且儿童的耐受力及依从性较差，故较难通过常规方案使儿童的肠道准备质量达到要求，常需多方面配合。①小于 2 岁的幼童，检查前 24h 口服清流质并进行生理盐水灌肠（5mL/kg）可获得满意肠道清洁效果。②2 岁以上的儿童，可通过饮食限制、PEG（按常规配比溶于温水中，按 80～100mL/kg 进行肠道准备）和（或）灌肠进行肠道准备。

18. 妊娠期患者如何安全地进行肠道准备？

妊娠期患者应尽量避免内镜检查，如具有强适应证，经全面评估利弊后，确实必须行肠镜诊疗者，可选择生理盐水灌肠或 PEG 方案进行肠道准备。

19. 慢性便秘患者该如何进行肠道准备？

可采用分次服用、预先使用缓泻剂或联合使用促胃肠动力药物的方法提高效果。PEG 清洁剂建议分 2 次口服，在正式肠道准备前 2～3 天服用缓泻剂（如聚乙二醇、乳果糖等），或 PEG 服用前 30min 加服莫沙必利 10~15mg，可提高 PEG 肠道准备质量。高龄或慢性疾病患者在肠道准备期间可予以静脉补液等措施，保持水盐平衡。

20. 炎症性肠病或不明原因腹泻患者该如何进行肠道准备？

尽量使用小剂量 PEG 方案及其他的适当措施（如生理盐水灌肠）提高肠道准备效果，避免使用磷酸盐类清洁剂。研究表明，使用低剂量 PEG 方案（2L）可取得与高剂量 PEG 方案（4L）相同的清洁效果。

21. 慢性肾脏疾病患者肠道准备有哪些特殊要求？

PEG 为肾衰竭患者唯一推荐的肠道清洁剂。患者的肾脏排泄能力、肾小球滤过率是重要的考虑因素。口服磷酸钠盐是引起急性磷酸盐相关肾病的最主要因素，因此不建议使用。

22. 急性下消化道出血患者肠道准备有什么特殊要求？

对于血流动力学稳定的患者，建议完善肠道准备后，在入院的 12~24h 内进行急诊结肠镜检查，有助于提高肠镜检查的完成度，并有利于及时发现病灶及出血点，肠道清洁剂推荐使用 PEG。对于高危且存在持续性出血表现的患者，需在血流学复苏后进行快速的结肠清洗并进行肠道准备。

23. 充血性心力衰竭患者该如何进行肠道准备？

在患者病情相对稳定的前提下，权衡利弊有行肠镜检查或治疗指征时才行肠道准备，PEG 制剂为首选，用法推荐 2L PEG 方案或 3L PEG 方案，必要时辅以联合灌肠，严禁使用磷酸钠盐制剂。

24. 什么情况下推荐联合灌肠？

一般情况下，内镜诊疗前不推荐口服肠道清洁剂联合灌肠，但是对于不能获得充分肠道清洁的患者，可补加清洁灌肠。

25. 消化道钡餐检查多久后可以做肠镜检查？

钡剂在肠道中停留的时间因人而异。一般来说，患者在服钡6h后钡剂可达肝曲，12h可达脾曲，24～48h将排空，因此一般情况下，消化道钡餐结束后2天可行肠镜检查。对于一些有便秘病史或胃肠动力蠕动能力较差的患者，临床中可加用促胃肠动力药或缓泻剂以促进钡剂从体内排泄，建议肠镜检查前完善腹部平片检查以明确肠道中有无钡剂存留。

26. 理想的肠道清洁剂应具备哪些特点？

理想的肠道清洁剂具有以下五点标准。①能短时间内排空结肠的粪便；②不引起结肠黏膜的改变；③不会引起患者不适，依从性好；④不导致水、电解质的紊乱；⑤价格适中。目前，临床上常见的肠道清洁剂包括PEG-ELS、硫酸镁、磷酸钠、复方匹可硫酸钠、甘露醇、中草药（番泻叶和蓖麻油）等。

27. 聚乙二醇电解质散的特点及具体用法如何？

聚乙二醇电解质散是目前国内外应用最广泛的肠道清洁剂，市场上销售的有舒泰清、和爽、恒康正清、福静清等，为惰性乙烯氧化物形成的聚合物，可作为容积性泻剂，对肠道的吸收和分泌无明显影响，不引起水、电解质紊乱，不影响肠黏膜的组织学表现。基于以上特点，PEG安全性好，适用人群广，亦适用于炎症性肠病患者。此外，对于存在电解质紊乱患者（如心力衰竭、肾功能不全、肝硬化腹水等）、孕妇及婴幼儿等特殊患者，PEG均为肠道准备的首选药。

具体用法一般有3L PEG方案和2L PEG方案。2L PEG方案：在结肠镜检查前4～6h，每10～15min服用250mL，2h内服完。3L PEG方案：分次服用，即肠道检查前1天晚上8时服用1L，检查当天的检查前4～6h服用2L。服药期间可适当来回走动，并轻揉腹部加快排泄，直至排出清水样便；如排便性状达不到上述要求，可适当加服 PEG 溶液或清水，但总量一般不超过 4L。

28. 硫酸镁的特点及具体用法如何？

硫酸镁是常用的肠道准备清洁剂，但肾功能异常及炎症性肠病患者避免使用。高渗性的硫酸镁溶液将水分从肠道组织吸收入肠腔，刺激肠蠕动而排空肠内容物。其优点是服用水量少，患者依从性好，价格便宜。缺点为镁盐浓度过高口感不佳，有脱水风险，并有引起肠道黏膜炎症、溃疡和形态改变可能。此外，因镁离子在体内蓄积，第 4、5 期慢性肾脏疾病患者不宜使用。

具体用法推荐：内镜检查前 4～6h，硫酸镁 50 g 加清水 100mL 稀释后一次性服用，同时饮水约 2L。

29. 复方匹可硫酸钠的特点及具体用法如何？

复方匹可硫酸钠由匹可硫酸钠 10mg、氧化镁 3.5g 和枸橼酸 12g 组成，2018 年 10 月在国内上市，它最大的特点为口味佳，如橙子味汽水。匹可硫酸钠为刺激性泻剂，其活性代谢产物直接作用于结肠黏膜，刺激结肠蠕动，并增加肠腔内液体分泌；而枸橼酸作为渗透性泻剂，通过吸引或保持水在结肠而软化大便，二者形成双重导泻剂。最常见不良反应包括腹痛、恶心、头痛和呕吐，亦可诱发肠道黏膜炎症改变。《ESGE 肠道准备指南（2019 版）》及《中国消化内镜诊疗相关肠道准备指南》均推荐复方匹可硫酸钠作为常规肠道准备药物，但需要注意的是，该药在血容量偏低、正在使用大量利尿药、充血性心力衰竭、慢性肾脏疾病的患者中慎用。

具体用法推荐：分次方案，复方匹可硫酸钠每次加入 150mL 的水中服用，第 1 次服药后饮水量约 1.5～2.0L，第 2 次（检查前 4～6h）服药后饮水量约 0.75L。

30. 磷酸钠的特点及具体用法如何？

临床上不常规使用磷酸钠。高渗磷酸钠溶液将水分从肠道组织吸收入肠腔中，从而促进肠道内容物排空。其优点为口服溶液剂量少，口感舒适，且患者依从性较好。不良反应常见腹胀、腹痛、恶心、呕吐；缺点在于其为高渗性溶液，在肠道准备过程中常伴大量体液和电解质转移，服用该药前需先评估肾功能，在一些特殊患者中（尤其是年龄较大、伴有肾脏疾病病史、服用改变肾脏血流量或者电解质排泄药物的患者）易导致水、电解质紊乱，因此仅适用于有特定需求且无法使用其他制剂替代的患者。

具体用法推荐：分次服用，肠道检查前1天晚上8时服用750mL磷酸钠盐溶液（750mL温开水稀释45mL磷酸钠），检查当天在检查前4～6h服用750mL（稀释方法同第一次）。

31. 中草药的特点及具体用法如何？

中草药应与其他肠道清洁剂联用以减少不良反应的发生。常见不良反应包括腹痛、腹胀等，偶可导致肠黏膜炎症改变，不建议单独作为肠道清洁剂使用。

具体用法推荐：可于检查前晚用番泻叶原叶20g加400mL开水（番泻叶原叶20倍重量）浸泡30min饮服，或80℃水温浸泡1h后服用。

32. 结肠镜检查前的术前用药有哪些？

肠镜检查前的术前用药包括解痉药、麻醉或镇静药、镇痛药，解痉药包括山莨菪碱、屈他维林、间苯三酚等；麻醉或镇静药包括咪达唑仑、芬太尼、丙泊酚等；镇痛药包括盐酸哌替啶等麻醉药类和保泰松等非麻醉药类药物。

33. 解痉药的选择及注意事项有哪些？

一般在检查前5～10min使用。通过肌内注射山莨菪碱20mg或丁溴东莨菪碱10mg，以抑制肠道蠕动，解除肠管痉挛，使肠管短缩变得更加容易。一般来说，解痉药可维持20min，必要时追加。用药前需告知患者可能出现的并发症（如口干、眼干、尿潴留等），对青光眼、前列腺肥大、尿潴留、缺血性心肌病的患者禁用，应改用选择性钙通道阻滞药[如屈他维林（诺仕帕）10mg肌注、维生素 K_3 8～10mg 肌注或硝苯地平 10mg 舌下含服]，此类药物只作用于肠道平滑肌，而不会引起其他副作用；或选用直接作用于痉挛性胃肠道和泌尿生殖道平滑肌的间苯三酚 40～80mg肌内/静脉注射，该药物不具有抗胆碱能作用，故不会产生一系列抗胆碱样副作用，且对心血管功能没有影响。需注意的是，重症炎症性肠病患者在用药时可能诱发中毒性巨结肠，需慎重使用。

34. 麻醉药或镇静药的选择有哪些？

经术前评估，患者符合麻醉或镇静的适应证后，在监护生命体征、充分给氧及开放静脉通道等前提下，根据消化内镜的诊疗目的和镇静/麻醉深度的不同需求，可采用不同的麻醉或镇静方法。常用的麻醉药或镇静药物如下。

（1）咪达唑仑　成人初始负荷剂量为 1～2mg（或小于 0.03mg/kg），1～2min 内静脉给药。可每隔 2min 重复给药 1mg（或 0.02～0.03mg/kg）滴定到理想的轻、中度镇静水平。其具有"顺行性遗忘"的特点（部分患者不能回忆用药后一段时间内所经历的事件），检查结束后可用氟马西尼 0.003mg/kg 静推进行拮抗，每分钟可静推 1 次，但总量不超过 2mg。

（2）芬太尼　成人初始负荷剂量 50～10μg，每 2～5min 追加25μg；应用舒芬太尼时，成人初始负荷剂量 5～10μg，每 2～5min可追加 2～3μg，直至达到理想的轻、中度镇静水平。

（3）丙泊酚　对于镇痛要求不高的诊断性肠镜检查，建议在专业麻醉医师的指导下进行。一般单用丙泊酚即可满足要求，即缓慢静脉注射初始负荷剂量 1.5～2.5mg/kg，患者呼吸略缓慢但平稳、睫毛反射消失、全身肌肉松弛后即可开始内镜检查，检查过程中严密监测患者生命体征，确定是否需要使用气道支持和循环药物，如检查过程稍长或操作刺激较强，可适当静脉追加0.2～0.5mg/kg 或持续泵入 6～10mg/(kg·h)。

（4）氯胺酮　1～5 岁的小儿急诊消化内镜诊疗可选用氯胺酮，肌内注射 3～4mg/kg 后开放静脉，待患儿入睡后进行检查，必要时可持续泵入 2～3mg/（kg·h）维持。

35. 麻醉药或镇静药的使用注意事项有哪些？

镇静药的使用可明显提高患者的痛阈，即使操作过程中滑镜和结襻，患者也可能未见痛苦的反应。所以，在使用麻醉药或镇静药的情况下更需警惕出血、穿孔、浆膜撕裂等并发症的发生。此外，如患者出现了过度镇静的情况时，需进行以下处理：①呼唤患者并加以刺激；②使用拮抗剂（如氟马西尼、盐酸纳洛酮等）；③吸氧；④纠正脱水等。

36. 镇痛药的选择及注意事项有哪些？

结肠镜检查时所使用的镇痛药主要是盐酸哌替啶（杜冷丁）、芬太尼、舒芬太尼等麻醉药类和保泰松等非麻醉药类药物。不论哪一种，其用量都较难掌握，与前面所介绍的镇静药联合应用时增加了对呼吸和循环系统抑制的风险，宜适当减少药物剂量，避免麻醉药或镇静、镇痛类药物的过度使用。对于阿片类麻醉镇痛药，可静推或肌注纳洛酮 0.2～0.4mg 进行拮抗，起效时间约 1～2min，可持续 45min。

37. 肠镜检查前，特殊人群有哪些注意事项？

（1）既往有腹腔手术史的患者　详细了解病史，嘱其必要时携带相关病史资料，对曾做过结肠造影者应阅读 X 线片及相关报告单，便于结肠镜检查时判断肠管走向，判断病变部位和病变性质。

（2）高血压患者　检查当日早晨可用一小口水送服降压药物，预防血压过高。

（3）糖尿病患者　检查当日早晨应暂停降糖药或胰岛素，备糖水，避免低血糖发生。

（4）长期口服抗血栓药物的患者　需与相关科室医师充分沟

通，在心血管内科医师的指导下，必要时停用相关的抗血栓药物数天或调整相关用药剂量或进行低分子肝素钠替代过渡，预防消化道大出血发生（详见本章节第9问）。

三、单人肠镜检查的方法、技巧及注意要点

38. 单人肠镜的操作方法及基本原则是什么？

单人肠镜的操作过程应采用轴保持短缩法，即短缩乙状结肠及横结肠的游离肠管，保持内镜的轴呈直线状态，以最短距离插入的方法，主要通过钩住皱襞、吸引和退镜的操作使肠管短缩套叠。

基本原则：①必须左手控制角度，送气，吸引，同时用右手插入及旋转镜身；②尽可能采用短缩法进行全过程的操作；③右手旋转镜身不应超过180°；④尽快地使镜身处于中间状态；⑤尽可能少地送气。

39. 什么是肠镜检查的标准姿势？

检查医师直立于检查台的左侧，面向监视器，右手握住离肛门口20～40cm处的镜身，左手握住结肠镜手柄，食指放在吸气的按钮上，中指不要常放在送气按钮上（防止无意识地注入空气，加大操作难度），剩余的3个手指握住镜身。见图3-9、图3-10。

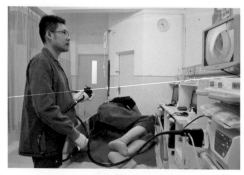

图3-9　肠镜操作者的检查姿势

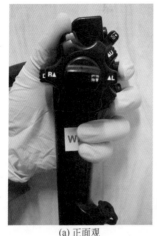 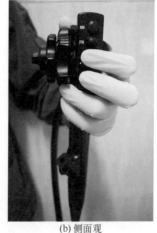

(a) 正面观   (b) 侧面观

图 3-10　操作部手指的位置

40. 肠镜检查中常用的腹部按压点有哪些?

当出现进镜困难时,可用腹部按压法让肠腔变直或使肠腔弯曲角度变大,从而使锐角变成钝角,容易通过短缩法进镜。肠镜检查中常用的腹部按压点有以下三处(图 3-11)。

(1)脐下、耻骨联合上方 2cm 位置(简称 A 处)　进入乙状结肠困难时可用食指、中指、环指合并压迫该点。

(2)脐正中位置(简称 B 处)　采用手掌的尺侧掌沿横向压迫该点,常用于横结肠部分,使 M 形的横结肠变直便于通过。

(3)脐上 2cm 正中位置(简称 C 处)　用尺侧掌缘平按压该处,通常在横结肠进镜困难或者肝曲进镜困难按压 B 处无效时采用。复杂肠管下需根据按压效果调整按压部位。

41. 肠镜检查中常用的体位有哪些?

当采用压迫方法仍然无法取得理想效果,可配合改变体位来改善。改变体位可以使肠腔的角度发生变化,因为空气的流动,使原有的锐角变为钝角,从而降低插入的难度,提高成功率。具体的体位如下。

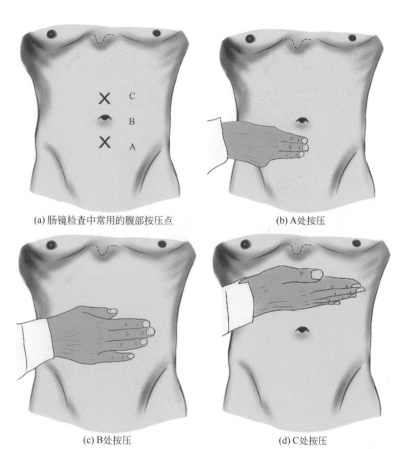

(a) 肠镜检查中常用的腹部按压点　　　　　　　(b) A处按压

(c) B处按压　　　　　　　　　　　　(d) C处按压

图 3-11　肠镜检查中常用的腹部按压

A—脐下、耻骨联合上方 2cm 位置；B—脐正中位置；C—脐上 2cm 正中位置

　　（1）仰卧位［图 3-12（a）］　最常用，在进镜 20cm 至回肠末端的检查基本可以全部采取此体位。

　　（2）左侧卧位［图 3-12（b）］　一般从检查开始至乙状结肠顶点（S-top）时使用；此外，在检查肝曲时也可以采用该体位，通过空气积聚达到肝曲充盈效果，使肝曲角度变钝，便于通过。

　　（3）右侧卧位［图 3-12（c）］　在脾曲联合按压仍无法通过时，可使用该体位。有时过肝曲时也可采用该体位。

　　（4）俯卧位［图 3-12（d）］　通常仅用于肥胖患者。

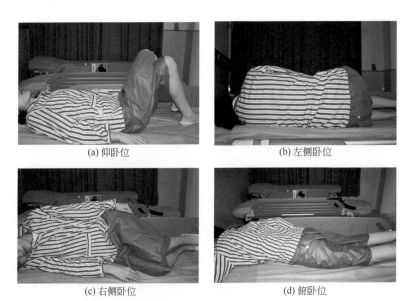

(a) 仰卧位   (b) 左侧卧位

(c) 右侧卧位   (d) 俯卧位

图 3-12 肠镜检查中常用的体位

42. 如何避免肠镜检查的并发症?

规范操作是避免肠镜检查发生并发症的基础。肠镜进镜时一定要循腔进镜,避免暴力或盲目进镜,注气适当,当在内镜图像出现视野暗红或内镜前端出现矛盾运动以及患者诉剧烈疼痛时,应立即无条件退镜,不可盲目进镜,用短缩肠管操作,使结肠镜本身始终处于直线状态。必要时彻底退镜至直肠重新按照轴短缩法进镜或者终止检查,改用钡灌肠等其他检查方法。在插入过程时,若送气过多或内镜过分伸展,患者会出现腹胀,甚至诱发继发性迷走神经反射亢进。

在内镜诊治过程中常发生的并发症主要是穿孔和出血。在息肉切除或者进行内镜下黏膜切除术(EMR)过程中,在进行圈套电切时,肠管壁肌层被卷入、通电时间过长甚至活检都可引起穿孔。为了防止这类事件发生,需要做到:在电切时不要把圈套丝勒得过深,不要夹住肠管的肌层;注意通电时间不要过长;在做内镜下黏膜切除术时,要向黏膜下充分注入生理盐水。

43. 直肠检查的操作技巧有哪些?

插镜前,应先在肛门口涂抹少量润滑油进行直肠指诊,再缓慢且轻轻地插入肠镜,以减少患者在插入肠镜时的恐惧心理,当进入直肠后应少量注气并稍退镜身,明确肠腔走向后继续进镜,直肠检查主要通过逆时针(左)、逆时针(左)、顺时针(右)旋转镜身,配合向上("up")的角度钮来依次通过直肠的 3 个 Houston 瓣。必要时可以配合按压 A 点来辅助操作,降低操作难度。

44. 直肠 – 乙状结肠交界处检查的操作技巧有哪些?

平卧位采用右旋、钩拉的方式进镜,顺时针旋转镜身约 90°联合向上略微调钮勾住肠壁,并且向后回拉肠镜,始终保持管腔的方向在 12 点钟至 4 点钟,右手几乎没有任何送镜动作。

45. 肠镜检查中,乙状结肠的通过类型分为哪三种?其操作要点分别是什么?

乙状结肠有较长的系膜附着,移动性大,其走行因人而异。一般说来,在行结肠检查时可将乙状结肠的通过类型总结为以下三种类型(A、B、C 型),见图 3-13。

(1)A 型　其特点为乙状结肠较短,走行简单,在操作过程中无需伸展乙状结肠就可到达 SD 弯曲部插入类型。内镜前端一旦越过 Rs 部位,就可以观察到肠管不断地向内镜画面(视野)的右侧展开。此时,内镜朝着降结肠乙状结肠交界部方向直线推进,反复进行边右旋边拉镜这一操作,使乙状结肠逐渐短缩,一般在插入 25～30cm 时可达降结肠。

(2)B 型　此种类型乙状结肠过长且易形成襻曲。与 A 型不同,B 型需将内镜插入到一定深度(即触及乙状结肠顶部),再进行短缩操作。此类型在越过 Rs 部位后会形成两种襻曲模式。①肠管不断向左侧展开(内镜的前端不断远离 SD 弯曲部并向前方腹腔内伸展),会形成 α 襻曲;②管腔内向右侧大幅度延伸持续推镜,

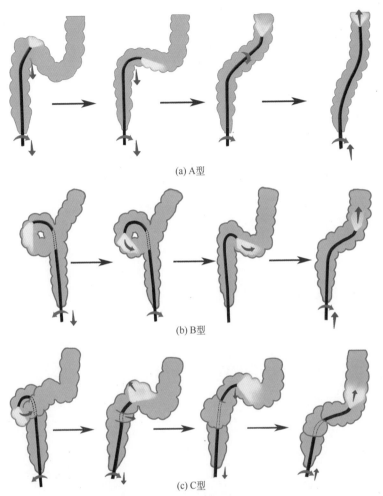

(a) A型

(b) B型

(c) C型

图 3-13　乙状结肠的通过类型

则会形成 N 袢。无论是往哪个方向，降低乙状结肠最高部位水平是关键。首先都在保持肠管不过度伸展的情况下推镜到一定程度，后在抽吸空气的同时进行右旋操作及回拉镜身，使乙状结肠最高点向盆腔方向下降，使得乙状结肠逐渐短缩并实现直线化趋向 A 型状态。

（3）C 型　因既往腹部手术史引起肠粘连、乙状结肠过长或结肠冗长的患者，这种 C 型特征的肠管，内镜通过难度最大，严格按照轴线短缩法，进行缓慢而精确的操作及采取辅助手段（变换患者体位、按压腹部）是插镜成功的关键。需从一开始就反复采用抽吸空气法，避免肠管的伸展，并把操作的动作控制在最小幅度，越过弯曲部后再向后退镜使肠管直线化，然后再向前推进内镜。如有必要也要根据情况让患者改变体位（仰卧位或右侧卧位），并辅以腹部手法按压。

46. 脾曲检查的操作技巧有哪些？

仰卧位时，脾曲由于空气潴留而管腔膨胀，这时应一边吸气，一边回拉镜身，使镜身完全直线化（距肛门约 40cm），在确认镜身处于完全直线状态后再向横结肠进镜。如无法顺利进入横结肠，可采用以下方法：①压迫 B 处，使脾曲的角度变成钝角；②采取右侧卧位，使肠腔内原有的空气到达脾曲；③逆时针旋转镜身，把下一肠腔走向放置 12 点钟方向，然后向上旋钮，并联合向内进镜＜10cm，通过"滑进"技术进入横结肠。

47. 横结肠检查的操作技巧有哪些？

大多数横结肠都呈 M 形，所以在此处可以采取"上下结合"的进镜方法，在确认肠镜呈直线状态后，选择前方的第 2～3 个皱襞的 12 点钟作为目标，斜向上进镜，如果进镜时肠镜的先端不动或反而后退，说明正在成襻，必须立刻停止进镜，并往后退镜，成功解襻后，重新进镜，必要时可压迫 B 或 C 处辅助进镜。到达目标后，停止进镜，通过打向下钮联合轻微吸气、退镜进入下一肠段。

48. 肝曲检查的操作技巧有哪些？

此处操作应遵循向右、向右再向右的法则，首先让肝曲放在屏幕的右侧，通过顺时针旋转镜身配合适当地向上旋钮通过肝曲，每向前一些，适时地配合吸气，使肠腔及时地套叠，必要时可压迫 C 处辅助进镜。

49. 回盲瓣口如何插入？

确认肠镜处于直线状态后，将肠镜插入至回盲部的底部，采用逆时针旋转配合向上旋钮的方法，寻找回盲瓣开口的上端，在稍微注气的情况下，通过细微的调节，使肠镜的先端部触及回盲瓣口的中央，而后直接进镜。

50. 性别及年龄对肠镜检查有影响吗？

首先年轻人在进镜至乙状结肠时多容易感觉疼痛，而老年人则很少感到疼痛，但老年人肠管大多很薄，在较大的屈曲处要注意防止穿孔。其次，一般来说，女性的肠镜操作要比男性相对困难，有研究显示，这可能与女性的大肠比男性长，以及男女骨盆内解剖结构的差异相关。有时在乙状结肠处轻微地进镜即可引起女性剧烈疼痛，这种情况下，决不能勉强操作。

51. 肠镜检查可能存在哪些盲区？

肠镜检查过程中，在较大弯曲部分的内侧及皱襞的背面容易成为内镜检查的死角，即肠镜检查盲区，具体有以下部位：①直肠中段右侧；② Rs 的乙状结肠一侧；③乙状结肠-降结肠交界部的弯曲处降结肠侧；④脾曲的横结肠侧；⑤横结肠中央；⑥肝曲升结肠侧；⑦升结肠的较深半月皱襞内侧；⑧回盲瓣下唇的盲肠侧。见图 3-14。

52. 退镜观察一般多长时间？

肠镜进镜时主要目的是达到回肠末段，如果顺利则越快越好，但退镜应该做到尽可能详细地观察，检查更多的肠壁，避免漏诊，时间一般大于 6min，对于初学者而言，应该将退镜时间延长至 10min。

53. 如何避免肠镜漏诊？

（1）反复进退　边退镜边观察，为避免退镜过快肠管快速滑落

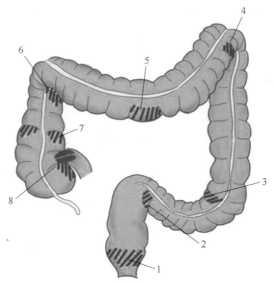

图 3-14　肠镜检查时的盲区（斜线部分）

1—直肠中段右侧；2—Rs 的乙状结肠一侧；3—降乙状结肠交接部的降结肠一侧；
4—脾曲的横结肠一侧；5—横结肠的中央部分；6—肝曲的升结肠一则；7—升结肠
的较深半月形皱襞内侧；8—回肓瓣下唇的盲肠一侧

而遗漏病变，应反复进退观察。

（2）回旋钩拉、螺旋式退镜　将内镜前端调整为弯曲状态，绕过结肠袋口并左右回旋检查每一个结肠袋。

（3）U 形翻转　常用于观察升结肠、直肠下端及直肠肛管交界处，但由于存在增加穿孔的危险，因此并不强求。

54. 回肠末端及升结肠退镜观察时应注意哪些要点？

回肠末端检查时需要注意是否存在炎症性病变，多数炎症性病变都位于回肠末段，以点状充血或溃疡表现为主，必要时可以配合染色，观察绒毛结构的紊乱等。而升结肠因自身的结肠袋较深，需要特别仔细，吸除结肠袋内的粪水，回旋检查每一个结肠袋。因可能会有一部分皱襞后的"死角"难以观察到，因此退镜过程中可以利用"倒镜"技术完成升结肠的检查。但对肠镜的初学者、患有重度炎症以及存在术后粘连的患者，必须谨慎操作，避免穿孔。

55. 肝曲和脾曲退镜观察时应注意哪些要点？

肝曲和脾曲的弯曲度较大，易出现滑脱，因此在这两个部位应反复、多次观察，同时改变体位也尤为重要，通过翻转体位，将检查区转向上位，即观察右侧结肠时采用左侧卧位，观察左侧的结肠时采用右侧卧位，使肠腔充满气体、充分伸展，这样视野更好，漏诊的可能性小。

56. 乙状结肠及直肠退镜观察时有哪些要点？

（1）乙状结肠弯曲最多，同时也是病变发生率较高的部位，因此在完全检查结束后，最好要再次进入乙状结肠检查，再次进镜时可以采用轻微带襻进镜的方法，从而使肠腔过度伸展，观察到更多部位。

（2）直肠不仅是病变发生率较高的部位，也是存在较多盲点的部位。应采用旋转联合向上旋钮的方法，认真观察三个皱襞前后的黏膜，同时在肛门口应运用倒镜的方法检查直肠肛门附近黏膜。

57. 病灶表面的黏液及残便应该如何处理？

（1）使用温水冲洗，因为冷水冲洗会刺激肠道进一步造成肠痉挛，使之后的检查变得困难。

（2）加入祛泡及祛蛋白酶制剂去除病灶表面的黏液及气泡。

（3）切忌对着病灶处冲洗，避免病灶出血，应在病灶近侧的边缘用流水进行冲洗，同时注意冲洗水压不能太大。

58. 发现病灶后应注意观察哪些内容？

发现病灶后应注意观察①范围、边界；②有无充血；③中央有无凹陷和隆起；④周围有无白斑形成；⑤通过变换空气量，了解病灶的软硬程度，周围有无皱襞的牵连；⑥光学染色；⑦化学染色。

59. 初学者在肠镜操作过程需要注意些什么？

（1）进镜时送气量的控制　以可以判断肠管走向最少量为宜，过度送气会导致肠管扩张，从而给患者带来痛苦。

（2）旋转和角度的协调操作　不可过度，否则镜轴会发生严重偏离，且在调角度通过弯曲部后应迅速将角度恢复至原先状态。

（3）短缩肠管操作　尽量避免成襻，应掌握内镜插入各部位时的长度。

（4）把握移交的时机　当患者剧烈疼痛、术者自觉操作困难，或检查时间超过 15～20min 时，应请中高水平医师进行接替。

60. 结肠镜检查过程中何种情况下应中止检查？

（1）患者疼痛程度　患者疼痛无法耐受，无法配合，甚至出现疼痛性休克时。

（2）操作时间　熟练的内镜医师如果在同一个部位操作时间超过 15～20min，应该选择放弃，过长时间操作不仅增加操作者疲劳感、加重患者的痛苦，而且使出血、穿孔等并发症发生率增加。

（3）患者其他不适表现　生命体征不稳定、血氧饱和度下降、呼吸急促等。

对于插入困难的病例，肠镜无法全面观察，建议使用钡剂灌肠等检查替代。在电脑系统中登记并在报告上详细注明，日后再次检查时，直接由上级医师操作。

四、人工肛门的肠镜检查

61. 什么是人工肛门？

人工肛门亦称人造肛门（或肠造口／肠造瘘），因低位直肠癌根治术、结直肠癌术后临时造口或解除肠道梗阻压力等治疗需要，外科医师在患者腹壁上人为将肠道开口的手术方式。人工肛门在临床上根据治疗需要有临时性与永久性人工肛门之分，按造瘘部位可划分为结肠造瘘（盲肠、升结肠、横结肠、降结肠和乙状结肠造瘘）和小肠造瘘（空肠和回肠造瘘），或按造瘘方式分为单腔造瘘、襻式造瘘、双口式造瘘、分离式造瘘和插管造瘘等。

临床上较常见的肠造瘘术包括结肠双祥造瘘术、结肠残端造瘘术、回肠祥造瘘术等。其中，临时性的回肠造瘘是旷置结肠以助吻合口更好地愈合为目的，此时行电子肠镜检查需从肛门进入，而永久性人工肛门多数设在左侧腹部，行肠镜检查多从瘘口插入。

62. 人工肛门的插入要点有哪些？

（1）体位　基本体位为仰卧位，操作者面对患者，必要时可改变患者体位，镜身应尽量保持和腹壁呈垂直状态。

（2）指诊　首先去除造口袋，清除粪渣，用纱布保护瘘口周围皮肤和黏膜；直肠指诊检查瘘口有无狭窄并初步辨认管腔走向，据内腔大小选择与之相吻合的内镜。遇瘘口狭窄者可用小指、食指依次扩张瘘口，插入瘘口后手指停留3～5min至瘘口松弛；如瘘口已出现瘢痕挛缩，必要时可采取局麻下切开瘢痕协助肠镜顺利通过。

（3）插入　人工肛门通常设在后腹膜侧方，其插入多为斜着向左侧腹部插入（图3-15），部分因术后粘连造成管腔走向改变。首先，助手协助固定造瘘口部皮肤，检查者在距瘘口15～20cm持镜沿瘘口缓慢插入。人工肛门进镜时，需通过腹壁段进入腹腔

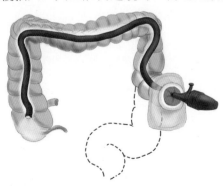

图3-15　经人工肛门进行结肠镜检查术

内肠段后方可保持内镜的稳定性，在通过腹壁段之前，气体聚集不佳，应在少量送气的同时小心进镜，待内镜插入约 10cm 进入腹腔内肠段，此时瘘口和腹腔内肠管固定部之间的肠管轴趋于稳定，后续进镜采用保持轴线短缩法。

63. 人工肛门的观察内容有哪些？有什么需特别注意的？

观察时和普通肠镜检查一样，通过重复进行轻微地推进和退回操作仔细观察，识别病变，需特别注意的是，许多患者存在术后肠管粘连，肠腔内可见急弯，采用短缩法慎重地循腔进镜，适当注气，轻微推进和退回，既能尽量降低漏诊率，又能有效预防肠镜检查相关并发症的发生；当内镜退出到瘘口附近时，由于气体聚集不佳，内镜容易滑脱，此时需在充分送气的基础上，在较靠近瘘口的位置握住内镜前端并缓慢退镜观察。

五、肠镜检查术后注意事项及并发症处理

64. 肠镜检查的并发症有哪些？

结肠镜检查为侵入性检查，事先应充分了解整个检查过程中可能出现的并发症，以及产生并发症的原因和特点，尽可能降低并发症的发生，并在出现意外时临危不乱、从容处理。

结肠镜检查可能发生的并发症包括穿孔、出血、缺血性肠病、菌血症、息肉摘除术后电凝综合征、过度换气综合征、肠系膜撕裂、心血管意外、呼吸抑制、腹绞痛、中毒性巨结肠等。

65. 如何处理肠镜检查术后出现的腹胀、腹痛？

肠镜操作过程中，注气注水、带襻进境、操作时间过长、退镜时未将过量气体吸出，以及使用镇静类药物使肠蠕动减慢等原因，导致术后肠管胀气，并对肠壁造成刺激致使肠道平滑肌痉挛、缺血，患者会出现不同程度的腹胀、腹痛。

如何有效防治肠镜检查术后腹胀、腹痛，方法总结如下：①术前口服泻药联合祛泡剂（如西甲硅油）；②术中尽量应用二氧化碳（CO_2）作为充气气体；③术中指导患者正确配合检查，对患者进行心理疏导、指导患者摆好合适体位、引导患者配合医师变换体位；④退镜时尽量吸尽肠腔气体及液体；⑤术后嘱患者在腹胀、腹痛症状消失前暂禁食禁水，患者可根据自身的耐受性，选择合适的行走速度和时间；亦可如厕促进肠内气体、粪便排出；顺时针按摩腹部；或进行腹部热敷；必要时行肛管负压吸引。如果腹胀长时间未缓解，或突发剧烈持续性腹痛伴随腹膜炎体征，需警惕肠穿孔、肠扭转，可行腹部平片或 CT 检查以明确。一经确诊，尽快行急诊内镜下治疗，甚至外科手术处理。

66. 哪些情况下需高度怀疑肠镜检查相关的穿孔可能？

在诊断性结肠检查的医疗中心，可接受的医源性肠镜检查穿孔的最高发生率不应超过 0.1%。穿孔可发生在内镜操作过程中，也可发生在数天后。不同部位的医源性肠镜检查穿孔比例不一（图 3-16），其中乙状结肠通过极其困难的病例需高度警惕。

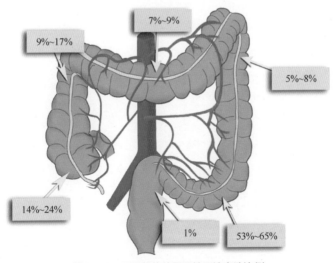

图 3-16　不同部位的医源性肠镜穿孔比例

以下情况需高度怀疑穿孔可能。①检查中发现充气无法扩张肠腔，或退镜时发现有血性液体不断流出，可见到网膜；②检查结束后，患者腹痛、腹胀不能缓解，或伴心动过速、发热、呼吸窘迫等；③查体发现腹部压痛、反跳痛、肝浊音界消失、皮下气肿；④需要进一步完善腹部立位 X 线平片（膈下有无游离气体）、腹部 CT，必要时进行水溶性造影剂灌肠摄片（观察有无造影剂进入腹腔）进行诊断。

67. 如何预防肠镜检查相关的穿孔？

（1）严格把握肠镜检查的适应证和禁忌证，详细询问病史，警惕高龄、虚弱患者，部分肠道疾病（如严重憩室炎、重度活动性溃疡性结肠炎）、术后广泛粘连或放疗的患者。

（2）高质量的肠道准备，并合理使用镇静药、麻醉药、解痉类药物。

（3）严格遵守循腔进镜、短缩法进镜，尽量避免成襻，严禁野蛮暴力操作。

（4）灵活运用辅助手段，体位变换、压迫方式、调整内镜硬度。

（5）实施替换制度，如进镜时间超过 15～20min，高年资内镜医师应及时接手或终止检查。

（6）少注气，可选用二氧化碳，检查结束退镜时尽可能抽吸腔内残气。

（7）术中如损伤肌层，及时行金属钛夹夹闭。

（8）检查结束后如患者主诉膨胀，腹痛显著者，应该密切观察数小时，警惕检查后穿孔。

68. 如果发生了结直肠穿孔，该如何处理？

（1）若穿孔较小，经评估后提示血流动力学稳定、无脓毒症、局部疼痛轻微、影像学检查无游离液体的患者，可考虑保守治疗。期间建议预防性使用抗生素，抗生素需覆盖革兰阴性菌及厌氧菌。

（2）术后 4h 内，患者肠道内较清洁，内镜下治疗可作为首选治疗方法。根据不同患者的综合情况（穿孔部位、大小等）选择合适的内镜技术，目前消化道穿孔内镜下处理技术或器械主要包括经内镜钳道金属夹（TTSC）、内镜外金属夹（OTSC）系统、覆膜支架、套扎器、内镜下缝合装置、内镜辅助负压闭合等。其中，临床上最常用的有 TTSC、OTSC、套扎器，各单位可根据自己内镜中心的经验与水平选择合适的穿孔修补方法。另经内镜闭合修补穿孔的患者中，建议短期（3～5 天）应用抗生素，抗菌谱同（1）。

（3）多学科会诊，手术干预。当患者出现弥漫性腹膜炎，建议急诊手术；如临床表现恶化、怀疑大穿孔、保守治疗失败、肠道准备不良、合并需要手术治疗的结肠疾病等情况也建议手术。

注意：在所有肠镜检查相关的穿孔情况下，无论穿孔大小，都需要请外科医师会诊协助诊治。

69. 哪些情况下容易出现肠镜检查后肠道出血？

结肠镜检查后出血是指结肠镜检查（有无息肉切除）后，出现需要急诊就诊、输血、住院或者再次肠镜检查的便血。结肠镜检查后出血率为 0.001%～0.233%。出血分为立即性出血和延迟性出血，长者可达术后 1～2 周。

以下情况容易出现肠镜检查后肠道出血。

（1）患者病史　服用非甾体抗炎药、抗血栓药物，或有凝血功能障碍疾病，内镜下活检容易引起出血。

（2）肠腔原有病变　如溃疡、息肉、癌变、炎症性肠病急性期黏膜水肿变脆，病变本身出血风险高。

（3）操作者情况　操作者经验尚浅，未严格遵循插镜基本原则，不断"滑镜"，暴力操作致黏膜撕裂出血。

（4）诊疗性操作　活检咬取组织过大、过深，或对富含血管的病变（如毛细血管扩张）、炎症明显的部位进行活检可引起出血；或进行息肉的钳除、氩离子凝固术（APC）灼除、冷切等均可引起肠道出血。

70. 如何预防肠镜检查相关的出血？

（1）患者管理。对长期服用抗血栓药物的患者进行低风险结肠检查时，建议在心内科医师的指导下，对所服用的药物进行调整、替换或停用，监测凝血功能。

（2）遵守插镜的基本原则，活用辅助手段，插镜困难时及时由高年资医师接手或终止检查。

（3）术中发现出血或有出血倾向可能，及时行金属钛夹夹闭或留置圈套绳预防出血。

（4）检查结束后观察生命体征是否平稳，有无鲜血便。

71. 如何治疗肠镜检查相关的出血？

（1）内镜止血　适用于检查中立即性出血，或怀疑有出血可能的病变，或检查结束时间不长，出血量不大；可采取止血金属钛夹、电凝、热凝、氩气／激光、喷洒组织胶等方式。

（2）内科治疗　适用于检查结束后，出血量不大，包括静脉补充血容量、应用止血药物等。

（3）介入治疗　对于具有高危临床表现和持续性出血的患者，进行积极血容量复苏仍有血流动力学不稳定表现，但无法行急诊肠镜检查，可考虑行介入检查（血管造影、CTA）及治疗。

（4）手术治疗　适用于出血量大，伴休克及内科保守治疗无效者，须急诊手术止血。

72. 何谓肠镜检查相关的缺血性肠病？

缺血性肠病分为急性肠系膜缺血（AMI）、慢性肠系膜缺血（CMI）和缺血性结肠炎（IC），引起本病的主要原因为局部血管病变、血流量下降、血液高凝状态、肠腔压力改变使肠道血流减少、机械牵拉使肠道血管扭转、结肠镜检查时间过长等。该病好发于 60 岁以上的老年人，往往存在易患因素，如高血压、糖尿病、高脂血症、冠心病、房颤、结缔组织病等。左半结肠为好发部位，以腹痛、便血为主要表现。大部分在检查后3～48h内出现，以数小时之内最为常见，如在肠镜检查后2～3天出现，可能与肠镜检查关系不大。

73. 如何防治肠镜检查相关的缺血性肠病?

（1）积极治疗基础疾病，避免因肠道准备导致血容量减少。

（2）避免过度注气，结肠镜操作时动作轻柔、快速。

（3）由技术熟练的医师进行内镜下肠息肉电凝电切术操作，避免电流过大，尽量缩短通电及操作时间。

（4）对怀疑肠系膜缺血的患者应立即禁食，必要时行胃肠减压、静脉营养支持，密切监测血压、脉搏、每小时尿量，必要时测中心静脉压或肺毛细血管楔压。

（5）积极治疗原发病，静脉营养，保持水、电解质平衡。

（6）药物治疗。早期使用广谱抗生素；应用血管扩张药物等。

（7）持续监测血常规、血生化、凝血功能。

（8）若内科治疗无效，腹痛加剧，出现压痛、反跳痛、肠麻痹等肠梗死征象，应考虑及时采用外科手术治疗。

74. 何谓肠镜检查相关的菌血症? 需预防性使用抗生素吗?

菌血症为机械操作损伤肠黏膜使细菌侵入静脉产生，一般在损伤直肠黏膜时发生率较高，因该区域静脉血流回流至全身而不被肝内网状内皮系统清除。结肠镜相关的菌血症发生率为0～25%，菌血症持续时间短（<30min），临床大多不引起感染性病变，所以检查前无需预防性应用抗生素。

75. 无痛肠镜检查过程中患者出现呼吸抑制，该如何处理?

呼吸抑制主要与患者原有慢性支气管炎、肺气肿、肺功能不全有关，这部分患者行无痛肠镜检查过程中应用镇静药和麻醉剂可能导致呼吸抑制，特别是过量应用时。如患者出现呼吸抑制，需进行以下处理：①呼唤患者并加以刺激；②使用拮抗剂（如氟马西尼、盐酸纳洛酮等）；③无创正压通气吸氧等。

76. 如何治疗肠镜检查相关的其他并发症？

过度换气综合征是指患者过度紧张时，出现呼吸急促并诉说手麻等感觉异常、肌肉紧张而痉挛、胸闷、憋气等全身性症状，此时将纸袋或塑料袋罩住口鼻对症处理便可缓解。

心血管意外多为一过性心电图异常，少数诱发心绞痛及心肌梗死，甚至出现心搏骤停。其发生与患者原有心脏疾病及检查前肠道准备引起的脱水有关，一旦发生，应立即处理甚至心肺复苏。

中毒性巨结肠是最严重的并发症之一，一般发生于术后24～72h，多见于炎症较重、范围较广泛的结肠疾病，如炎症性肠病及细菌性结肠炎。处理上应立即禁食，使用大剂量激素加抗生素，持续胃肠减压或肛管排气。经内科处理2～3日病情无改善，或发生肠穿孔、大出血、结肠进行性扩张，应立即手术治疗。

77. 肠镜检查遇见什么情况时建议进一步完善钡灌肠、CT、MRI、PET-CT检查？

肠镜检查作为侵入性检查，可直观了解结肠壁情况，及时发现细微病灶，并能直接获得病理组织，但其也存在一定的局限性。①肠镜检查为有创性操作，患者痛苦较大，部分患者存在肠镜检查禁忌证，无法进行肠镜检查，使其在临床运用上受到一定限制。②肠镜检查的质量受患者及操作者影响较大，部分患者结肠冗长、走形迂曲，内镜无法到达病变部位，因此在肠镜观察盲区或肠道清洁不好时容易存在漏诊；对于一些特殊疑难患者存在插镜失败的情况。③肠镜能够在腔内观察病变，但视野范围较局限，对癌变的定位以及肠壁的浸润深度、病变周围和腹腔远处情况无法判断，无法做到结肠癌术前的全面评估。这些情况下可建议完善钡剂灌肠、CT、MRI检查以进一步确诊，必要时进一步完善全身PET-CT检查。

（李海涛　姚荔嘉　游　婷　李胜兰　郑云梦　曾静慧　郭耿钊　王　雯）

参考文献

[1] 王吉甫. 胃肠外科学 [M]. 北京：人民卫生出版社，2000.

[2] 工藤进英. 结肠镜插入法—保持轴线短缩法 [M]. 2版. 唐秀芬，孙晓梅，柏愚，等译. 上海：第二军医大学出版社，2016.

[3] 罗特东，陈创奇，易小江，等. 肠造瘘术的分类、应用及其并发症 [J]. 中华临床医师杂志（电子版），2013, 7(07): 3093-3096.

[4] 赵法云，董红晨，贾秀平，等. 结肠造瘘患者结肠镜检查操作体会 [J]. 华北国防医药，2007 (03): 41.

[5] 尹伯约，付亚平. 人工肛门 [M]. 兰州：甘肃科学技术出版社，2008.

[6] 陈星. 结肠单人操作与技术 [M]. 2版. 上海：上海科学技术出版社，2015.

[7] 李胜开，李林蔚，代海洋. 结肠癌CT诊断临床价值研究及展望 [J]. 现代医用影像学，2019, 28(05): 978-982.

[8] 李兆申. 胃肠疾病 [M]. 上海：第二军医大学出版社，2016.

[9] 傅传刚，高显华. 大肠癌100问 [M]. 上海：第二军医大学出版社，2015.

[10] 约翰·马克·卡纳尔. 消化内镜临床与实践 [M]. 徐红，译. 上海：上海科学技术出版社，2017.

[11] 韦雪艳，覃启鲜，张桂娇. 无痛肠镜检查术后重度腹部胀气患者的护理 [J]. 中西医结合护理（中英文），2018, 4(12): 86-87.

[12] 鹿文娟，褚晓静. 结肠镜检查术后患者腹胀应对方法研究进展 [J]. 护士进修杂志，2017, 11(32): 1946-1949.

[13] 范惠珍，盛建文，姚礼庆，等. 二氧化碳减轻结肠镜检查术后腹痛的临床研究 [J]. 中国临床杂志，2010, 02(17): 42-44.

[14] 王雯，李达周，刘建强. 实用急诊消化内镜技术 [M]. 北京：化学工业出版社，2019.

[15] 龚均，董蕾，王进海. 实用结肠镜学 [M]. 2版. 北京：世界图书出版公司，2018.

[16] 刘萱，张澍田. 消化内镜诊治并发症的早期识别和防治 [J]. 内科急危重症杂志，2005, 11(02): 59-60.

[17] 伍百贺，陈美竹，黄雪平，等. 老年患者结肠镜检查后罕见并发症——缺血性结肠炎 [J]. 中国老年学杂志，2016, 36(16): 4094-4095.

[18] 张啸. 消化内镜诊治并发症的原因、预防与处理 [M]. 杭州：浙江科学技术出版社，2009.

[19] 吴国栋，张宝阳. 结肠息肉切除电凝综合征6例临床分析 [J]. 浙江实用医学，2018, 23(03): 205-206.

[20] 宋剑，赵逵，许官学，等. 纤维结肠镜检查和治疗同感染的关系 [J]. 遵义医学院学报，1996 (Z1): 220-221.

[21] 姚礼庆，徐美东. 实用消化内镜手术学 [M]. 武汉：华中科技大学出版社，2013.

[22] 吴斌，陈小良，李建忠. 消化内镜基本操作规范与技巧 [M]. 北京：科学出版社，2018.

[23] 王怀经，张绍祥. 局部解剖学 [M]. 北京：人民卫生出版社，2014.

[24] Martin H. Floch. 奈特消化系统疾病彩色图谱 [M]. 刘正新，译. 北京：人民卫生出版社，2008.

[25] 邹仲之，李继承. 组织学与胚胎学 [M]. 7版. 北京：人民卫生出版社，2008.

[26] 李益农，陆星华. 消化内镜学 [M]. 2版. 北京：科学出版社，2004.

[27] 中国医师协会内镜医师分会消化内镜专业委员会，中国抗癌协会肿瘤内镜学专业委员会. 中国消化内镜诊疗相关肠道准备指南（2019，上海）[J]. 中华医学杂志，2019, 99(26): 2024-2035.

[28] 关月，张振玉. 日本消化内镜协会2014年使用抗栓药物患者的内镜应用指南介绍 [J]. 中华消化内镜杂志，2015, 32(10): 706.

[29] ASGE Standards of Practice Committee, Acosta Ruben D, AbrahamNeena S, et al. The management of antithrombotic agents for patients undergoing GI endoscopy[J]. Gastrointest Endosc，2016, 83: 3-16.

[30] 白人驹，张雪林. 医学影像诊断学 [M]. 3版. 北京：人民卫生出版社，2010.

[31] 刘秋菊，刘艳青，邝云莎. 不同时间口服复方聚乙二醇电解质散在小儿肠镜检查前肠道准备中的应用对比 [J]. 中国医学创新，2018, 15(6): 43-46.

[32] ReumkensAnkie, Rondagh Eveline J A, Bakker C Minke, et al. Post-colonoscopy complications: a systematic review, time trends, and meta-analysis of population-based studies[J]. Am JGastroenterol, 2016, 111: 1092-1101.

[33] Avgerinos DimitriosV, Llaguna Omar H, Lo Andrew Y, et al. Evolving management of colonoscopic perforations[J]. J Gastrointest Surg, 2008, 12: 1783-1789.

[34] Kim David H, Pickhardt Perry J, Taylor Andrew J, et al. Imaging evaluation of complications at optical colonoscopy[J]. CurrProbl Diagn Radiol, 2008, 37: 165-177.

[35] Magdeburg Richard, SoldMoritz, Post Stefan, et al. Differences in the endoscopic closure of colonic perforation due to diagnostic or therapeutic colonoscopy[J]. Scand J Gastroenterol, 2013, 48: 862-867.

[36] Kim SuYoung, Kim Hyun-Soo, Park Hong Jun. Adverse events related to colonoscopy: Global trends and future challenges[J]. World J Gastroenterol, 2019, 25: 190-204.

[37] Haito-Chavez Yamile, Law Joanna K, Kratt Thomas, et al. International multicenter experience with an over-the-scope clipping device for endoscopic management of GI defects (with video) [J]. Gastrointest Endosc, 2014, 80: 610-622.

[38] Kantsevoy Sergey V, Bitner Marianne, Hajiyeva Gulara, et al. Endoscopic management of colonic perforations: clips versus suturing closure (with videos) [J]. Gastrointest Endosc, 2016, 84: 487-493.

[39] Rex D K, Schoenfeld P S, Cohen J, et al. Quality indicators for colonoscopy[J]. Gastrointest Endosc, 2015, 81(1): 31-53.

[40] Strate Lisa L, Gralnek Ian M ACG clinical guideline: management of patients with acute lower gastrointestinal bleeding [J]. Am J Gastroenterol, 2016, 111: 755.

[41] 谈涛，李蜀豫. 结肠息肉电切术后并发缺血性肠病 1 例 [J]. 中国内镜杂志，2017, 23(06): 108-110.

[42] ASGE Standards of Practice Committee, Khashab Mouen A, Chithadi Krishnavel V. et al. Antibiotic prophylaxis for GI endoscopy[J].Gastrointest Endosc，2015, 81: 81-89.

[43] 何小平. 消化内镜预防性使用抗生素指南 [J]. 世界华人消化杂志，2004 (11): 193-198.

[44] Dib Jacobo. Post-polypectomy syndrome[J]. Am J Gastroenterol，2017, 112: 390.

[45] Cha J M, Lim K S, Lee S H, et al. Clinical outcomes and risk factors of post-polypectomy coagulation syndrome: a multicenter, retrospective, case-control study[J]. Endoscopy, 2013, 45: 202-207.

[46] 张文俊. 结肠镜诊疗的并发症 [J]. 世界华人消化杂志，2004 (11): 213-216.

[47] 岩男泰, 寺井毅. 图解大肠镜单人操作方法 [M]. 汪旭，译. 沈阳：辽宁科学技术出版社，2008.

[48] de'Angelis Nicola, DiSaverio Salomone, Chiara Osvaldo, et al. 2017 WSES guidelines for the management of iatrogenic colonoscopy perforation [J]. World J Emerg Surg, 2018, 13: 5.

[49] 韩玉山，王东旭，刘令仪. 整合内镜学消化内镜基础 [M]. 天津：天津科技翻译出版公司，2014.

① 微信扫描本页二维码
② 添加出版社公众号
③ 点击获取您需要的资源或服务

微信扫码

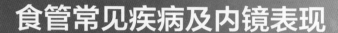

第四章

食管常见疾病及内镜表现

一、食管常见疾病的内镜下表现

1. 什么是反流性食管炎?

反流性食管炎（reflux esophagitis, RE）是指由胃液、十二指肠液等消化液反流至食管引起的食管黏膜炎症及损伤，属于胃镜下有糜烂性食管炎的胃食管反流病。临床表现可分为典型症状、非典型症状和食管外症状。典型症状为烧心、反流，非典型症状有胸痛、上腹疼痛和恶心等，食管外症状包括慢性喉炎、慢性咳嗽、哮喘等。少数患者无明显症状，在体检做胃镜检查时发现。

2. 反流性食管炎的胃镜下表现有哪些? 什么是反流性食管炎的洛杉矶分型?

反流性食管炎在胃镜下主要表现为食管的充血、糜烂、溃疡等，病变以食管下段多见，多表现为纵行多发食管黏膜损伤，见图4-1。洛杉矶（LA）分型为常用的反流性食管炎内镜下严重程度分级，即依据内镜下食管黏膜损伤的程度，将反流性食管炎分为A、B、C、D四级。

A级：一个或一个以上黏膜破损，直径<5mm，一个以上的病灶互不连接。

B级：一个或一个以上黏膜破损，直径≥5mm，一个以上的病灶互不连接。

C级：黏膜破损，多个病灶互相融合，<食管周径的75%。

D级：黏膜破损，多个病灶互相融合，≥食管周径的75%，伴或不伴有狭窄等并发症。

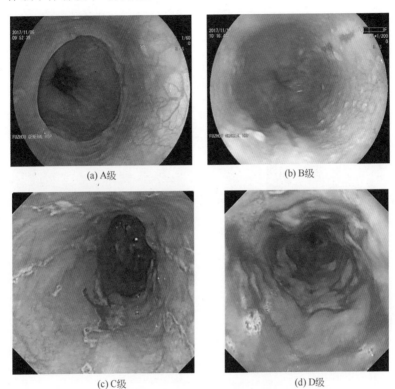

(a) A级 (b) B级

(c) C级 (d) D级

图4-1　反流性食管炎胃镜下表现

3. 内镜下治疗胃食管反流病的方法有哪些?

胃食管反流病（gastroesophageal reflux disease, GERD）的治疗方法常包括改变生活方式、药物治疗、内镜治疗及外科手术治疗。其中内镜治疗近年发展较快，取得了较好效果。近年报道较多的GERD内镜下治疗方法有以下几种。

（1）内镜下微量射频治疗　射频电极在下食管括约肌（lower

esophageal sphincter, LES）部分进入肌层，进行射频消融治疗，食管下段及胃贲门处进行射频热能治疗后，不仅使得局部组织纤维化增厚，而且可破坏迷走神经末梢，阻断一过性 LES 松弛，从而减少一过性 LES 松弛的发生次数及食管酸暴露，可以明显改善症状。见图4-2。该方法适用于轻中度胃食管反流病，具有安全性高，并发症少，创伤小，恢复快的优势，部分患者术后有黏膜轻微出血、损伤等并发症，严重的消化道出血、穿孔等并发症少见。文献报道该治疗方式有效率为65%～86%。

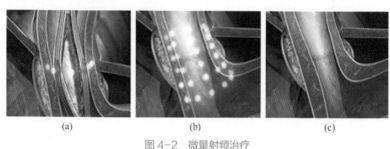

(a)   (b)   (c)

图 4-2　微量射频治疗

（2）经口无切口胃底折叠术（transoral incisionless fundoplication, TIF）　TIF 术实际上是传统外科胃底折叠术的内镜微创术式，模拟外科抗反流手术进行胃食管折叠，临床上根据其装置的不同可分为 Esophy X 胃底折叠术（图 4-3）和 MUSE 胃底折叠术（图 4-4）。近年来，TIF 被认为是治疗 2cm 或 2cm 以下食管裂孔疝合并 GERD 患者的备选方案，诸多临床研究都证明了 Esophy X 胃底折叠术对 GERD 患者是一项安全、有效的微创手术，甚至可以与腹腔镜下

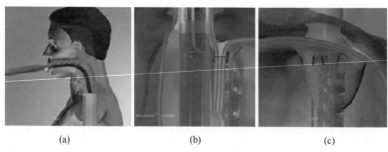

(a)   (b)   (c)

图 4-3　Esophy X 胃底折叠

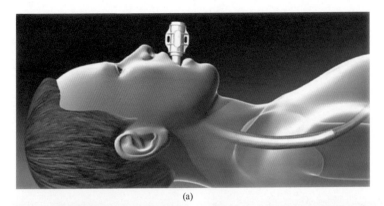

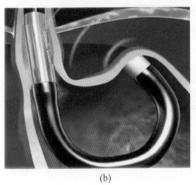

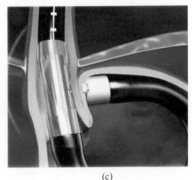

图 4-4　MUSE 胃底折叠

胃底折叠术相媲美，是目前 GERD 内镜微创手术的热点之一。有
研究报道，用 TIF 的 85% 患者可减少至少 50% 剂量的 PPI 或停药。
文献报道 TIF 近期疗效较好，但目前仍缺乏足够的研究证实其长
期疗效。

（3）抗反流黏膜切除术（anti-reflux mucosectomy, ARMS）　通
过在齿状线上下进行新月形黏膜切除，利用术后瘢痕狭窄重塑抗
反流屏障。据目前报道，应用效果较为理想，技术成功率较高，
能缓解多数患者的症状和反流程度，改善其生存质量，且 ARMS
不影响患者后续实施进一步的外科抗反流手术，故具有一定的临床
可行性，但尚无公认的研究结果及手术适应证。消化道狭窄是其
主要术后并发症，改进术中操作及术后护理可减少其发生的概率。

4. 什么是巴雷特食管？

巴雷特食管（Barrett esophagus, BE）属于胃食管反流病，为食管下段的正常复层鳞状上皮被化生的柱状上皮所取代的一种病理现象。内镜下可见胃食管结合部（esophagus-gastric junction, EGJ）上方的食管中出现柱状上皮的表现，鳞状上皮与胃柱状上皮的交界线（squamous-columnar junction, SCJ，又称为 Z 线、齿状线）相对于胃食管结合部上移≥1cm，BE 化生包括胃底上皮样化生、贲门上皮样化生以及特殊肠型化生，其中伴有肠上皮化生的巴雷特食管发生癌变的风险更大。

5. 巴雷特食管在内镜下的表现如何？内镜下如何分型？

BE 常见于食管下段，因正常胃食管连接处食管侧的复层鳞状上皮被单层柱状上皮所取代，此处食管上皮由原来的淡红色变成胃上皮样的橘红色，但柱状上皮仍可见食管的栅状血管。BE 内镜下分型（图 4-5）有不同的分法。

（1）根据形态分型

① 环周状：为红色胃黏膜与粉红色食管黏膜的交界线呈环周状上移至 EGJ 上方，交界线形态可不规则。

② 岛状：表现为食管下端一处或多处可见岛屿状红色黏膜。

③ 舌状：表现为红色胃黏膜呈不规则舌状自 EGJ 向食管口延伸。

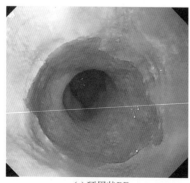 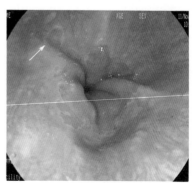

(a) 环周状BE   (b) 岛状BE

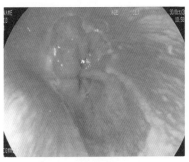

(c) 舌状BE   (d) 混合型BE

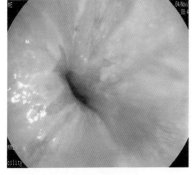

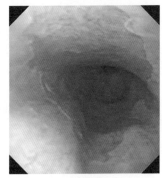

(e) 短段BE   (f) 长段BE

图4-5　BE内镜下分型

④ 混合型：可兼有其他三型的特点。

（2）根据化生的柱状上皮长度分型

① 化生长度<3cm，称为短段巴雷特食管，我国以短段BE多见，癌变率较低。

② 化生长度≥3cm，称为长段巴雷特食管，长段BE癌变率较高。

6. 什么是食管裂孔疝？

食管裂孔疝是指由于膈肌上的食管裂孔松弛而导致胃的一部分进入胸腔的疾病。临床表现常有胸骨后灼烧感或隐痛，吞咽困难，贫血及反复嗳气、上腹部不适等。

根据病因和发病机制可分为两种。

（1）先天性食管裂孔疝　食管裂孔肌束先天性部分或全部缺失，可引起食管裂孔的松弛，从而引起本病。

（2）后天性食管裂孔疝　随着年龄的增长，构成食管裂孔的肌肉组织及膈食管膜弹力组织萎缩，食管裂孔增宽，导致食管周围韧带松弛，使食管在腹压增高时易滑入胸腔。此外，食管炎、食管溃疡、食管癌或严重的胸腹部损伤和手术等均可引起本病。

7. 食管裂孔疝临床分型及在内镜下表现有哪些?

食管裂孔疝在临床可分为滑动型、食管旁型及混合型。见图4-6、图4-7。

（1）滑动型食管裂孔疝　滑动型食管裂孔疝是胃食管连接部及相连的部分胃通过食管裂孔向上滑动进入胸腔形成的，可以随着腹

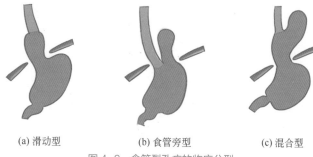

(a) 滑动型　　　　　(b) 食管旁型　　　　　(c) 混合型

图 4-6　食管裂孔疝的临床分型

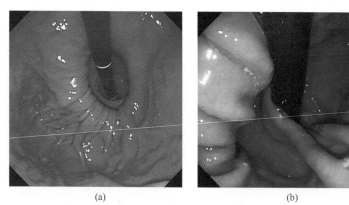

(a)　　　　　　　　　　(b)

图 4-7　食管裂孔疝

压、体位的变化自行还纳，我国以该型多见。目前内镜对滑动型食管裂孔疝的诊断没有统一及精确的标准。由于胃食管连接处移动范围在 2cm 内属于生理范围，因此在内镜下，胃食管连接处与食管裂孔压迹距离＞2cm，即可诊断为滑动型食管裂孔疝，内镜下表现为①齿状线上移；②食管 His 角变钝或拉直，胃底变浅或消失；③胃食管连接处与食管裂孔压迹距离增宽，内镜下在贲门下方又见一环周压迹，二者之间相距大于 2cm；④行胃镜检查，胃底 U 形倒镜观察时嘱患者吸气，可见疝囊增大。

（2）食管旁型食管裂孔疝　胃食管连接部保持在正常的解剖位置，一部分胃底在食管旁通过膈食管裂孔进入胸腔，因此只能用翻转法观察，通常在胃大弯侧可见一凹陷即食管裂孔旁脱出的疝，进入疝囊可见清楚的胃黏膜皱襞。

（3）混合型食管裂孔疝　本型指滑动型和食管旁型同时同在，兼有二者的特点。

8. 什么是贲门失弛缓症？

贲门失弛缓症（achalasia of cardia, AC）属于原发性食管运动障碍性疾病，其主要特征是食管缺乏蠕动，下食管括约肌高压和对吞咽动作的松弛反应减弱而导致的食管动力性疾病。临床表现为吞咽困难、食物反流和胸骨后不适及疼痛。

该病的发病机制及病因至今仍未完全阐明，目前有一种假说认为自身免疫介导的炎症反应可能在 AC 的发病过程中发挥着重要作用，即感染引起了 LES 肌间神经丛的炎症，随后该炎症激发有基因易感性的人产生了自身免疫反应，进而 LES 抑制性神经节遭到自身免疫介导的炎症破坏，受抑制性神经节支配的 LES 出现松弛障碍导致贲门失弛缓症。

9. 贲门失弛缓症的内镜下表现有哪些？

贲门失弛缓症在内镜下可见食管腔内有食糜或液体潴留，食管扩张，有时可见收缩环（图 4-8）。贲门口狭小，收缩较紧，乙状结肠型可见食管扭曲变形。贲门口局部黏膜光滑柔软，翻转可以见到贲门紧紧包绕镜身（图4-9）。早期或轻度贲门失弛缓症胃镜下表现不典型，进行钡餐检查可见钡剂通过贲门障碍，呈鸟嘴样改变。

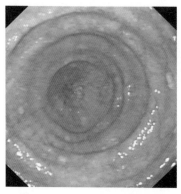 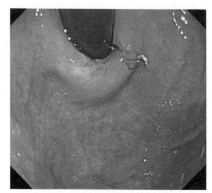

图4-8　内镜下可见食管收缩环　　　　图4-9　翻转镜身可见贲门包绕镜身

10. 什么是贲门失弛缓症的芝加哥分型?

芝加哥分型主要是依据食管动力学检测将贲门失弛缓症分为三型，可对其进行预后评估：Ⅱ型疗效较好，Ⅰ型次之，Ⅲ型效果最差。

（1）Ⅰ型（经典型）　食管体部无明显压力增高；100% 无效蠕动；完整松弛压（intergrated relaxation pressure, IRP）＞10mmHg。

（2）Ⅱ型（食管增压型）　≥20% 的吞咽出现因同步收缩引起的食管增压，且＞ 30mmHg；100% 无效蠕动；IRP＞15mmHg。

（3）Ⅲ型（痉挛型）　≥20% 的吞咽伴痉挛性收缩，可伴有食管节段性增压；100% 无效蠕动；IRP＞17mmHg。

11. 何为贲门失弛缓症的内镜下令狐分型?

该分型为国内学者令狐恩强教授提出的，此分型有助于判断贲门失弛缓症的严重程度及内镜手术的难易程度，合理把握食管隧道技术的适应证和禁忌证。见表4-1。

表 4-1　令狐（Ling）分型及其内镜下表现

分型	内镜下表现
Ling Ⅰ 型	食管腔扩张，食管管壁呈直线、没有迂曲，管壁平滑
Ling Ⅱ 型	食管腔扩张，迂曲，充分注气后食管出现环状结构或半月状结构
Ling Ⅱ$_a$ 型	食管腔扩张，充分注气后食管出现细环状结构，无半月状结构
Ling Ⅱ$_b$ 型	食管腔扩张，出现半月状结构，半月状结构中点不超过管腔的 1/3
Ling Ⅱ$_c$ 型	食管腔扩张，出现半月状结构，半月状结构中点超过管腔的 1/3
Ling Ⅲ 型	食管腔扩张，且有憩室形成
Ling Ⅲ$_l$ 型	憩室结构主要出现在食管左侧壁
Ling Ⅲ$_r$ 型	憩室结构主要出现在食管右侧壁
Ling Ⅲ$_{lr}$ 型	食管左右侧壁均有憩室结构

12. 贲门失弛缓症的内镜下治疗方法有哪些？

贲门失弛缓症的内镜下治疗方法包括经口内镜下肌切开术（peroral endoscopic myotomy, POEM）、内镜下支架植入术、A 型肉毒杆菌毒素的注射、内镜下球囊扩张术，其中以 POEM 最为常用。

（1）经口内镜下肌切开术　其主要内镜手术步骤包括①距胃食管连接处上方 8～10cm 处食管行黏膜下注射（亦有短隧道法，距离 3～5cm），切开黏膜层并建立隧道入口；②内镜经过隧道口进入黏膜下层，通过不断地黏膜下注射并逐渐分离黏膜下层，直至隧道建立；③切开食管下段环形肌至贲门下 2～3cm，保留纵行肌（或环形肌及纵行肌均切开）；④用金属夹夹闭隧道入口。由此降低 LES 压力，改善食管动力学障碍。近年来还有 POEM 术式的改良，代表有 O-POEM、改良经口内镜下肌切开术（Liu-POEM）等，其近期疗效及安全性评价仍缺乏足够的样本及研究证实，没有传统 POEM 应用广泛。

（2）内镜下支架植入术　支架植入术是通过胃镜将支架植入食管贲门，持续扩张使 LES 松弛，食物易进入胃腔，但因支架易滑落、疗效持续时间短等缺点，近年已少用。

（3）A 型肉毒杆菌毒素的注射　A 型肉毒杆菌毒素可抑制神

经末梢乙酰胆碱的释放，从而降低 LES 压，因随着药物本身的代谢，抑制乙酰胆碱释放的能力逐渐降低，LES 压力再次增高，因此远期效果不佳，近年已很少使用。

（4）内镜下球囊扩张术　通过内镜将球囊放入 LES 部位，进而增加球囊压力，机械性地降低 LES 张力，但疗效不佳，近年已很少使用。

13. 何为进展期食管癌？其临床表现和内镜下表现有哪些？

癌组织浸润到食管黏膜下层以下（至少累及固有肌层）者，称为进展期食管癌，大体病理分型可分为髓质型、蕈伞型、溃疡型、缩窄型、腔内型，其中髓质型多见。

（1）临床表现　进行性吞咽困难为进展期食管癌的典型症状。当肿瘤增大造成食管梗阻时可引起黏液及食物聚集在食管内引起反流症状，胸骨后或肩胛区持续性疼痛常提示食管癌已向外浸润。

（2）内镜下表现　食管内可见菜花样或结节状肿物，食管黏膜充血水肿、糜烂或苍白发僵，易出血，或可见溃疡与不同程度的狭窄。见图 4-10。

14. 内镜下如何判断有无食管胃静脉曲张？发现后该如何制定治疗策略？

食管胃静脉曲张（gastroesophageal varices, GEV）通常是由门静脉高压导致，常见于肝硬化，是肝硬化最常见和最危险的并发症之一，可导致上消化道出血。内镜是诊断、预防及治疗静脉曲张出血的重要方法。少量注气消除正常食管及胃黏膜皱襞后，仍可见显著向腔内突出的食管或胃静脉为静脉曲张。临床上首次确诊为肝硬化的患者或无静脉曲张的代偿期患者，应每 2 年做 1 次胃镜检查；继续进展为失代偿期时，应行内镜检查，若无静脉曲张，以后每年进行 1 次胃镜复查。食管胃静脉曲张出血常见的内镜下治疗方法有套扎治疗、硬化剂注射治疗、组织胶注射治疗、金属钛夹治疗、弹簧圈治疗及内镜下喷洒止血剂治疗等。

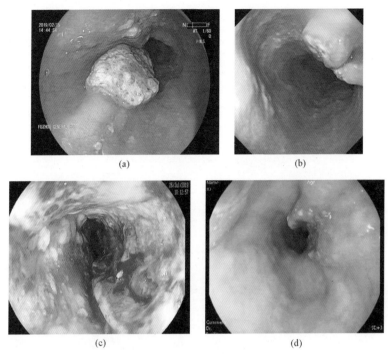

图 4-10　进展期食管癌在内镜下表现

15. 内镜该怎么描述食管胃静脉曲张？

我国采用的主要是 LDRf 分型（表 4-2），其中，L 代表位置，D 代表所观察到的曲张静脉最大直径，Rf 代表危险因素。

表 4-2　食管胃静脉曲张的内镜 LDRf 分型

项目	表示方法
位置（L）	Le：曲张静脉位于食管
	Le_s：曲张静脉位于食管上段
	Le_m：曲张静脉位于食管中段
	Le_i：曲张静脉位于食管下段
	Lg：曲张静脉位于胃部
	Lg_f：曲张静脉位于胃底

项目	表示方法
位置（L）	Lg_b：曲张静脉位于胃体
	Lg_a：曲张静脉位于胃窦
	Le g：食管曲张静脉与胃曲张静脉完全相通
	Le Lg：食管曲张静脉与胃曲张静脉各自独立
	Le g Lg：一支以上胃曲张静脉与食管曲张静脉完全相通，但还有胃孤立曲张静脉存在，多段或多部位曲张静脉使用相对应部位代号联合表示
直径（D）	D_0：无曲张静脉
	$D_{0.3}$：曲张静脉最大直径≤0.3cm
	$D_{1.0}$：曲张静脉最大直径＞0.3～1.0cm
	$D_{1.5}$：曲张静脉最大直径＞1.0～1.5cm
	$D_{2.0}$：曲张静脉最大直径＞1.5～2.0cm
	$D_{3.0}$：曲张静脉最大直径＞2.0～3.0cm
	$D_{4.0}$：曲张静脉最大直径＞3.0～4.0cm D+直径：曲张静脉最大直径＞4.0cm，按D+数字方法表示
危险因素（Rf）	Rf_0：红色征（RC）阴性，未见糜烂、血栓及活动性出血
	Rf_1：RC阳性或肝静脉压力梯度（HVPG）＞12mmHg，未见糜烂、血栓及活动性出血
	Rf_2：可见糜烂、血栓及活动性出血，或镜下可见新鲜血液，并能排除非静脉曲张出血因素

16. 食管胃静脉曲张内镜下如何分级？

目前，也可按静脉曲张的形态及是否有 RC 简分为轻中重度。

（1）形态（F） 直径选用最严重的一条曲张静脉（EV）的直径进行评估。

（2）红色征（RC） 无红色征为 RC（-），有红色征为 RC（+），表现为曲张静脉表面有红斑、红色条纹或血泡征；红斑亦称为樱桃红斑，可见曲张静脉表面毛细血管明显怒张、蛇形屈曲；红色条纹酷似鞭痕，为 EV 的红色毛细血管或重叠；血泡征为毛血管呈半球形突起。食管胃静脉曲张内镜下分级及表现分别见表4-3、图4-11。

表 4-3 食管胃静脉曲张内镜下分级

分级（度）	曲张静脉形态及直径	红色征（RC）
轻度（GⅠ）	曲张静脉呈直线，$D_{0.3}$	无
中度（GⅡ）	曲张静脉呈直线，$D_{0.3}$	有
	曲张静脉呈蛇形迂曲隆起，$D_{1.0}$	无
重度（GⅢ）	曲张静脉 $D_{1.0}$，有曲张静脉呈串珠状、结节状或瘤状；$D_{1.5}$ 及 $D_{1.5}$ 以上	无或有

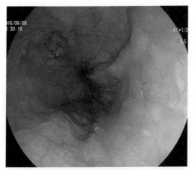

(a) 线状静脉曲张

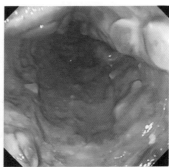

(b) 蛇形静脉曲张

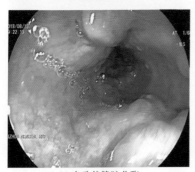

(c) 串珠状静脉曲张

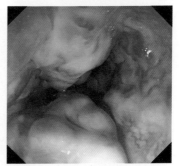

(d) 红色征阳性

图 4-11 食管胃静脉曲张内镜下表现

17. 什么是真菌性食管炎？

真菌性食管炎是指真菌入侵食管黏膜造成的感染，是食管感染中最常见的一类，以白念珠菌感染最为常见，多发生于一些免疫功能低下或体质较弱的患者，例如艾滋病、糖尿病患者及长期应用激素、广谱抗生素等的患者。近年来检出的青年患者呈现增高的趋势，可能与不良生活习惯、食品添加剂、农药残留等有关。

18. 真菌性食管炎内镜下有何表现？

内镜是判断真菌性食管炎最重要的方法之一，敏感度和特异性均高。若无特异性与无症状的可取黏膜做活检病理学检查。典型表现为食管弥漫性充血，散在不易脱落的黄色或白色膜状物，形状大小各异，膜状物底下黏膜糜烂、质脆、易出血，重者为豆腐渣样斑块。

19. 真菌性食管炎该如何进行分级？

根据白斑的大小和食管受损程度，将真菌性食管炎进行 Kodsi 分级，详见表 4-4，内镜下表现见图 4-12。

表 4-4　Kodsi 分级

等级	内镜下形态	伴随症状
1 级	少数白斑，直径 <2mm	充血
2 级	多个白斑，直径 >2mm	充血
3 级	融合线性或结节状斑块	充血和溃疡
4 级	3 级的表现上 + 黏膜易脆	可伴管腔狭窄

20. 何为食管糖原棘皮病，其内镜下表现是什么？

食管糖原棘皮病是指食管黏膜角化过度，在食管黏膜上皮出现了角化的白斑。内镜下（图 4-13）可见食管黏膜表面光滑的瓷白色斑块隆起，不伴糜烂及溃疡，靠近观察时可见表面有小颗粒，略带透明，直径 4～5mm，罕见超过 10mm 的形状呈圆形或者椭圆形，也有呈铺路石样，但边界清楚，内镜擦碰不会脱落，最大特点为卢戈碘染色为深染，提示含糖原较多。易和表浅癌混淆，但表浅癌碘染色呈不染灶。该病一般无症状，一般不癌变，亦无需做特殊治疗。

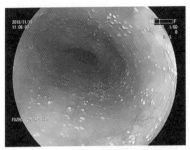
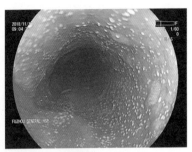

(a) 真菌性食管炎1级 　　　　　　　　　　　(b) 真菌性食管炎2级

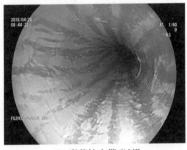

(c) 真菌性食管炎3级

图4-12　真菌性食管炎分级的内镜下表现

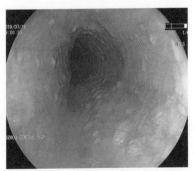

图4-13　食管糖原棘皮病内镜下表现

21. 食管乳头状瘤内镜下有何特点？

食管乳头状瘤是指食管鳞状上皮的一种良性肿瘤，又称食管鳞状细胞乳头状瘤，一般无特殊症状，不易恶变。内镜下（图4-14）可见食管小息肉样隆起，可带蒂；有些呈直立乳头状，表面呈分叶状或桑葚状，色泽可苍白或浅红。容易与息肉混淆，可通过病理学检查鉴别。食管乳头状瘤可用活检钳钳除治疗，稍大的可在内镜下行高频电切除。

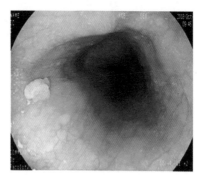

图4-14　食管乳头状瘤内镜下表现

22. 食管胃黏膜异位内镜下有何表现？应注意与什么疾病相鉴别？如何治疗？

目前多数研究认为食管胃黏膜异位是一种胚胎发育异常的疾病，即食管复层鳞状上皮被柱状上皮替代，常位于食管上段。多数患者无症状，少数患者因具有分泌酸和某些胃肠激素功能，产生胸骨后烧灼感或疼痛、吞咽困难及咽部异物感等临床症状。内镜检查是诊断本病的主要手段。内镜下见橘红色食管上段黏膜和粉红色胃黏膜表现，NBI 或 BLI（图4-15）下更明显。由于胃食管黏膜异位一般位于食管上段，而巴雷特食管一般在齿状线以上，可

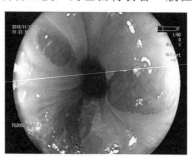

图4-15　食管胃黏膜异位的 BLI 图

鉴别。因转化为肿瘤的可能性小，对无症状患者通常不需要特殊处理。对有反流症状者，可以采用 H_2 受体拮抗剂、PPI 等抑酸治疗。对有食管狭窄、食管环和食管蹼等形成者可以内镜下行扩张治疗。对伴有异型增生、黏膜内癌变者可根据情况行内镜下切除或外科手术切除。

23. 食管憩室内镜下有什么特点？与食管-气管瘘如何区别？

食管憩室（图4-16）是指食管局部的囊样膨出，大可如袋子状，小如浅凹，通常为先天发育异常，其发生与食管本身的局部解剖结构、年龄及饮食种类等多种因素有关。切勿将憩室当成食管腔，以免穿孔。食管憩室易和食管-气管瘘混淆，食管-气管瘘可见其壁有一瘘口，随呼吸有气泡溢出。

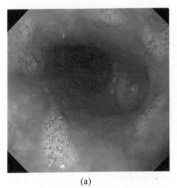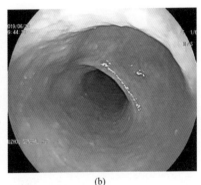

(a)   (b)

图4-16　食管憩室

24. 何为食管黏膜下肿物？内镜下怎么区分食管外压和食管黏膜下肿物？

食管黏膜下肿物（Submucosaltumor, SMT）泛指来源于黏膜鳞状上皮以下食管壁各层次的肿物，包括肿瘤或炎症及解剖结构异常引起的非肿瘤性病变。食管黏膜下肿物包括平滑肌瘤、间质瘤、脂肪瘤、神经纤维瘤、淋巴管瘤、颗粒细胞瘤、囊肿等，以平滑肌瘤最为常见。白光内镜下食管黏膜下肿物通常表面光滑，可形成黏膜桥，脂肪瘤略呈黄色，活检钳触之较柔软。相比较而言，平滑肌瘤及间质瘤表面色泽和周围正常食管黏膜无明显区别，触之较韧，易滑动；囊肿则呈半透明状。而食管外压是指食管壁外的各种因素压迫食管，引起食管的隆起或管腔不同程度狭窄，内镜下见食管隆起或狭窄，但表面黏膜光滑，色泽正常，无黏膜桥。常引起食管外压迫的有主动脉弓、食管周围肿大的淋巴结、中央型肺癌压迫或脊椎等正常结构。一般需行 EUS 检查明确为食管外压或黏膜下肿物，了解其性质、大小、起源如何，为治疗方案提供依据。

25. 常见食管黏膜下肿物在内镜下有何特点？

常见食管黏膜下肿物（图 4-17）最常见的是食管平滑肌瘤。平滑肌瘤在内镜下为圆形、半圆形、哑铃样隆起，伴宽的基底，有桥形皱襞，边界清晰，黏膜表面与周围无异，活检钳常可推动。少数可见黏膜充血、出血、糜烂。起源于黏膜肌层的和起源于固有肌层的黏膜下肿瘤相比，一般起源于黏膜肌层者隆起更明显，一般肿瘤相对较小；一般起源于固有肌层的相对隆起不那么明显，肿瘤相对较大。根据 EUS 初步诊断肿物大小和起源层次，选择内镜下微创治疗的术式。起源于黏膜肌层的常采用内镜黏膜下剥离术（ESD），起源于固有肌层的常采用内镜经黏膜下隧道切除术（STER）。

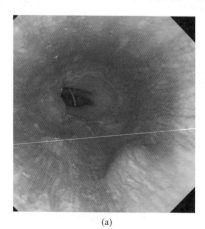
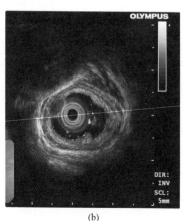

(a) (b)

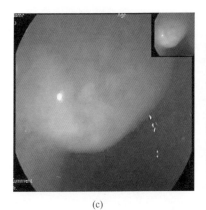
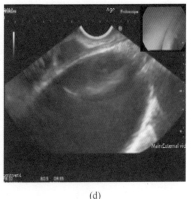

(c)   (d)

图 4-17 　食管黏膜下肿瘤的白光及超声图

二、早期食管癌及癌前病变的内镜诊断

26. 什么是早期食管癌及浅表食管癌？

（1）早期食管癌（early esophageal cancer）是指食管癌局限于黏膜层以内（T1a 期食管癌），不伴有区域淋巴结转移。少部分早期食管癌患者可有吞咽哽噎感、胸骨后不适等临床表现，而大部分患者并无明显临床症状。早期食管癌术后 5 年生存率可达 90% 以上。

（2）浅表食管癌（superficial esophageal cancer）是指局限于黏膜层或黏膜下层的食管癌（包括 T1a 期及 T1b 期食管癌），无论有无区域淋巴结转移。

27. 什么是食管上皮内瘤变？哪些食管上皮内瘤变需要积极去处理？

上皮内瘤变（intraepithelial neoplasia, IN）是病理学诊断术语，即细胞形态和组织结构上与其起源的正常消化道黏膜组织存在不同程度的不典型性，其特征是一种形态学上以细胞和结构异常，遗传学上以基因克隆性改变，生物学行为上有进展为侵袭和转移能力的浸润型癌为特征的癌前病变，WHO 将其界定于肿瘤性病变，根据细胞和腺体结构异型增生的程度可分为低级别上皮内瘤变及高级别上皮内瘤变。食管低级别上皮内瘤变（low grade intraepithelial neoplasia, LGIN）指食管上皮结构和细胞学异常局限于上皮的下 1/2 以内，相当于轻、中度异型增生，由于低级别上皮内瘤变仍具有一定的癌变潜力，因此需进行规范化的内镜下精细评估及随访。根据中国早期食管癌及癌前病变筛查专家共识意见（2019，新乡）：对筛查发现的低级别上皮内瘤变患者，如病变直径大于 1cm 或合并多重食管癌危险因素者建议每年进行 1 次内镜随访，其余患者可 2～3 年进行 1 次内镜随访，必要时积极的内镜下干预可及时阻断病变的进展；而高级别上皮内瘤变（high grade intraepithelial neoplasia, HGIN）指上皮结构和细胞学异常超过上皮的下 1/2，乃至全层，相当于重度异型增生和原位癌，是具有恶性特征的黏膜病变。一项随访 13.5 年的研究发现，74% 的食管高级别上皮内瘤变患者随访期间发生食管癌，因此大多数的高级别上皮内瘤变均需积极行内镜下处理，如 EMR、ESD 或射频治疗等，而 ESD 由于具有安全、高效、并发症小等优势，内镜切除后 5 年生存率在 95% 以上，目前已成为治疗食管 HGIN 的重要治疗手段。

28. 浅表食管癌根据浸润深度可分为几期？各分期的淋巴结转移率如何？

浅表食管鳞状细胞癌发生于食管黏膜上皮（epithelium, EP），随着病情进展，可逐渐浸润至黏膜固有层（lamina propria mucosa, LPM）、黏膜肌层（muscularis mucosa, MM）和黏膜下层（submucosa, SM）。

浅表食管癌根据浸润深度可分为黏膜内癌（又称 M 期癌）和黏膜下癌（又称 SM 期癌），对 M 期癌及 SM 期癌又可进一步细分：M1 期癌（原位癌 / 重度异型增生，Tis）指病变局限于 EP，未突破基底膜者；M2 期癌指病变突破基底膜，局限于 LPM 以内；M3 期癌指病变浸润至 MM，但未突破 MM；SM1 期癌指病变浸润至黏膜下层上 1/3（或距 MM 200μm 以内）；SM2 期癌指病变浸润至黏膜下层中 1/3；SM3 期癌指病变浸润至黏膜下层的下 1/3。根据 TNM 分期的 T 分期，将以上组织学所见癌浸润止于 MM 以内（包含 MM）的病变称为 pT1a，局限于上皮层的癌称为 pT1a-EP（M1），黏膜固有层的癌浸润称为 pT1a-LPM（M2），黏膜肌层的癌浸润称为 pT1a-MM（M3）；癌浸润止于黏膜下层者称 pT1b，经三等分自上而下分为 pT1b-SM1、pT1b-SM2、pT1b-SM3。浅表食管癌浸润深度及各层次对照见表 4-5。

表 4-5　浅表食管癌浸润深度及各层次对照

解剖层次	英文缩写	对应层次	对应 TNM 分期
上皮层	EP	M1	pT1a-EP
固有层	LPM	M2	pT1a-LPM
黏膜肌层	MM	M3	pT1a-MM
黏膜下层上 1/3		SM1	pT1b-SM1
黏膜下层中层	SM	SM2	pT1b-SM2
黏膜下层深层		SM3	pT1b-SM3

浸润深度为 EP 至 LPM 时，发生淋巴结转移的概率几乎为 0。而浸润深度到达 MM 或 SM 或更深时，淋巴结发生转移的概率会逐渐增大。对 2000 年至 2014 年间发表的多篇文献的数据进行的总结和分析显示，当食管鳞状细胞癌浸润深度为 pT1a-MM 时，淋巴结转移率为 14.2%（95%CI 9.85-19.76）。而 2002 年日本发布一项多中心研究报道（共纳入 664 例食管鳞状细胞癌）显示浸润深度为 pT1b-SM1 时，淋巴结转移率为 19.6%（44/224），浸润深度到达 pT1b-SM2 时，淋巴结转移风险高达 50% 左右。因此食管癌即使浸润深度在黏膜下层（超过 SM1 或脉管浸润阳性）也要按照进展期癌（浸润深度达固有肌层或其以下的癌）进行治疗。浅表食管癌浸润深度与淋巴结转移的关系见图 4-18。

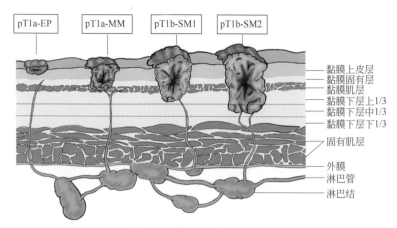

图 4-18　浅表食管癌浸润深度与淋巴结转移的关系

29. 白光内镜下，哪些表现可能提示是早期食管癌？

在白光内镜观察下，早期食管癌主要有以下几种表现（图4-19）。

（1）黏膜颜色的改变　可为斑片状发红或发白，边界欠清晰。

（2）黏膜形态的改变　微隆起或凹陷，亦有完全平坦型，黏膜比较粗糙，可伴有糜烂或结节，质地较脆硬，触碰易出血。

（3）血管纹理的改变　黏膜下树枝状血管网模糊或消失。

多数早期食管癌在白光内镜下表现不明显，因此易漏诊，病灶范围亦不清晰，因而胃镜检查中结合色素或电子染色的方法进行观察有助于提高病变检出率。

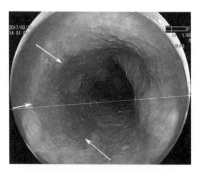

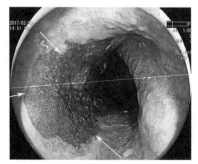

(a) 食管中段前壁箭头所示部分与
　　周围相比，可见大片状黏膜发红

(b) BLI观察该区域呈茶褐色

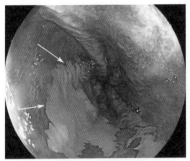

(c) 碘染见相应部位的不染区

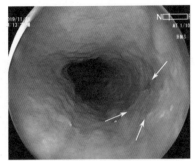

(d) 食管中段后壁箭头所示
部分可见片状糜烂灶

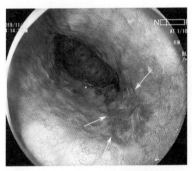

(e) BLI观察该区域呈茶褐色

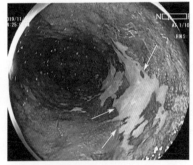

(f) 碘染见相应部位呈不染区,局
部可见粉红征

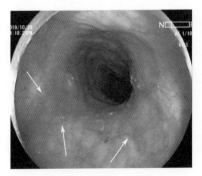

(g) 食管上段可见一近环周
红斑,血管纹理消失

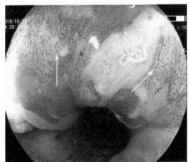

(h) BLI观察该区域呈茶褐色

图 4-19

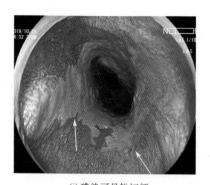

(i) 碘染可见粉红征

图 4-19　内镜下早期食管癌的表现

30. 早期食管癌的内镜巴黎分型标准是什么呢？有何临床意义？

根据 2002 年由各国的内镜专家、外科学专家以及病理学专家在巴黎共同研究发表的《内镜巴黎分型标准》及 2005 年巴黎分型标准的更新，将早期食管癌的白光内镜下形态可分为 3 种类型，即隆起型（0-Ⅰ型）、凹陷型（0-Ⅲ型）和介于两者之间的平坦型（0-Ⅱ型）。0-Ⅰ型又分为有蒂型（0-Ⅰp）和无蒂型（0-Ⅰs）。0-Ⅱ型又可分为 0-Ⅱa 型（浅表隆起型）、0-Ⅱb 型（完全平坦型）和 0-Ⅱc 型（浅表凹陷型），为了区分无蒂型病变（0-Ⅰs）和浅表隆起型病变（0-Ⅱa），将以病变高于周围黏膜的高度为依据，食管复层鳞状上皮的划分标准为 1.2mm；而为了区分浅凹陷型病变（0-Ⅱc）和凹陷型病变（0-Ⅲ），将以病变低于周围黏膜的深度为依据，食管复层鳞状上皮的划分标准为 0.6mm（具体参考如图 4-20），对于 0-Ⅰ型、0-Ⅲ型病变，白光内镜下仔细观察多不会漏诊，0-Ⅱ型病变较为平坦，容易漏诊，尤其是 0-Ⅱb 型病变，此时则需要行色素内镜或电子染色内镜检查，对于可疑病变可行靶向活检，内镜下分型可有效地帮助临床上区分食管鳞状上皮黏膜内癌以及黏膜下层癌。

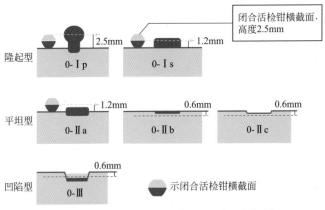

图 4-20　早期食管鳞癌内镜下分型（巴黎分型）

31. 哪些人群应列为食管癌筛查目标人群?

根据我国国情和食管癌危险因素及流行病学特征，符合第1条和第2~6条中任何1条者应列为食管癌筛查目标人群。

（1）年龄超过40岁（至75岁或预期寿命<5年时终止筛查）。

（2）出生或长期居住于食管癌高发区（河北、河南、山西三省交界的太行山南侧，尤其是磁县；秦岭、大别山、川北、闽粤、苏北、新疆等地）。

（3）一级亲属有食管癌病史。

（4）本人患有食管癌前疾病（如反流性食管炎、巴雷特食管、食管白斑症、食管憩室、贲门失弛缓症、各种原因导致的食管良性狭窄等）或癌前病变（上皮内瘤变）。

（5）本人有头颈部肿瘤病史。

（6）合并其他食管癌高危因素，如热烫饮食、长期饮酒（≥15g/d）、长期吸烟、进食过快、室内空气污染、牙齿缺失（≥4颗）、高盐饮食、进食腌菜等。

32. 早期食管癌筛查流程是怎样的?

早期食管癌筛查流程见图4-21。

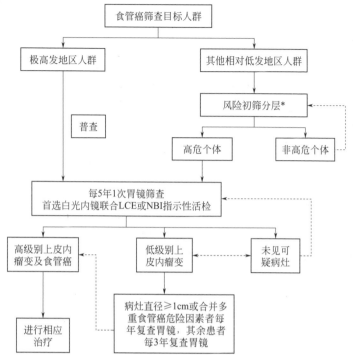

图 4-21 早期食管癌筛查流程图

* 风险初筛分层：符合食管癌筛查目标人群的第 3～6 点中的 1 项者视为高危个体，
不符合者为非高危个体。

LCE—卢戈液染色内镜；NBI—窄带光成像

33. 白光内镜下如何初步判断浅表食管癌的浸润深度？

黏膜内癌通常表现为 0-Ⅱb 型、0-Ⅱa 型及 0-Ⅱc 型（图 4-22），
病灶表面光滑或呈规则的小颗粒状；而黏膜下癌通常为 0-Ⅰ 型及
0-Ⅲ 型，病灶表面呈不规则粗颗粒状或凹凸不平小结节状。应用
上述标准，可初步预测病变浸润深度。可结合放大内镜、染色内
镜、超声内镜进行进一步判定。

34. 食管碘染色原理及其临床意义是什么？

食管碘染色的原理是糖原与碘结合后的显色反应，正常成熟非

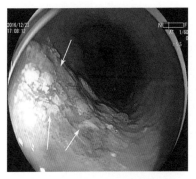

(a)食管中段前壁箭头所示为浅表隆起型
病灶,隆起高度<1.2mm

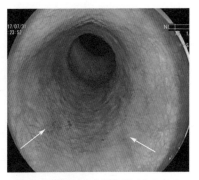

(b)食管中段6点钟方向箭头所示为完全平
坦型病灶,病变平坦

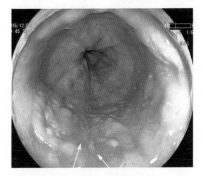

(c)食管中段6点钟方向箭头所示为浅表凹
陷型病灶,凹陷深度<0.6mm

图4-22　0-Ⅱa型、0-Ⅱb型及0-Ⅱc型浅表食管癌

角化食管鳞状上皮细胞中含有大量糖原,遇碘后呈棕褐色的着色反应,当食管有炎症、肿瘤病变后糖原明显减少甚至消失,使得食管碘染色后黏膜不出现正常着色反应,而呈现出淡染或不染等表现。在食管鳞癌筛查时,多选择1.2%~1.5%的碘剂对食管黏膜进行喷洒,同时依据食管碘染色后颜色深浅可将其分为4级(图4-23):Ⅰ级为浓染区,比正常食管黏膜染色深,多见于糖原棘皮症;Ⅱ级为正常表现,呈棕褐色;Ⅲ级为淡染区,多见于轻中度不典型增生或急慢性炎症;Ⅳ级为不染色,多见于高级别上皮内瘤变、原位癌或浸润癌。利用碘染色可明显提高早期食管癌及癌前病变的检出率。

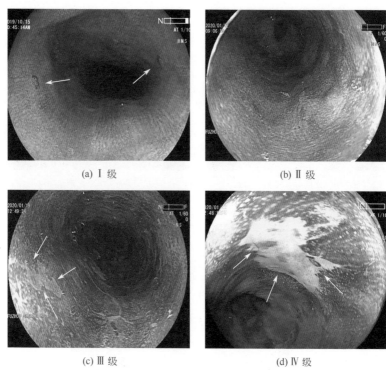

(a) Ⅰ级   (b) Ⅱ级

(c) Ⅲ级   (d) Ⅳ级

图4-23　食管碘染色后食管黏膜病变示意

35. 什么是粉红色征、银色征、席纹征？其原理如何？

在食管黏膜喷洒碘溶液，正常的鳞状上皮被染成棕色，而异型增生或癌变的鳞状上皮由于细胞内糖原含量减少或消失，可呈现淡染或不染色区，2～3min后再次白光观察病变区域，如果不染区出现了粉红色的改变，该现象则称为粉红色征（图4-24），通常表明食管异型细胞占据上皮层的全层；而观察到粉红色征时，切换到BLI或NBI模式下观察可以被强化，则可见粉红色区域变为银白色，则称为银色征（图4-25）；利用粉红色征或银色征来判断高级别上皮内瘤变或癌变的敏感度和特异度可达88%和95%。而席纹征是指在食管喷洒碘剂后，碘扩散到上皮层内，刺激神经末梢，引起食管黏膜肌的收缩蠕动形成的食管环形蠕动波，类似于草席纹理，日本学者亦称为"榻榻米征（Tatami sign）"，如席纹征中断或消失，多提示肿瘤至少侵犯至黏膜肌层或更深。

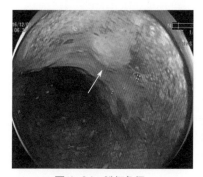

图 4-24 粉红色征

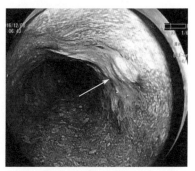

图 4-25 银色征

36. 什么是 IPCL、SECN 及 BV？

通过 NBI 下放大胃镜（magnifying endoscopy-NBI, ME-NBI）或通过 BLI 下放大胃镜（magnifying endoscopy-BLI, ME-BLI）观察正常食管的黏膜表面，可以看见三种形态大小不同的血管（图 4-26），分别为上皮乳头内毛细血管袢（intra-epithelial papillary capillary loop, IPCL）、上皮下毛细血管网（subepithelial capillary network, SECN）和分支血管（branching vessels, BV），IPCL 指的是食管血管网的末

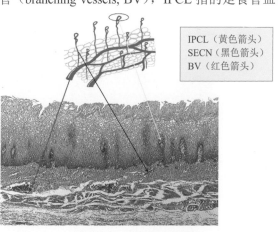

IPCL（黄色箭头）
SECN（黑色箭头）
BV（红色箭头）

图 4-26 食管黏膜层血管

梢伸入上皮层内形成乳头状，通过对 IPCL 的观察可初步判断食管肿瘤的范围和深度（图 4-27）；SECN 是存在于固有层浅层紧靠上皮基底膜的小血管，呈水平网格状分布；BV 是由黏膜下层的静脉分支血管，呈树枝状分布在黏膜固有层深层。

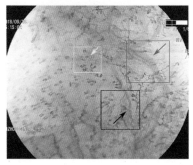

IPCL（黄色箭头）
SECN（黑色箭头）
BV（红色箭头）

图 4-27　IPCL 在 BLI 下表现

37. 如何判断早期食管癌的浸润深度？目前常用的 IPCL 分型有哪些？

目前主要是通过 IPCL 的分型来判断早期食管癌的深度及内镜手术适应证，常用的分型为日本食管学会的 AB 分型和井上分型。AVA（Avascular area，无血管区）是指 B 型血管围绕的无血管区或血管杂乱的区域。根据范围大小可分为三个等级，0.5mm 以下者称为 AVA-small，0.5~3mm 者为 AVA-middle，3mm 以上者称为 AVA-large。AVA-small 的浸润深度为 EP 至 LPM，AVA-middle 的浸润深度为 MM 至 SM1，AVA-large 的浸润深度为 SM2。仅由 B1 亚型血管构成的 AVA 无论大小，其浸润深度均相当于 EP 至 LPM。

（1）AB 分型（日本食管学会）　表 4-6、图 4-28。

表 4-6　AB 分型（日本食管学会）

分型		NBI 下 IPCL 所见	预测浸润深度
IPCL	A	血管形态正常或轻度改变	正常鳞状上皮或炎性改变
	B1	襻状的异常血管（血管扩张、迂曲、粗细不均，形态不一）	高级别上皮内瘤变或早癌侵及黏膜上皮层／黏膜固有层

分型		NBI 下 IPCL 所见	预测浸润深度
IPCL	B2	开襻状的异常血管（血管扩张、迂曲、粗细不均，形态不一）	侵及黏膜肌层或黏膜下浅层（SM1）
	B3	粗大的绿色血管（＞B2 直径的 3 倍）	侵及黏膜下中层（SM2）或更深
AVA	AVA-small	AVA 直径≤0.5mm	侵及黏膜上皮层 / 黏膜固有层
	AVA-middle	AVA 直径处于 0.5～3mm	侵及黏膜肌层 / 黏膜下浅层（SM1）
	AVA-large	AVA 直径≥3mm	侵及黏膜下中层或更深（SM2）

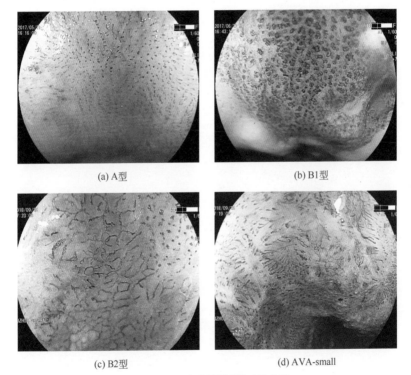

(a) A型

(b) B1型

(c) B2型

(d) AVA-small

图 4-28　日本食管学会的 AB 分型

（2）井上分型　表 4-7、图 4-29。

表 4-7　井上分型

分型		NBI 下 IPCL 所见	临床意义及预测浸润深度
Ⅰ		排列整齐，斜行，头尾一致，分布较稀疏	正常
Ⅱ		排列基本整齐，个别 IPCL 出现扩张或延长表现	炎症
Ⅲ		排列基本正常，IPCL 轻微密集伴轻微扩张	低级别
Ⅳ		排列混乱，IPCL 出现扩张、迂曲、管径粗细不均或形态不规则改变中的 2 种或 3 种改变	高级别/低级别
Ⅴ	Ⅴ1	IPCL 排列混乱、密集，同时出现扩张、迂曲、管径粗细不均和形态不规则 4 种改变	局限于上皮层
	Ⅴ2	排列混乱，在 V1 型病变的基础上出现血管的延长，原血管襻结构尚完整	侵犯至黏膜固有层
	Ⅴ3	IPCL 不规则并伴有血管襻结构的部分破坏	侵犯至黏膜层或黏膜下层
	Ⅴn	新生粗大不规则的肿瘤性血管，直径相当于 V3 血管的 3 倍，原血管襻结构完全破坏	侵犯至黏膜下层

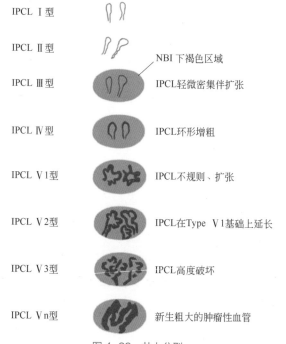

IPCL Ⅰ型

IPCL Ⅱ型

NBI 下褐色区域

IPCL Ⅲ型　　IPCL轻微密集伴扩张

IPCL Ⅳ型　　IPCL环形增粗

IPCL Ⅴ1型　　IPCL不规则、扩张

IPCL Ⅴ2型　　IPCL在Type Ⅴ1基础上延长

IPCL Ⅴ3型　　IPCL高度破坏

IPCL Ⅴn型　　新生粗大的肿瘤性血管

图 4-29　井上分型

38. 早期食管鳞癌内镜下切除的适应证是什么?

早期食管鳞癌内镜下切除的适应证可分为绝对适应证和相对适应证。

（1）绝对适应证 ①病变局限在上皮层（M1）或黏膜固有层（M2）的 T1a 期食管鳞癌，未发现淋巴结转移的临床证据。②食管高级别上皮内瘤变。

（2）相对适应证 ①病变浸润黏膜肌层（M3）或黏膜下浅层（pT1b-SM1，黏膜下浸润深度<200μm），未发现淋巴结转移的临床证据。对于 SM1 尚有争议，中国早期食管鳞状细胞癌及癌前病变筛查与诊治共识（2015 版，北京）未将 SM1 期作为相对适应证，但 2017 版日本食管癌指南仍将 SM1 期癌列为相对适应证。值得注意的是，因术前放大内镜或超声内镜检查判断分期有时不一定完全准确，因此将此临界分期病灶行内镜下切除，送病理学检查做最终判断分期，亦不失为一种方法。②食管高级别上皮内瘤变、M1 期癌、M2 期癌或 M3 期癌累及食管 3/4 周以上者，但应向患者充分告知术后狭窄等风险。

39. 早期食管腺癌内镜下切除的适应证是什么?

虽然我国食管癌的组织类型以食管鳞癌为主，但随着胃食管反流病的发病率增加，我国巴雷特食管（BE）和食管腺癌的发病率也在增加。目前文献报道我国巴雷特食管的癌变率约为0.61%。早期食管腺癌是指来源于巴雷特食管黏膜并局限于食管黏膜层的腺癌，不论有无淋巴结转移。其内镜下切除的适应证为以下两点。

（1）未发现淋巴结转移证据的低级别上皮内瘤变或高级别上皮内瘤变的巴雷特食管。

（2）未发现淋巴结转移证据的早期巴雷特食管腺癌。

所有经内镜切除的标本经规范病理处理后，必须根据最终病理结果，决定是否需要追加其他治疗。

40. 早期食管癌 ESD 术后内镜复查间隔多久？

内镜切除后 3 个月、6 个月、9 个月、12 个月各复查 1 次内镜，若无残留或复发，此后每年复查 1 次内镜。随访时应结合染色和（或）放大内镜检查，发现阳性或可疑病灶行靶向活检及病理学诊断。此外，对于仅行内镜下切除治疗的 M3、SM1 期癌，每次复查应行颈部超声检查、胸部 CT 检查及超声内镜检查，注意有无淋巴结肿大。而对于多发食管鳞癌及食管碘染色多部位不染色者异时性食管鳞癌发生率高，建议随访 1 年后未见残留复发者其后的每 6 个月复查 1 次。

41. 目前常用的预防早期食管癌 ESD 术后瘢痕狭窄的方法有哪些？

目前，内镜黏膜下剥离术（ESD）已成为治疗早期食管癌的标准方法，但大面积食管病变 ESD 术后容易并发食管狭窄，当食管病变大于食管 3/4 周时，内镜切除术后食管狭窄发生率为 70%～90%，而对于食管全环周病变切除者，术后狭窄的发生率几乎为 100%，而如何有效预防 ESD 术后发生食管狭窄仍然是一个难题。目前，对于 ESD 术后食管狭窄的预防方法有多种，其中比较常用的是应用糖皮质激素，此外还有再生医学的黏膜移植等方法。

（1）糖皮质激素　糖皮质激素能够抑制炎性细胞的渗出，减少肉芽组织的增生以及黏膜下层的纤维化，并且可以降低脯氨酰羟化酶的活性，增加胶原酶活性，从而减少胶原沉积，加速分解，达到减少瘢痕的形成。目前应用的方法主要有口服和创面局部注射。

（2）再生医学　利用自体或异体细胞来填补食管缺损，从而减少瘢痕和狭窄形成，为食管 ESD 术后黏膜缺损的修复开辟了新道路，主要分为自体细胞移植和细胞膜片移植。

42. 如何应用口服糖皮质激素预防早期食管癌 ESD 术后瘢痕狭窄？

由于糖皮质激素的抗炎、促进胶原分解及抑制胶原合成的作用，口服及局部注射糖皮质激素常用于预防食管狭窄。目前常规推荐的口服糖皮质激素方案可参考如下：ESD 术后第 3 天开始口服泼尼松，起始剂量为 30mg/d，按 30mg/d、30mg/d、25mg/d、25mg/d、20mg/d、15mg/d、10mg/d、5mg/d 的剂量，每个剂量服药 1 周，总共 8 周。但由于相关研究结论不一，故目前口服糖皮质激素的最佳给药时机、剂量等仍有争议，也有相关研究建议参考以下用法。

（1）食管 3/4 周以上未满全周或长度＞5cm 的 ESD 术后口服糖皮质激素的用法　ESD 术后第二日即开始口服泼尼松 30mg，连用 2 周，第三周减量为 25mg，第四周减为 20mg，第五周减为 15mg，第六周减为 10mg，第七周减为 5mg，此量维持一周，服用至第 49 天停药，总疗程为 7 周。

（2）食管全周 ESD 术后口服糖皮质激素的方法　ESD 术后第二日即开始口服泼尼松 30mg，连用 4 周，第五周减量为 25mg，第七周减为 17.5mg，第十一周减为 15mg，第十三周减为 12.5mg，第十四周减为 10mg，第十五周减为 7.5mg，第十六周减为 5mg，此量维持一周，服用至第 112 天停药，总疗程为 16 周。

（王　蓉　陈龙平　王宝珊　王瑞琦　朱伟杰　王　雯）

参考文献

[1] 汪忠镐，吴继敏，胡志伟，等. 中国胃食管反流病多学科诊疗共识 [J]. 中国医学前沿杂志（电子版），2019, 11(09): 30-56.

[2] 应选明，郑莉萍. 反流性食管炎的内镜诊断 [J]. 实用临床医学，2008, (08): 41.

[3] 刘娟. 内镜检查对反流性食管炎的诊断及临床治疗 [J]. 世界最新医学信息文摘，2018, 18(10): 47.

[4] 王雯. 内镜治疗胃食管反流病的创新发展 [J]. 微创医学，2018, 13(01): 1-4.

[5] 刘建军，汪忠镐，田书瑞，等. 胃食管反流病微量射频治疗 1 年和 5 年疗效随访研究 [J]. 疑难病杂志，2013, 12(09): 676-678, 743.

[6] Su Zheng, Jing Xu, Zhen Wu.Effect of electroacupuncture combined with stretta radiofrequency treatment on MTL and GAS in patients with gastroesophageal reflux disease[J]. Journal of Acupuncture and Tuina Science, 2014, 12(4): 216-220.

[7] Fass Ronnie, Cahn Frederick, Scotti Dennis J, et al. Systematic review and meta-analysis of controlled and prospective cohort efficacy studies of endoscopic radiofrequency for treatment of gastroesophageal reflux disease[J]. Surgical endoscopy, 2017, 31(12): 4865-4882.

[8] 战秀岚，吴继敏，汪忠镐，等. 射频治疗以呼吸道症状为主的胃食管反流病的疗效分析 [J]. 中国医学工程，2012, 20(04): 4-6.

[9] 刘建军，汪忠镐，田书瑞，等. 内镜下 Stretta 射频治疗难治性及食管外症状性胃食管反流病临床观察 [J]. 中华临床医师杂志（电子版），2010, 4(10): 2007-2010.

[10] Liu Peipei, Meng Qianqian, Lin Han, et al. Radiofrequency ablation is safe and effective in the treatment of Chinese patients with gastroesophageal reflux disease: A single-center prospective study[J]. Journal of digestive diseases, 2019, 20(5): 229-234.

[11] Testoni P A, Vailati C. Transoral incisionless fundoplication with EsophyX for treatment of gastro-oesphageal reflux disease [J]. Dig Liver Dis, 2012, 44(8): 631-635.

[12] Repici A, Fumagalli U, Malesci A, et al.Endoluminal fun- doplication (ELF) for GERD using EsophyX: a 12-month follow-up in a single-center experience[J]. J Gastrointest Surg, 2010, 14(1): 1-6.

[13] Kim H J, Kwon C I, Kessler W R, et al. Long-term follow-up results of endoscopic treatment of gastroesophageal reflux disease with the MUSETM endoscopic stapling device[J]. Surg Endosc, 2016, 30(8): 3402-3408.

[14] Trad K, Barnes W E, Simoni G, et al.Transoral incisionless fundoplication effective in eliminating GERD symptoms in partial responders to proton pump inhibitor therapy at 6 months: the TEMPO randomized clinical trial[J]. Surg Innov, 2015, 22(1): 26-40.

[15] 李鹏，王拥军，陈光勇，等. 中国巴雷特食管及其早期腺癌筛查与诊治共识（2017，万宁）[J]. 中国实用内科杂志，2017, 37(09): 798-809.

[16] 尹霞，徐艳丽，周隽，等. Barrett 食管症状、内镜下分型与病理特征探讨 [J]. 上海交通大学学报（医学版），2013, 33(01): 50-55.

[17] 刘思齐，詹俊. Barrett 食管的诊疗进展 [J]. 中华临床医师杂志（电子版），2015, 9(03): 477-482.

[18] 张东萍，周力，陈晓琴，等. 上消化道内镜与 X 线钡餐对滑动性食管裂孔疝诊断价值的评价 [J]. 贵州医药，2013, 37(08): 733-736.

[19] 胡柳丹，杨林，时昭红. 胃镜下检出食管裂孔疝 755 例分析 [J]. 临床消化病杂志，2017, 29(03): 171-173.

[20] 代忠明，聂占国. 贲门失弛缓症发病机理及诊治进展综述 [J]. 新疆医学，2017, 47(10): 1101-1102.

[21] Raja Waqar Ali，冯洁，齐晔，等. 贲门失弛缓症的内镜下诊疗进展 [J]. 西北国防医学杂志，2019, 40(06): 391-395.

[22] 庄羽骁，胡颖. 经口内镜下肌切开术治疗贲门失弛缓症的现状和进展 [J]. 胃肠病学和肝病学杂志，2019, 28(08): 942-946.

[23] 翟亚奇，李惠凯，令狐恩强. 贲门失弛缓症的诊治进展 [J]. 中华胃肠内镜电子杂志，2015, 2(04): 30-34.

[24] 令狐恩强，李惠凯. 一种新的贲门失弛缓的内镜下分型 [J]. 中华腔镜外科杂志（电子版），2011, 4(05): 334-336.

[25] 林果为，王吉耀，葛均波. 实用内科学 [M]. 15版. 北京：人民卫生出版社，2017.

[26] 龚均，董蕾，王进海，等. 实用胃镜学 [M]. 2版. 西安：世界图书出版公司，2011.

[27] 马丹，杨帆，廖专，等. 中国早期食管癌筛查及内镜诊治专家共识意见（2014 年，北京）[J]. 胃肠病学，2015, 20(04): 220-240.

[28] 丁惠国，徐小元，令狐恩强，等. 肝硬化门静脉高压食管胃静脉曲张出血的防治指南解读 [J]. 临床肝胆病杂志，2016, 55(2): 220-222.

[29] 张红新. 霉菌性食管炎 60 例临床分析 [J]. 医药论坛杂志，39(11): 133-134.

[30] 邹伟清，吴建维，薛立峰. 食管乳头状瘤应用内镜活检钳除术的临床分析 [J]. 中国医学创新，2018, 15(19): 105-107.

[31] 曹乐，陈言东. 食管上段胃黏膜异位症的诊治及内镜发展现状 [J]. 全科口腔医学电子杂志，2018, 5(02): 12-13.

[32] 朱丽，徐刚，王亚楠，等. 内镜超声在食管黏膜下肿物临床诊疗中的应用价值 [J]. 中国内镜杂志，2019, 25(07): 42-49.

[33] 徐小元. 肝硬化食管胃静脉曲张出血的预防 [J]. 中华医学杂志，2016, 6(33): 2609-2610.

[34] 尉秀清，王天宝. 消化系统内镜解剖与诊断图谱 [M]. 广州：广东科技出版社，2013.

[35] 房殿春. 食管胃黏膜异位的诊治现状 [J]. 现代消化及介入诊疗，2013, 18(01): 21-23.

[36] 朱龚萍，周旋光.134 例霉菌性食管炎的临床及内镜分析 [J]. 第二军医大学学报，2002, 23(6): 583, 589, 601.

[37] 李鹏，王拥军，陈光勇，等. 中国巴雷特食管及其早期腺癌筛查与诊治共识（2017 年·万宁）[J]. 中华内科杂志，2017, 56(9): 701-711.

[38] 李鹏，王拥军，陈光勇，等. 中国早期食管鳞状细胞癌及癌前病变筛查与诊治共识意见（2015 年·北京）[J]. 中华消化内镜杂志，2016, 33(01): 3-18.

[39] Endo M, Yoshino K, Kawano T, et al. Clinicopathologic analysis of lymph node metastasis in surgically resected superficial cancer of the thoracic esophagus[J]. Dis Esophagus，2000, 13(2): 125-129.

[40] Araki K, Ohno S, Egashira A, et al. Pathologic features of superficial esophageal squamous cell carcinoma with lymph node and distal metastasis[J]. Cancer, 2002, 94(2): 570-575.

[41] 周平红，蔡明琰，姚礼庆. 消化道黏膜病变内镜黏膜下剥离术的专家共识意见 [J]. 诊断学理论与实践，2012, 11(05): 531-535.

[42] Noguchi H, Naomoto Y, Kondo H, et al. Evaluation of endoscopic mucosal resection for superfcial esophageal carcinoma[J]. Surg Laparosc Endosc Percutum Tech, 2000, 10(6): 343-350.

[43] Eguchi T, Nakanishi Y, Shimoda T, et al. Histological criteria for additional treatment after endoscopic mucosal resection for esophageal cancer: analysis of 464 surgically resected cases[J]. Modern Pathol，2006, 19(3): 475-480.

[44] Kim D U, Lee J H, Min B H, et al. Risk factors of lymph node metastasis in T1 esophageal squamous cell carcinoma[J]. J Gastroenterol Hepatol，2008, 23(4): 619-625.

[45] Choi J Y, Park Y S, Jung H Y, et al. Feasibility of endoscopic resection in superficial esophageal squamous carcinoma[J]. Gastrointest Endosc, 2011, 73(5): 881-889.

[46] Akutsu Y, Uesato M, Shuto K, et al. The overall prevalence of metastasis in T1 esophageal squamous cell carcinoma: a retrospective analysis of 295 patients[J]. Ann Surg, 2013, 257(6): 1032-1038.

[47] Tanaka T, Matono S, Mori N, et al. T1 squamous cell carcinoma of the esophagus: long-term outcomes and prognostic factors after esophagectomy[J]. Ann Surg Oncol, 2014, 21(3): 932-938.

[48] 李贞娟，柴宁莉，令狐恩强，等. 激素预防食管早癌内镜黏膜下剥离术后食管狭窄效果的 Meta 分析 [J]. 中华胃肠内镜电子杂志，2018, 5(01): 18-28.

[49] 国家消化内镜专业质控中心，国家消化系疾病临床医学研究中心（上海），国家消化道早癌防治中心联盟，等. 中国早期食管癌及癌前病变筛查专家共识意见（2019 年，新乡）[J]. 中华消化内镜杂志，2019, 36(11): 793-801.

[50] 李贞娟，柴宁莉，令狐恩强. 内镜黏膜下剥离术后食管狭窄的预防研究进展 [J]. 中华胃肠内镜电子杂志，2017, 4(04): 172-177.

[51] 中华人民共和国国家卫生健康委员会. 食管癌诊疗规范（2018 版）[J]. 肿瘤综合治疗电子杂志，2019, 5(2): 50-86.

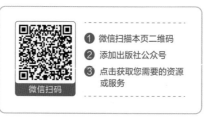

① 微信扫描本页二维码
② 添加出版社公众号
③ 点击获取您需要的资源或服务

微信扫码

第五章

胃常见疾病及内镜表现

一、慢性胃炎的诊断

1. 慢性非萎缩性胃炎的定义及内镜表现如何？

慢性非萎缩性胃炎（以往称为慢性浅表性胃炎），是指不伴有胃黏膜萎缩性改变，胃黏膜层见以淋巴细胞和浆细胞为主的慢性炎症细胞浸润的慢性胃炎。

慢性非萎缩性胃炎内镜下可见黏膜红斑、黏膜出血点或斑块、黏膜粗糙伴或不伴水肿、充血渗出等基本表现（图 5-1）。

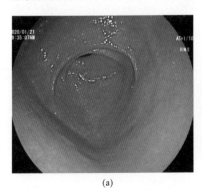 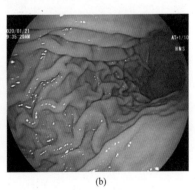

(a)   (b)

图 5-1 慢性非萎缩性胃炎

2. 有慢性非萎缩性胃炎的胃是正常的胃吗？应如何规范诊断？

慢性非萎缩性胃炎是基于内镜和病理诊断对慢性胃炎进行分类

后的一种疾病，与萎缩性胃炎相对。内镜下可见同时存在糜烂、出血或胆汁反流等征象。而正常胃，为未感染 Hp 的胃黏膜，是无萎缩、无中性粒细胞浸润、无肠上皮化生等组织学胃炎的状态。因此有慢性非萎缩性胃炎的胃不是正常的胃。

在规范诊断上，应予以具体描述慢性非萎缩性胃炎除了基本内镜表现之外的内镜征象，如慢性非萎缩性胃炎伴糜烂、出血或胆汁反流等。

3. 什么是慢性萎缩性胃炎？内镜下什么表现可诊断为慢性萎缩性胃炎？

慢性萎缩性胃炎也称萎缩性胃炎，本病是以胃黏膜萎缩变薄、黏膜腺体减少或消失并伴有肠上皮化生，固有层内多量淋巴细胞、浆细胞浸润为特征的慢性胃炎。

其内镜下表现：由于腺体萎缩、黏膜变薄，可见黏膜红白相间，以白相为主，部分黏膜血管显露，色泽灰暗，皱襞细小；部分可有黏膜不平、颗粒状或结节状改变等（图 5-2）。

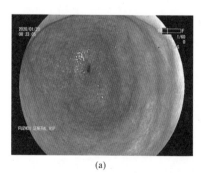 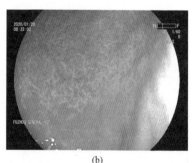

(a)　　　　　　　　　　　　　(b)

图 5-2　慢性萎缩性胃炎

4. 慢性胃炎有哪些内镜下分类方法？

慢性胃炎分类方法较多，目前尚未完全统一，分类很多，历史上各种分类的指标不一，诊断的目的也在不断变化。一般基于其病因、内镜所见、胃黏膜病理变化和胃炎累及部位等相关指标进行分类。

基于内镜和病理诊断可将慢性胃炎分成萎缩性和非萎缩性两大类。基于病因可将慢性胃炎分成 H. pylori 胃炎和非 H. pylori 胃炎两大类。基于胃炎累及部位可将慢性胃炎分为胃窦为主胃炎、胃体为主胃炎和全胃炎三大类。

根据文献及资料，胃炎分类最早是 Schindler 分类，是利用手术切除的胃进行病理组织学研究，将急性胃炎分为单纯性、腐蚀性、出血性、化脓性；将慢性胃炎分为浅表性、肥厚性与萎缩性三类。它是胃炎分类的基石。

木村-竹本分类是对胃黏膜萎缩的进展程度进行内镜下评价。具体分类详见下文第 5 问题。

悉尼系统胃炎分类是将部位、病理组织像、内镜表现全部纳入。该分类在胃炎的部位上，分为全胃炎、幽门部胃炎、胃体胃炎；在病理组织表现上，根据慢性炎症、中性粒细胞活动度、萎缩、肠上皮化生、Hp 菌量的程度，采用无、轻度、中度、重度的分级系统；在内镜表现方面，列出了水肿、发红、脆弱性、渗出性、糜烂、结节性变化等 11 个项目。该分类在病因上重视了 Hp 感染。

Strickland 和 Mackay 的慢性胃炎分类，将慢性胃炎分为 A 型胃炎和 B 型胃炎。该分类是对欧美国家较多见的自身免疫性胃炎，考虑到胃酸分泌、血中胃泌素等功能方面而制定的。

京都胃炎分类是通过内镜表现，判断有无 Hp 感染等，以评价胃癌风险为目的进行的分类。在国内外现有胃炎分类的基础上，展示其内镜下典型表现，包括了上述各分类从没有考虑过的 Hp 除菌后胃炎、药物引起等胃黏膜变化。Hp 感染情况如无 Hp 感染胃黏膜、Hp 现症感染黏膜、Hp 既往感染，也在该分类中反映出来。具体内镜下表现详见第 6、第 7。

5. 慢性萎缩性胃炎常用的木村-竹本分类具体是怎么进行的?

木村-竹本分类是根据观察胃黏膜腺体萎缩的交界线来判断萎缩的部位及范围。如图 5-3、图 5-4 内镜下观察腺萎缩的边界在

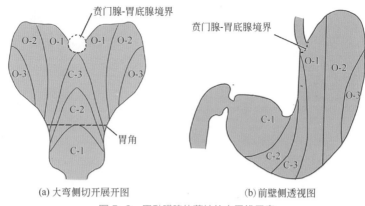

(a) 大弯侧切开展开图　　　　(b) 前壁侧透视图

图 5-3　胃黏膜腺体萎缩的交界线示意

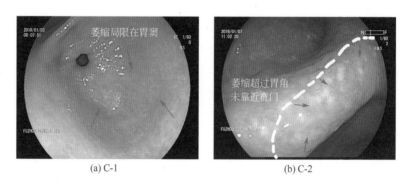

(a) C-1　　　　　　　　　　(b) C-2

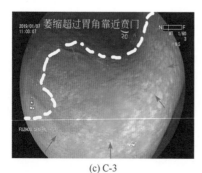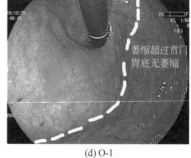

(c) C-3　　　　　　　　　　(d) O-1

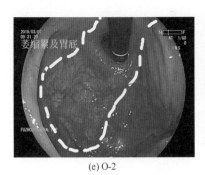

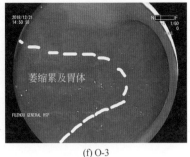

| (e) O-2 | (f) O-3 |

图5-4 慢性萎缩性胃炎木村−竹本分类

胃体部小弯但没有超过贲门的为闭合型（Closed type, C）；萎缩边界超过贲门向大弯侧进展的为开放型（Open type, O）。再根据萎缩具体范围进行更详细分类，具体见表5-1。萎缩境界的变化从 C-1 → C-2 → C-3 → O-1 → O-2 → O-3 为连续的变化过程，萎缩严重程度逐级递增，可反映出萎缩的范围和程度。轻度萎缩为C-1、C-2；中度萎缩为 C-3、O-1；重度萎缩为 O-2、O-3。

表5-1 萎缩性胃炎木村−竹本分类

C-1	萎缩界限局限在胃窦部
C-2	萎缩界限超过胃角
C-3	萎缩界限超过胃角且接近贲门
O-1	萎缩界限刚过贲门
O-2	萎缩界限已经遍及整个胃底
O-3	萎缩界限延伸到胃体大弯

6. Hp 现症感染的内镜下表现有哪些？

Hp 现症感染的胃黏膜病理，可同时见到单核细胞浸润与中性粒细胞浸润，而且可见到慢性变化导致的固有胃腺的萎缩及肠上皮化生。《京都胃炎分类》指出，当胃镜检查（图5-5）中见到皱襞肿大蛇行、弥漫性发红、黏膜肿胀、黏液浑浊、点状发红、鸡皮样改变时提示 Hp 现症感染；虽然黏膜萎缩、肠化、黄色瘤、增生性息肉、斑状发红、凹陷糜烂也可提示 Hp 现症感染，但这

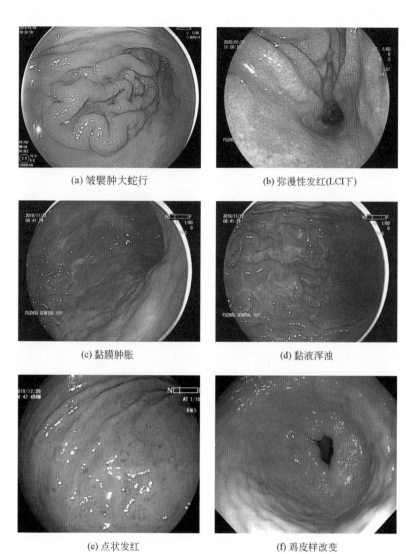

(a) 皱襞肿大蛇行

(b) 弥漫性发红(LCI下)

(c) 黏膜肿胀

(d) 黏液浑浊

(e) 点状发红

(f) 鸡皮样改变

图 5-5 Hp 现症感染的内镜下表现

些表现也可见于 Hp 既往感染。

7.Hp 既往感染的内镜下表现有哪些?

Hp 既往感染是指除菌后或胃黏膜高度萎缩导致细菌自然消失。

病理可见中性粒细胞浸润消失，但多残留单核细胞浸润。在《京都胃炎分类》中，当胃镜检查中见到地图状发红时高度提示 Hp 既往感染（图5-6）。黏膜萎缩、肠化、黄色瘤、增生性息肉、斑状发红、凹陷糜烂也可提示 Hp 既往感染，但这些表现也可见于 Hp 现症感染状态。脊状发红、陈旧出血斑、胃底腺息肉、白色扁平隆起、隆起型糜烂虽然可见于 Hp 既往感染，但也可见于无 Hp 感染的胃黏膜。见图5-7。

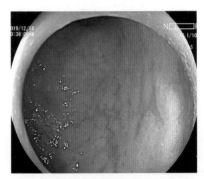

图5-6　Hp 既往感染的内镜下表现——地图状发红

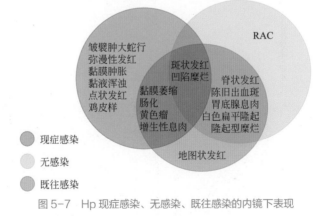

图5-7　Hp 现症感染、无感染、既往感染的内镜下表现

8. 内镜可以直接下糜烂性胃炎的诊断吗？

糜烂性胃炎并非正式的疾病名称，现已不建议单独作为诊断，它包括各种原因（如幽门螺杆菌感染、应激反应、酒精等）引起的胃黏膜糜烂，一般诊断为急性糜烂出血性胃炎（图5-8）和慢性（萎缩性/非萎缩性）胃炎伴糜烂（图5-9）。急性糜烂出血性胃炎是指各种原因引起的急性胃黏膜糜烂、浅表溃疡和出血灶；慢性胃炎伴糜烂是指慢性胃炎病变基础上见单个或多个糜烂灶，或胃黏膜上可见疣状隆起，其顶端可见黏膜缺损，中央有糜烂。

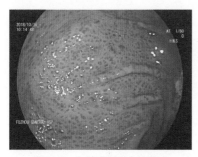 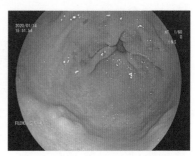

图5-8　急性糜烂出血性胃炎　　　　图5-9　慢性胃炎伴糜烂

9. 什么是疣状胃炎?

疣状胃炎（图5-10）又称痘疹样胃炎，内镜下表现为黏膜呈痘疣状隆起，顶端常伴凹陷、发红和糜烂，多见于胃窦部，也可见累及胃体，主要沿胃大弯发生。病理学上表现为上皮增生，和增生性息肉相同，黏膜呈慢性炎症改变。疣状胃炎的病因有多种假说，如变态反应说、幽门螺杆菌感染说等，目前病因尚不明确。

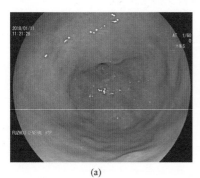 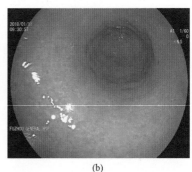

(a)　　　　　　　　　　　　　(b)

图5-10　疣状胃炎

10. 什么是胃黄色瘤？它有什么意义？

胃黄色瘤（图 5-11）为胃黏膜局部脂代谢障碍引起的病变，由吞噬脂质的吞噬细胞聚集形成的泡沫细胞组成，与血清胆固醇值无关。其内镜下呈黄色或黄白色稍高出黏膜面的小斑块，直径通常＜5mm，圆形或椭圆形，边界清晰，可单发也可多发，表面呈颗粒状，可发生于胃的任何部位。其可提示 Hp 现症感染，也可见于 Hp 既往感染中，除菌后黄色瘤仍会残留。

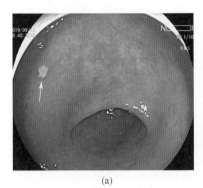
(a)
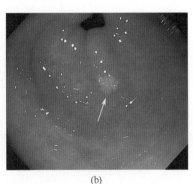
(b)

图 5-11 胃黄色瘤（胃窦）

11. 规范的慢性胃炎内镜报告应包括哪些内容？

建议规范慢性胃炎的内镜检查报告，描述内容包括胃黏膜病变的部位和特征，还应包括病变性质、胃镜活检部位和活检块数、快速尿素酶检查 H. pylori 结果等。

以联勤保障部队第九〇〇医院慢性非萎缩性胃炎伴糜烂的诊断报告为例描述胃镜所见胃黏膜表现：胃底未见异常，黏液湖量少、清，胃体四壁黏膜轻度充血，胃角光滑，胃窦黏膜红白相间，以红为主，胃窦见散在大小、形状不规则的斑片状糜烂，无凹凸不平，于胃窦小弯距幽门约 2cm 处及对应的大弯侧各活检 1 块，快速尿素酶（-），幽门圆，开闭好。

12. 胃溃疡的概念及内镜下表现是怎样的?

胃溃疡 (gastric ulcer, GU) 是指胃黏膜被胃酸和胃蛋白酶消化而发生的溃疡,是最常见的消化性溃疡之一。与糜烂相比,溃疡较深,常累及黏膜下层、肌层乃至浆膜层,多为圆形或椭圆形,单发多见,两个以上者称多发溃疡,而糜烂为不规则形的浅凹陷,表面可覆有白苔,常为多发性,仅累及黏膜层。消化性溃疡可合并糜烂。

胃镜下特点:胃溃疡在不同的时期内镜下所见不同,分为活动期 (A1、A2)、愈合期 (H1、H2) 和瘢痕期 (S1、S2)。见表 5-2、图 5-12。

表 5-2　胃溃疡的时相分期及相应内镜下表现

分期	内镜下表现
A1期	溃疡表面坏死,覆盖较厚的白苔或黄白苔,周边明显充血、水肿
A2期	溃疡表面坏死,覆盖的苔变薄,周边仍有较明显的充血、水肿
H1期	溃疡表面无坏死,苔变薄或消失,仍有糜烂,溃疡周围充血、水肿减轻或消失,出现再生上皮
H2期	糜烂消失,溃疡周边轻度充血、水肿,可见明显的再生上皮及轻度的黏膜集中
S1期	又称红色瘢痕期,溃疡愈合,周边无充血、水肿,完全被再生上皮覆盖,残存发红的胃小区
S2期	也称白色瘢痕期,溃疡完全修复,发红消退,黏膜皱襞集中征减轻

13. 什么情况需要进行胃溃疡的 Forrest 分级? Forrest 分级的具体含义是什么?

临床或内镜检查时如判断胃溃疡有过或正在出血,可根据溃疡基底特征判断患者发生再出血的风险 (表 5-3),对出血性病变应进行改良的 Forrest 分级,凡基底有血凝块、血管裸露者易再出血。具体的 Forrest 分级内镜图片见十二指肠疾病章节。

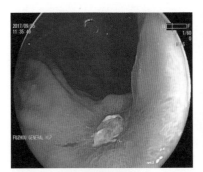

(a) 胃体溃疡 A1期

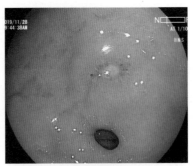

(b) 胃窦溃疡A2期

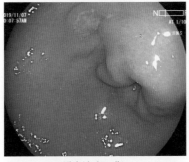

(c) 胃窦溃疡H1期

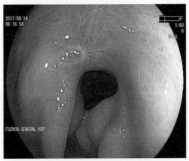

(d) 胃窦近幽门管溃疡H2期

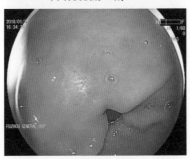

(e) 胃窦溃疡S1期

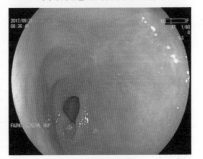

(f) 胃窦溃疡S2期

图 5-12　胃溃疡内镜下表现

表 5-3　出血性消化性溃疡改良 Forrest 分级和再出血风险

Forrest 分级	溃疡病变	再出血率 /%	Forrest 分级	溃疡病变	再出血率 /%
Ⅰa	喷射样出血	55	Ⅱb	附着血凝块	22
Ⅰb	活动性渗血	55	Ⅱc	黑色基底	10
Ⅱa	血管裸露	43	Ⅲ	基底洁净	5

14. 良恶性胃溃疡内镜下如何鉴别？

胃溃疡一般可以通过内镜下表现初步判断其良恶性（表 5-4），但也有部分溃疡良恶性在胃镜下难以区别，因此应常规在溃疡边缘取活检。对于有 GU 的中老年患者，当溃疡迁延不愈时，应多点活检，并在抑酸治疗 6～8 周后复查胃镜，直至溃疡完全愈合。见图 5-13、图 5-14。

表 5-4 良恶性胃溃疡内镜下的鉴别

项目	良性溃疡	恶性溃疡
好发部位	胃角小弯	胃窦体小弯
大小	常＜2cm	常＞2cm
形状	多呈圆形或椭圆形	形状多不规则
底部	平滑，可附白苔或灰白苔	凹凸不平，覆污秽状苔
边缘	溃疡周围黏膜柔软，皱襞向溃疡集中，呈放射状	边缘结节隆起，溃疡周围因癌性浸润而增厚、僵硬，可伴有糜烂、出血
活检	局部软韧，不易出血	局部硬脆，易出血

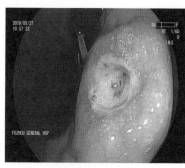

图 5-13 良性溃疡

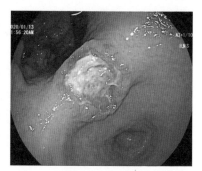

图 5-14 恶性溃疡

15. 什么是胃息肉？有哪些类型？其内镜下的特点分别是什么？

胃息肉指起源于胃黏膜上皮的有蒂或无蒂病变，呈局限性并向胃腔内突出，内镜下表现为局部胃黏膜凸起或结节样、颗粒样隆起，多好发于胃窦及胃体部，表面常较光滑，与周围界限清楚，单发或多发，直径多小于2cm。

根据世界卫生组织分类，增生性息肉（图5-15）、腺瘤性息肉和胃底腺息肉（图5-16）是胃息肉最常见的3种亚型。增生性息肉是隐窝上皮细胞炎性反应性增生，表现为腺体隐窝增生延长、扭曲或囊状扩张、排列紊乱、间质内有少量炎性细胞浸润。周围胃黏膜表现为慢性胃炎伴幽门螺杆菌感染，并可观察到不同部位的肠化生或异型增生。增生性息肉本身恶性程度低，但它能增加同时性胃癌的风险，是进行内镜下摘除还是仅取活检仍存争议，建议大于2cm者应进行息肉摘除。腺瘤性息肉是肿瘤性息肉，被认为是胃癌的癌前病变，组织学上分类与结肠腺瘤类似，主要分为管状腺瘤、绒毛状腺瘤、绒毛状管状腺瘤。由于腺瘤性息肉有恶变

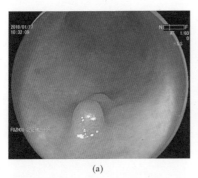 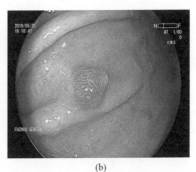

(a)   (b)

图 5-15　增生性息肉

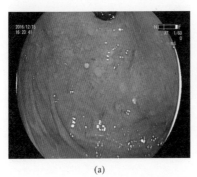 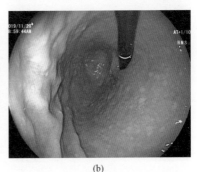

(a)   (b)

图 5-16　胃底腺息肉

风险，推荐完全摘除。胃底腺息肉（fundic gland polyps, FGPs）由扩张的胃底泌酸腺组成，内衬有组织紊乱的扁平壁、主细胞或颈黏液细胞，表面则内衬正常的胃小凹上皮，周围胃黏膜无萎缩性胃炎或肠上皮化生，包括 3 种不同临床类型：散发型 FGPs、与 PPI 相关 FGPs 及 FGPs 综合征（主要为家族性腺瘤性息肉病 FAP 相关 FGPs 综合征）。散发型 FGPs 目前指南不推荐内镜干预，因其内镜特征不具诊断意义，初次内镜检查时活检必不可少。对于 PPI 相关的 FGPs 大于 1cm 或合并溃疡，位于少见部位（如胃窦）、有明显临床表现等特点时，建议内镜下切除。FAP 相关 FGPs 中，建议只要 FGPs 大于 1cm 均直接切除。

16. 什么是食管-贲门黏膜撕裂综合征?

食管-贲门黏膜撕裂综合征又称马洛里-魏斯综合征（Mallory-Weiss syndrome），是指剧烈的干呕、呕吐等原因，使得腹腔内的压力突然上升，造成胃的贲门、食管远端的黏膜或者黏膜下层的撕裂，常并发大量的出血，在内镜检查中如果过度送气使胃膨胀，造成不能耐受引起反射性剧烈呃逆，也可导致食管-贲门黏膜撕裂。

内镜下可见纵行纺锤形撕裂伤，撕裂以贲门为界，可分为食管远端、食管远端-贲门、贲门部 3 种类型，病灶大小由数毫米至数厘米不等，可单发，也可多发。胃镜检查所致者进镜时正常，退镜时已有撕裂伴鲜红色渗血。见图 5-17。

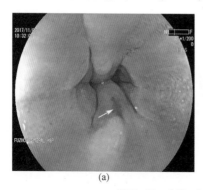
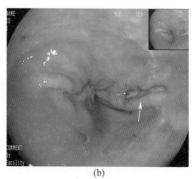

(a)　　　　　　　　　(b)

图 5-17　食管-贲门黏膜撕裂综合征

食管-贲门黏膜撕裂综合征时的出血，大多采用抑酸、止血治疗多能止血。胃镜下如有活动性出血，首选内镜下治疗，如局部喷洒孟氏液、凝血酶（巴曲酶），局部注射肾上腺素（1:10000）、高渗盐水、硬化剂，微波、电凝或光凝止血，也可用钛夹直接夹住裂伤处。对于少数出血量较大，内科治疗无效者，可行动脉栓塞治疗或外科急诊手术。

17. Dieulafoy溃疡是什么？有什么临床表现和内镜特点？

Dieulafoy溃疡（图5-18）又称杜氏溃疡，是一种先天性胃肠道黏膜下的血管畸形，80%以上发生于胃左动脉，病变位于胃左动脉供血区域，即贲门下方6.0cm范围内，又以小弯侧多见，少数也发生于食管、十二指肠、空肠、回肠、结肠、直肠等部位。正常情况下，胃左动脉分支进入胃壁后逐级分支变细，在黏膜下层形成毛细血管网（直径0.12～0.20mm）。Dieulafoy溃疡时供血动脉穿过浆膜层进入黏膜肌层，保持其管径不变（1～4mm，为正常的10～20倍），称为恒径动脉，甚至迂曲扩张，形成"火柴头"样的小圆锥形隆起，突出于黏膜表面。恒径动脉较高的血流压力使覆盖其表面的黏膜受损变薄，易引起黏膜缺损和浅糜烂，若侵蚀到动脉壁，易导致较大出血。刺激性食物、大量饮酒、非甾体抗炎药（NSAIDs）、应激等可为Dieulafoy溃疡的诱发因素。

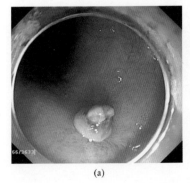
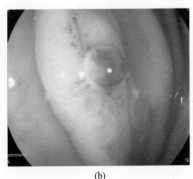

(a)　　　　　　　　　　(b)

图5-18　Dieulafoy溃疡

胃镜下主要表现为浅表糜烂或溃疡伴喷射状出血，出血处有时可见小动脉。有时溃疡病灶小，直径约2～5mm，不易发现，此病常在出血时检查确诊，如出血停止后检查，常因黏膜损伤小、已好转或修复而难以确诊。Dieulafoy溃疡忌行活检，以免引起致命性大出血。

18. 何为胃底静脉曲张？其可分为哪两部分？其内镜下表现？

食管胃底静脉曲张（esophageal and gastric varices, EGV）是指各种原因导致门静脉高压时，门静脉回流受阻，导致门静脉系的胃左静脉、胃短静脉与腔静脉系统的奇静脉之间的胃底和食管黏膜下静脉开放，可分为食管静脉曲张（esophageal varices, EV）、胃底静脉曲张（gastric varices, GV）。

胃底静脉曲张又可分为两部分。①胃贲门部的静脉曲张，多数由贲门小弯侧延续至胃体，同时可合并食管静脉曲张。②胃贲门部的孤立（或瘤样）的静脉曲张，局限于胃底，无明显食管静脉曲张，在黏膜下行走，表面蓝色及红色征均无食管静脉曲张明显，在内镜下有误诊为胃底黏膜下肿瘤的可能。

内镜下可见胃底有结节状或分叶状隆起性病变，常位于贲门周围，可呈蓝紫色，但由于胃底黏膜较厚，有时黏膜色泽也可基本正常。超声内镜是最好的确诊方法，声像图特征为黏膜下层有多个相通的液性无回声区，部分可融合成团状，突向胃腔。见图5-19。

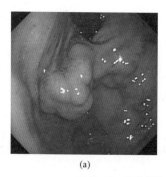 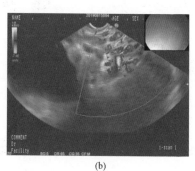

(a)　　　　　　　　　　　(b)

图5-19　胃底静脉曲张胃镜及超声内镜下表现

19. 何为门脉高压性胃病？其内镜下是何表现？

门脉高压性胃病（portal hypertensive gastropathy, PHG）又称充血性胃病（congestive gastropathy, CG），其胃的组织病理学表现为黏膜层毛细血管扩张，黏膜下层小静脉不规则扩张扭曲，以胃体远端和贲门部病变最明显，其中部分患者的胃黏膜下血管变化显著，但无炎性改变或仅有轻度炎症变化。

内镜下表现为各种形态的充血性红斑（如蛇皮征、马赛克征、樱桃红斑）和糜烂，伴或不伴有出血。见图5-20。

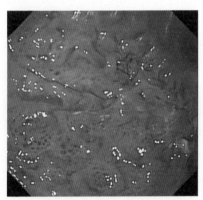

图5-20 门脉高压性胃病

20. 何为胃黏膜下肿瘤？胃黏膜下肿瘤有哪些常见的病理类型？其内镜下特点如何？

胃黏膜下肿瘤（gastric submucosal tumors, SMTs）并不是一种疾病，而是根据形态学判断的位于黏膜下的各种肿瘤的总称，表面有正常的黏膜覆盖。大多数的黏膜下肿瘤是非上皮源性的，主要来源于胃壁的间叶组织。常见的黏膜下肿瘤有间质瘤、纤维瘤、脂肪瘤、血管球瘤、平滑肌瘤、异位胰腺等，其中间质瘤较为常见。

内镜下特点如下。①呈丘状、半球形或球形隆起；②基底多宽大，边界不太明显；③表面黏膜光滑，色泽与周围黏膜相同或略发白，瘤体较大时顶部有时可出现缺血坏死性溃疡；④可见到桥形皱襞，它是正常黏膜皱襞被肿瘤顶起而形成的自肿块向周围正常黏膜延伸的形态似桥的黏膜皱襞，是内镜诊断黏膜下肿瘤的重要依据之一，但在较小的黏膜下肿瘤中很少见到桥形皱襞；⑤大多数的胃异位胰腺位于黏膜下层，亦可累及全层，其表面可呈脐样、盘样、新月样凹陷。见图 5-21、图 5-22。

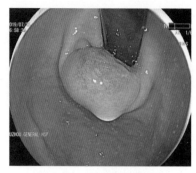 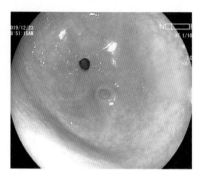

图 5-21　贲门黏膜下肿物　　　　　　图 5-22　胃窦异位胰腺

21. 哪些消化道黏膜下肿瘤可以行内镜下切除？常见的 SMTs 内镜下切除技术有哪些？

对于转移风险低且可能内镜下完整切除的消化道所有黏膜下肿瘤都可考虑行内镜下切除。①对于术前检查怀疑或活组织病理学检查证实存在恶性潜能的肿瘤，在内镜下切除技术允许的前提下，可考虑行内镜下切除；②对于有症状（如出血、梗阻）的黏膜下肿瘤，可考虑行内镜下切除；③对于术前检查怀疑或病理学检查证实良性，但患者不能规律随访或随访期内瘤体短时间增大及内镜治疗意愿强烈的患者，可选择行内镜下切除。

常见的 SMTs 内镜下切除技术如下。

（1）内镜圈套切除术（endoscopic trepanned resection, ETR）　一般适用于较为表浅、术前 EUS 和 CT 检查确定突向腔内、通过圈套器可以一次性完整切除的 SMTs。

（2）内镜黏膜下挖除术（endoscopic submucosal excacation, ESE）　ESE 是 ESD 的发展和延伸，一般适用于直径大于等于 2cm，

术前 EUS 和 CT 检查确定肿瘤突向腔内的 SMTs。直径小于 2cm，但起源较深，内镜圈套切除困难的肿瘤，可行 ESE。

（3）经黏膜下隧道内镜肿瘤切除术（submucosal tunneling endoscopic resection, STER） STER 技术是在经口内镜下肌切开术（peroral endoscopic myotomy, POEM）基础上发展而来的一项新技术，也是 ESD 技术的延伸，一般适用于起源于固有肌层的食管及胃 SMTs。STER 的一个主要局限在于有些部位的隧道很难建立，如肠道壁薄弱，早期动物实验证实其隧道技术并不可行。

（4）内镜全层切除术（endoscopic full-thickness resection, EFTR） EFTR 一般适用于起源于固有肌层、CT 检查发现肿瘤突向浆膜下或部分腔外生长以及 ESE 术中发现瘤体与浆膜层紧密粘连而无法分离的胃、十二指肠、结直肠 SMTs 及直径大于 5cm 不能行 STER 治疗的食管 SMTs。

（5）内镜和腹腔镜联合技术 当肿瘤较大时，单靠内镜难以切除，并且穿孔、出血发生可能性较高。此外，如腹腔镜手术时肿瘤较小，难以寻找；病变部位难于准确定位；患者除患有消化道疾病还合并有其他部位疾病需要联合手术者，都可行内镜和腹腔镜双镜联合进行切除。

22. 何为胃黏膜相关淋巴组织淋巴瘤？其内镜下表现如何？

胃黏膜相关淋巴组织（mucosa associated lymphoid tissue lymphoma, MALT）淋巴瘤是原发性胃肠道淋巴瘤（primary gastrointestinal lymphoma, PGIL）的特殊类型，原发性胃淋巴瘤是原发于胃，起源于黏膜下层淋巴组织的恶性肿瘤，除胃癌以外胃发病率最高的恶性肿瘤，约占所有胃恶性肿瘤的 3%～11%，主要分为高度恶性的弥漫大 B 细胞淋巴瘤及低度恶性的 MALT 淋巴瘤。胃 MALT 淋巴瘤病因和发病机制尚未完全阐明。但研究发现其 Hp 检出率可达 80% 以上，有效抗 Hp 治疗可使胃 MALT 淋巴瘤消退。

MALT 淋巴瘤内镜下（图 5-23）特点如下。

（1）肿块型 表现为胃黏膜肥大及水肿，出现多发、大小不

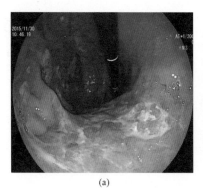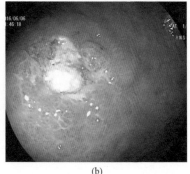

(a)   (b)

图 5-23　胃 MALT 淋巴瘤

等的扁平型肿块或结节状隆起向腔内形成假息肉状。表面黏膜光滑、完整，肿块较大时表面有糜烂及浅表性溃疡形成。

（2）浸润型　广泛浸润时，可使胃壁增厚变硬，一般管腔不狭窄，表面黏膜皱襞粗大似皮革胃。局限性浸润时，出现局部黏膜皱襞隆起、增厚，与正常组织间界限不清。

（3）溃疡型　在浸润性肿瘤的表面，形成多发浅表型溃疡，溃疡多呈不连续性，地图状分布，深浅不一，底部较平坦，溃疡边缘明显增厚，但周边无环堤状隆起，也可形成单一的巨大溃疡。

（4）结节型　主要表现为黏膜表面多发性或弥漫性的结节样隆起，伴有表面表浅糜烂。

23. 什么是胃神经内分泌肿瘤？其内镜下特点是什么？

神经内分泌肿瘤（neuroendocrine neoplasms, NENs），以往习惯统称为"类癌"，是一类起源于干细胞且具有神经内分泌标记物，能够产生生物活性胺和（或）多肽激素的肿瘤。其中，临床上以胃肠胰神经内分泌肿瘤（gastroenteropancreatic neuroendocrine neoplasms, GEP-NENs）最为常见，GEP-NENs 主要发生在消化道或胰腺，能产生 5- 羟色胺代谢产物或多肽激素，如胰高血糖素、胰岛素、胃泌素或促肾上腺皮质激素等。如果肿瘤分泌的激素能引起相应的临床症状，归为功能性 NENs；如果血和尿液中可以检测到胰多肽（pancreatic polypeptide, PP）等激素水平升高，却无相关症状（即使存在肿瘤压迫的表现），通常归为无功能性NENs。胃神经内分泌肿瘤（gastric neuroendocrine neoplasms, g-NENs）可分为四型（表5-5）。

表5-5　胃神经内分泌肿瘤分型

项目	1型	2型	3型	4型
细胞来源	D细胞	G细胞	ECL细胞（肠嗜铬样细胞）	EC细胞（肠嗜铬细胞）
比例%	70～80	5～6	14～25	少见
好发部位	胃底/体	胃底/体	任何部位	任何部位
肿瘤特征	<2cm，多发	<2cm，多发	>2cm，单发	>2cm，单发
外观	息肉	息肉	息肉/溃疡	息肉/溃疡
预后	好	较好	差	极差

内镜下表现特点如下。1型g-NENs在白光内镜和色素内镜下观察，特征表现为隆起中央部有发红、边界不清楚的凹陷，存在扩张、分支的粗血管；窄带光成像放大内镜观察的特征表现为伴有黑褐色或青色粗细不等的血管，可见粗的、扩张分叉的血管，中心凹陷部有细小密集的螺旋状血管。2型主要变现为多发息肉样的肿物。3型和4型多为溃疡型，可表现为胃窦多发不规则片状溃疡，胃体有溃疡型肿物。见图5-24。

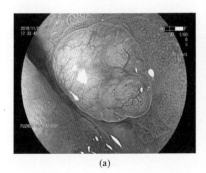
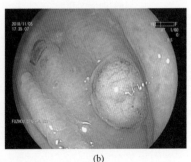

(a)　　　　　　　　　　　　(b)

图5-24　胃神经内分泌肿瘤

24. 进展期胃癌的内镜下表现及其分型如何？

胃癌的 Borrmann 分型（图 5-25）是目前国内最普遍采用的进展期胃癌分型方法，主要根据肿瘤在黏膜面的形态和胃壁内浸润方式进行分型。

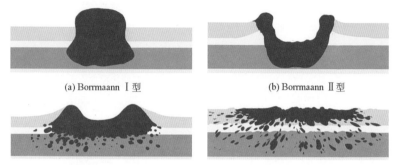

(a) Borrmaann Ⅰ型　　　　　　(b) Borrmaann Ⅱ型

(c) Borrmaann Ⅲ型　　　　　　(d) Borrmaann Ⅳ型

图 5-25　胃癌的 Borrmann 分型示意

（1）Borrmann Ⅰ型　又称息肉型或蕈伞型，肿瘤呈息肉样，向胃腔内隆起生长，表面可有糜烂或溃疡，与周围正常黏膜分界清楚，此型不多见。

（2）Borrmann Ⅱ型　又称溃疡型，单个或多个溃疡，溃疡周围有明显高起的周堤，与四周正常黏膜分界清楚，周围黏膜无肉眼可见的癌浸润表现，此型常见。

（3）Borrmann Ⅲ型　又称溃疡浸润型，溃疡边缘隆起而有结节状，在癌性溃疡的四周或某一处有肉眼可见的癌浸润，向外伸延，并与正常黏膜分界不清，此型最常见。

（4）Borrmann Ⅳ型　又称弥漫浸润型，癌肿在胃壁内广泛浸润，黏膜表面高低不平或呈大小不等的结节状，可伴有多个深浅不等的溃疡，亦可由癌浸润而形成巨皱襞（恶性巨皱襞），同时癌肿与邻近的正常黏膜分界不清，病变处胃壁增厚、僵硬、局部蠕动消失，充气不张，以致胃腔狭小。若累及全胃，可使整个胃壁增厚、僵硬，称为"皮革胃"。

25. 胃大部切除术后，内镜下有何表现？

（1）Billroth Ⅰ式　镜下残胃由胃体上部构成。残胃腔较大，残胃腔的前方可见一椭圆形吻合口。吻合口下方仅一个十二指肠输出襻，其小肠黏膜环形皱襞及乳头清晰可见。见图5-26（a）。

（2）Billroth Ⅱ式　残胃和吻合口同Billroth Ⅰ式相仿，但残胃腔较小，吻合口直径3cm左右，镜易过。吻合口近胃端黏膜由于胃肠的缝合形成有规则的皱褶。皱褶表面光滑平整，橘红色。吻合口下方为浅红色或橘黄色的空肠黏膜及空肠黏膜环形皱襞。吻合口下方见到两个腔，分别为输入襻和输出襻开口，经输入襻开口向下，除可见到乳头外，有时还可见到十二指肠残端缝合处。见图5-26（b）。

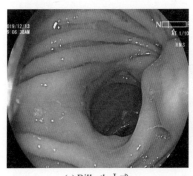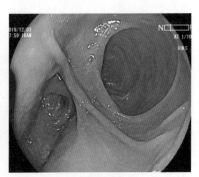

(a) Billroth Ⅰ式　　　　　　(b) Billroth Ⅱ式

图5-26　胃大部切除术后内镜下表现

三、早期胃癌及癌前病变的内镜下诊断

26. 什么是早期胃癌？

早期胃癌（early gastric cancer, EGC）是指癌组织仅局限于胃黏膜层或黏膜下层，不论有无淋巴结转移。早期胃癌的概念是1962年由日本消化内镜协会提出的，但在当时病理学家对此名称存在争议，认为称为"浅表胃癌"更合适。虽然早期胃癌本质上属于恶性

肿瘤，但是基于其少见淋巴结转移的特性和明显高于进展期胃癌的生存率，认为它是一种可治愈的肿瘤，所以"早期胃癌"的概念在日本消化内镜协会的坚持下沿用至今。

27. 早期胃癌在白光内镜下有哪些表现?

相比较晚期胃癌而言，早期胃癌因为病变比较小，不容易被识别出来，但是早期胃癌在白光胃镜下也有一定特殊的表现，内镜医师需了解掌握。总的来说，在非萎缩性胃炎的背景下，应着重观察褪色调病变，而在萎缩性胃炎的背景下，需要重点观察发红病变或白色隆起性病变，详细说来，如果白光胃镜下出现以下病变，需要警惕早期胃癌的可能：病灶黏膜局部发红或苍白、糜烂、自发性出血、颗粒或结节，血管走形紊乱或消失，异常肿瘤血管形成，腺管开口紊乱消失等。见图 5-27。

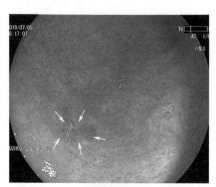

(a) 胃黏膜发红

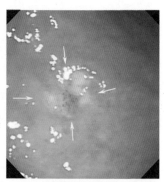

(b) 胃黏膜呈褪色调改变

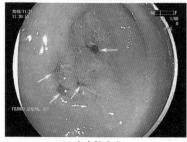

(c) 自发性出血

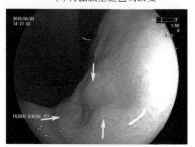

(d) 结节样隆起

图 5-27　早期胃癌在白光内镜下表现

28. 哪些部位为早期胃癌好发部位？哪些部位为内镜下容易漏诊的部位？

早癌胃癌可发生在胃的任何部位，但是有一定的好发区域，主要有贲门和贲门下小弯侧及后壁，胃角及胃窦部，其中以胃窦部小弯侧较为多见。

胃镜在检查过程中有一些部位因处于视线的切线位，容易漏诊（图5-28），因此需要特别注意，主要的部位有贲门周围（特别是贲门小弯侧及后壁）、胃体后壁、胃体大弯侧、胃角部、胃底大弯侧、十二指肠球部及幽门正后方。此外胃体上部小弯、胃体下部后壁、胃体上部前壁也相对容易被忽视。

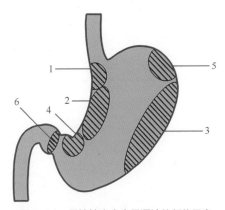

图5-28 胃镜检查中容易漏诊的部位示意

1—贲门、特别是小弯；2—胃体后壁；3—胃体大弯；4—胃角部；
5—胃底大弯；6—球部、幽门正后

29. 有哪些内镜技术可以帮助提高早期胃癌的诊断率？

放大内镜或其与色素染色、电子染色等技术结合可提高早期胃癌的诊断率。

（1）放大内镜是通过在普通电子内镜基础上增加变焦镜头，使黏膜组织光学放大几十倍的消化内镜检查方法。通过放大内镜下观察消化道黏膜表面腺管开口、微血管及毛细血管等微细结构的改变，有利于判断黏膜病变的病理学性质，明确病变浸润范围及提高活检准确性。

（2）染色内镜是指应用特殊的染料对胃肠道黏膜进行染色，使黏膜的结构更加清晰，使病变部位与周围的对比加强，轮廓更加清楚，从而提高病变的检出率，常用的染料有醋酸和靛洋红等。

（3）电子染色内镜包括内镜窄带成像技术（narrow band imaging, NBI）、蓝激光成像技术（blue laser imaging, BLI）、联动成像技术（linked color imaging, LCI）等。

30. 醋酸染色的原理是什么？如何进行醋酸染色？

临床上常常使用食用白醋（浓度多数为 5%）稀释至浓度约为 1.5% 的溶液代替醋酸进行染色，是一种易于获取的可提高胃早癌检出率的实用方法。醋酸与胃黏膜及其微环境主要发生以下几种化学反应。①醋酸与胃黏膜的表面黏液发生反应，使得黏液变稀，易于冲洗，更容易观察黏膜表面细微结构。②醋酸进入细胞胞浆发生反应，细胞变厚，透光性下降，使得黏膜表面微结构更加清晰、立体，易于评估微结构是否融合消失；另一方面，表面黏膜产生的"白化反应"，不同病变持续时间不同，正常黏膜可持续 1～2min，而分化型胃早癌往往持续时间较短（10s 左右）。需要指出的是，低分化癌及一部分中分化腺癌喷洒醋酸后可能边界反而更不清晰。醋酸染色前后对比见图 5-29。

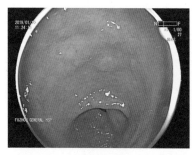 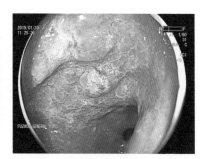

(a) 染色前　　　　　　　　　　　　(b) 染色后

图 5-29　醋酸染色后黏膜表面微结构更加清晰、立体，黏膜出现白化反应

31. 靛洋红染色的原理及其方法是什么?

与醋酸染色不同,靛洋红是通过物理作用,即通过重力的作用重新分布来突出显示病灶的形态和边界。使用靛洋红染色时,首先要清除黏膜表面附着的黏液,否则染色效果很差、无法勾勒病灶形态。其次,喷洒靛洋红后不急于观察,常需延迟 30s 至 3min来获取最佳观察效果。需要指出的是,因为 0-Ⅱb 型病灶表面形态极其平整,靛洋红染色对其效果不佳。靛洋红染色前后对比见图 5-30。

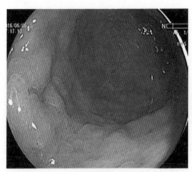

(a) 染色前 　　　　　　　　　　　　　(b) 染色后

图 5-30　靛洋红染色后病灶的形态和边界显示更突出

32. 放大内镜下正常胃底腺区域表现是怎样的?

胃底腺主要分布于胃底及胃体部位。放大内镜下正常胃底腺为蜂巢样的多边形结构,其中多边形的边,解剖学上为上皮下毛细血管网(SECN),呈深褐色。蜂巢的中间有时可见到深色的隐窝开口,为点状结构;部分可在隐窝开口的点状结构旁边看到白色半透明的隐窝边缘上皮,为类圆形结构。此外,还可以看到规律排列的暗绿色树枝样血管(也可描述为鸟爪状),称为集合细静脉的规则排列(regular arrangement of collection venules, RAC),主要在胃体下部小弯侧及胃角部观察。正常胃底黏膜(胃底腺)结构见图 5-31。

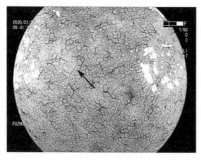

(a) 放大内镜下　　　　　　　　(b) 示意

图 5-31　正常胃底黏膜（胃底腺）结构

33. 放大内镜下正常幽门腺区域结构的表现如何？

与胃体、胃底区域不同，胃窦幽门腺区域小凹开口为裂隙状形态，像相互交错的田间水沟，中央为螺旋形深褐色的上皮下毛细血管网（SECN），外围为线样或网格样浅色的腺管边缘上皮。此外，由于该区域集合小静脉位置较深，看不到 RAC 样结构。正常胃窦黏膜（幽门腺）结构见图 5-32。

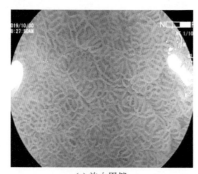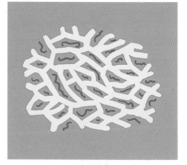

(a) 放大胃镜　　　　　　　　(b) 示意

图 5-32　正常胃窦黏膜（幽门腺）结构

34. 亮蓝嵴的定义及临床意义分别是什么？

ME+NBI 下观察，胃黏膜肠化生部位黏膜的隐窝边缘上皮周边可见到一条亮蓝色的细线，即亮蓝嵴（light blue crest, LBC），在组织学上为肠化生上皮刷状缘反光所致。LBC 诊断胃黏膜肠上皮化生的准确性可达 91%。亮蓝嵴的内镜表现见图 5-33。

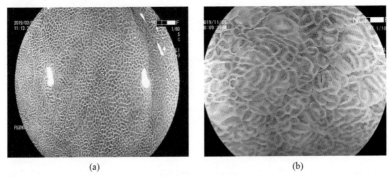

(a)　　　　　　　　　　　　　　　　(b)

图 5-33　亮蓝嵴的内镜表现

35. 什么是 RAC？RAC 的临床意义是什么？

在胃底腺分布的区域，ME-NBI 下可以看到规律排列的暗绿色树枝样血管（也可描述为鸟爪状），称为集合细静脉的规则排列（regular arrangement of collection venules, RAC），白光下表现为规则排列的颗粒样（微细红点）（图 5-34）。在正常的胃体、胃底部黏膜（为胃底腺分布区域），可以观察到 RAC，但主要在胃体下部小弯侧及胃角部观察。有研究表明，用 RAC 判断无 Hp 感染的敏感度是 89.1%，特异性是 79.8%。而在 Hp 现症感染中和 Hp 既往感染的胃中则不易见到 RAC。

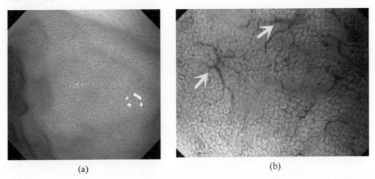

(a)　　　　　　　　　　　　　　　　(b)

图 5-34　白光下表现为规则排列的颗粒样（微细红点）

36. 白色不透明物质及其临床意义是什么？

在放大内镜下，有时可见到黏膜表面存在白色不透光物质，造成微血管结构观察不佳，此即白色不透明物质（white opaque substance, WOS）。WOS 多数存在于浅表隆起型病灶（0-Ⅱa）表面中，其本质可能为微小脂滴的沉积。WOS 在内镜下可有两种形态（图 5-35）：①规则 WOS，形状规则的斑点或者呈规则的网格状，多出现在胃腺瘤中；②不规则 WOS，形状不规则、杂乱的不对称分布，多出现在分化型胃早癌中。值得指出的是，未分化型胃早癌中一般见不到 WOS。

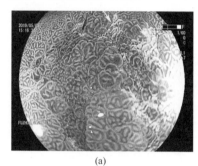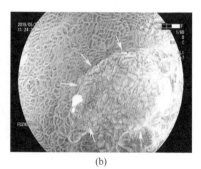

(a)　　　　　　　　　　　(b)

图 5-35　白色不透明物质的内镜表现

37. 什么是白色球状物？

白色球状物（white globe appearance, WGA）为 ME+NBI 检查时上皮下的一类小的白色球形状病变，由 Yashida 等在 2015 年提出，具有三个特点：①常常分布于病变的边缘；②球状物本身边缘到中心逐渐变白，具备球样的形态；③表面具有微血管。见图 5-36。与 WGA 联系比较紧密的一种病理表现为管腔坏死碎屑（intraglandular necrotic debris, IND），为扩张腺体内的含坏死上皮碎屑的嗜酸物质，特征为胞浆空泡化和黑色胞核。WGA 在胃癌中的内镜下检出率为 21.4%，作为内镜下胃癌标志物的诊断，敏感度是 21.4%，特异性是 97.5%，提示 WGA 是一种低敏感度而高特异性的标志物。

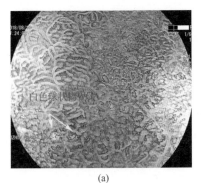
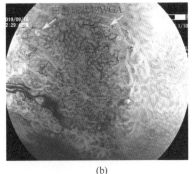

|(a)|(b)|

图 5-36　白色球状物的内镜表现

38. 什么是上皮环内血管？其临床意义是什么？

ME+NBI 下可观察到乳头状腺癌的独特 MV 表型即上皮环内血管（vessels within epithelial circle, VEC），为相对独立的白色圆环或者椭圆环，这些环内部的微血管结构（MV）扩张迂曲，但几乎局限于环内；而这些环排列相对有序，为规则的黏膜表面微结构（MS）。观察到 VEC 可能是乳头状腺癌的一个特征；但也有观察到 VEC 的胃早癌约四分之一同时存在未分化癌和黏膜下浸润，提示 VEC 形态可以成为术前预测肿瘤恶性程度的有效标志物。

39. 放大内镜下如何诊断早期胃癌？

随着高清放大染色内镜的广泛应用，日本学者八尾建史教授提出了内镜下诊断早期胃癌的 VS 分类系统，因其识别早期胃癌的准确性很高，逐渐被内镜学家所接受。所谓 VS 分型是 vessel plus surface 的缩写，其判断流程是：①首先判断病灶是否与周边组织有明显的分界线，有即是 demarcation line（DL）阳性；②V 代表微血管结构，阳性即是指表面微结构不规则或消失；③S 代表黏膜表面微结构，阳性即是指表面微结构不规则或消失。符合上面第一条加上后两条中的任意一条即可初步考虑为早期胃癌。需要指出的是，由于胃黏膜慢性炎症的背景存在，符合 VS 分型的病灶约 85% 为真正意义上的早期胃癌，另外约 15% 可能为炎症等病变；但是不符合 VS 分型病灶，则可以 99% 地排除分化型早期胃癌，但未分化型早期胃癌有时无典型的 VS 表现。放大内镜下诊断分化型早期胃癌流程见图 5-37。

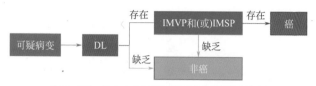

图 5-37 放大内镜下诊断分化型早期胃癌流程

40. 如何通过内镜表现来判断早期胃癌的组织学类型？

VS 分型可以帮助区分癌与非癌，而 Akira 对 MV 的进一步分型则有助于判断病灶的组织学类型。简而言之，精细网格（fine network pattern, FNP）提示病灶为分化型胃癌，螺旋型（corkscrew pattern, CSP）则提示病灶为低分化或者未分化型胃癌。更进一步，之前一直被定义为"未分类型"小叶内环型（intra-lobular loop pattern, ILL）可以被进一步细分，其中 ILL-1 大部分为分化型腺癌，ILL-2 主要分布于分化型腺癌，但也可在未分化腺癌中存在。MV 的胃早癌 ME+NBI 分型示意见图 5-38。

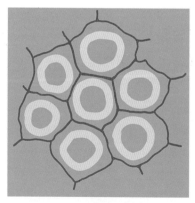

(a) FNP

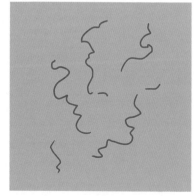

(b) CSP

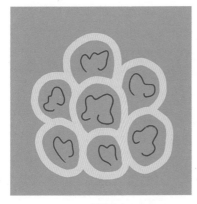

(c) ILL-1

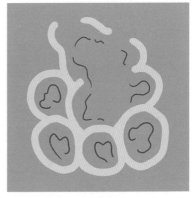

(d) ILL-2

图 5-38　MV 的胃早癌 ME+NBI 分型示意

41. 内镜下如何更准确判断早期胃癌的侧向浸润范围？

如果考虑行内镜下 ESD 治疗的病灶，判断早期胃癌浸润的侧向范围尤其重要，主要有以下一些方法。

（1）常规白光内镜下观察病灶的边界　分化型腺癌一般表现为发红病灶，边界较为清晰，但若背景黏膜有炎症、Hp 感染或肠上皮化生等影响时，边界可变得模糊。

（2）NBI 放大下观察病灶的边界　在放大内镜下从背景黏膜开始，通过观察表面的微结构及微血管变化来确定边界，必要时可喷洒醋酸后进行放大观察。但需要指出的是，因为放大内镜的视野较小，在确定边界时容易出现"盲人摸象"的错觉，一般需要结合白光及靛洋红染色来确定边界。

（3）喷洒靛洋红确定病灶的边界　靛洋红能沉积于胃黏膜的凹陷部位，使病灶更加凸显、边界更加明显。需要指出的有两点：第一，在喷洒靛洋红前应祛除胃腔内的黏液，以防靛洋红附着于黏液表面影响表面纹理的观察；第二，靛洋红对 0-Ⅱb 型病变效果不佳，有些平坦型病变在喷洒靛洋红后边界更加模糊。

（4）喷洒冰醋酸确定边界　喷洒醋酸可突出显示病灶表面黏膜的微细结构变化，染色后发红的区域可提示肿瘤性病灶边界。

（5）醋酸联合靛洋红染色法

① AIM 法：喷洒 0.75%～1.5% 的醋酸和 0.1%～0.4% 的靛洋红组成的混合液，使病灶边界变清晰。

② AI 三明治法：10～20mL 1.5% 的醋酸喷洒病灶黏膜及周围，30～60s 后于病灶黏膜及周围再次喷洒 10～20mL 0.2% 的靛洋红，20～30s 后用清水冲净，观察病灶边界。

（6）贲门病灶靠近食管鳞状上皮时，需要排除病灶往黏膜下浸润但是表面无任何征象的可能，此时行 ESD 口侧标记应包含部分的鳞状上皮。

（7）未分化型腺癌一般呈边界相对清晰的发白病灶，多数为轻度凹陷的Ⅱc 型，但是未分化型早期胃癌往往会出现黏膜下潜行浸润及跳跃转移，若考虑行内镜下 ESD 治疗，一般需要在可见边界周边四个象限旁开 1cm 各活检一块进行病理评估。

42. 如何判断早期胃癌的浸润深度？

目前放大内镜在判断胃癌浸润深度上准确性仍不是很高，主要原因是胃癌的组织学的多样性以及伴有慢性炎症背景等。但是，仍然可以通过如下方法来判读胃癌的浸润深度。

（1）不同巴黎分型的早期胃癌黏膜下层浸润的概率不同，其中Ⅰ型、Ⅱc+Ⅱa 型、Ⅱa+Ⅱc 型有超过 50% 的概率出现黏膜下层浸润，最常见的早期胃癌形态Ⅱc 型平均黏膜下层浸润的概率约为 37%。值得一提的是，很多貌似Ⅱa+Ⅱc 型早期胃癌周边为反应性隆起，而非癌性浸润，若充气足够，仔细判别实则应为Ⅱc 型早期胃癌。

（2）白光下判断出现黏膜下浸润的常见特征有凹陷处的胃壁增厚、凹陷处的胃壁僵硬、黏膜表面形态消失、凹陷处广泛发红、黏膜下肿瘤样环周隆起、病灶周边呈堤状隆起伴出现断崖征。

（3）八尾建史教授提出通过简单充气试验来判断是否有黏膜下浸润的方法，称为"非延展征"，其具体指的是胃内尽量充气后，黏膜内癌变得更加平整和延展（图 5-39）；与之相反，黏膜下层浸润的胃癌则隆起更加明显，称为"台状隆起"（图 5-40）。

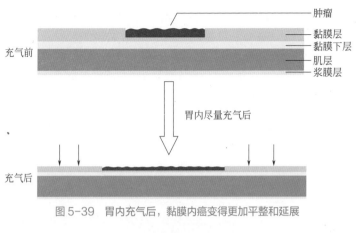

图 5-39 胃内充气后，黏膜内癌变得更加平整和延展

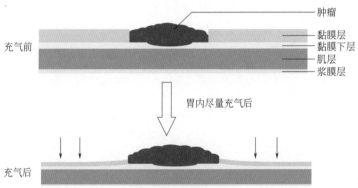

图 5-40 胃内充气后，胃黏膜下层浸润的胃癌"台状隆起"明显

（4）EUS 在评估是否有黏膜下浸润具有较大的价值，但需要指出的是，由于贲门癌 EUS 评估时难度较大，容易出现判断过深的情况，而贲门癌外科需要行全胃切除术，可以在与患者及家属充分沟通的情况下行诊断性 ESD，通过术后病理来最终判断浸润深度，必要时再追加外科手术。

43. 早期胃癌 ESD 术的适应证是什么？

日本胃癌协会制定的第五版《日本胃癌治疗指南》提出早期胃癌内镜下切除术的适应证（表 5-6）。由于考虑到在现实工作中，术前准确诊断 SM1 比较困难，往往需要术后病理进行测量判断，且 SM1 是统计分层的分析结果，现实解剖不存在分界。因此，在 2018 年，我国令狐恩强教授组织 30 多位消化、内镜及病理相关领域的专家，参考国内外相关指南及最新研究进展，共同制定了我国《早期胃癌内镜下规范化切除的专家共识》（表 5-7）。该意见中，把术前怀疑黏膜下浅层浸润放在诊断性切除中，相对符合国人思维。

表 5-6　日本早期胃癌内镜下切除术的适应证

浸润深度	溃疡	分化型		未分化型	
cT1a（M）	UL（-）	≤2cm	>2cm	≤2cm	>2cm
	UL（+）	≤3cm	>3cm		
cT1b（SM）	SM1	≤3cm	>3cm		
	SM2				

■ 绝对适应证　　■ 相对适应证　　■ 非治愈性切除

注：cT1a（M）为术前诊断为黏膜内癌；cT1b（SM）为术前诊断为黏膜下癌；UL 为溃疡形成（瘢痕）。

表 5-7　我国《早期胃癌内镜下规范切除的专家共识》

浸润深度	溃疡	分化型		未分化型	
cT1a（M）	UL（-）	*		≤2cm	>2cm
	UL（+）	≤3cm	>3cm		
cT1b（SM）	SM1				
	SM2				

■ 绝对适应证　　■ 扩大适应证　　■ 非适应证

注：cT1a（M）为术前诊断为黏膜内癌；cT1b（SM）为术前诊断为黏膜下癌；UL 为溃疡形成（瘢痕）；* 为不再限定病变大小。

44. 如何理解早期胃癌 ESD 术后的 eCura 评价系统？

在 2017 年，日本 Hatta W 等教授提出了 eCura 评价系统，便于在胃癌术后进行根治性评价。2018 年日本胃癌协会制定的第五版《日本胃癌治疗指南》中认为根治性的评价中"非治愈性切除"等表达不适合，因此进一步规定了"内镜根治度（eCura）"的定义，通过局部肿瘤是否完整切除、淋巴结的转移风险这两个维度进行评估，并提出相对应的建议处理策略。由低到高可分为 eCura A、eCura B、eCura C-1、eCura C-2 四个等级，随着分组等级的提高，淋巴结转移风险程度也随之增高，相对应的处理策略也需更加积极。eCura 评价系统分组及相对应的建议处理策略见表 5-8。

表 5-8 eCura 评价系统分组及相对应的建议处理策略

项目	满足条件	建议处理策略
eCura A	内镜下整块切除，满足 ESD 绝对适应证	每 6 个月或 12 个月进行内镜随访
eCura B	内镜下整块切除，满足 ESD 相对适应证	淋巴结转移风险较高，随访时需联合超声或 CT
eCura C-1	分化型癌，未能实现整块切除，或侧切缘阳性，满足 eCura A 或 eCura B 的其他条件	主要为局部切缘问题，可以采用局部治疗，如再次行 ESD、内镜下消融等，也可考虑 ESD 的热效应，采取积极随访的办法
eCura C-2	术后病理提示超 ESD 适应证	原则上建议手术，但也强调与患者沟通的重要性；对于高龄 / 手术风险高的患者，应告知其淋巴结转移风险

45. 如果患者出现非治愈性切除，应该如何处理？

当胃早癌 ESD 术后病理提示超 ESD 适应证时（如到 eCura C-2）；可根据日本 Hatta W 等教授提的 eCura 评价系统，进行非治愈性评估，这样能更好、更量化地预测非治愈性切除患者的淋巴结转移（lymph node metastasis, LNM）风险，为患者治疗方案的选择提供较为充分的依据。通过患者术后的病理结果对早期胃癌 ESD 治疗后存在 LNM 的潜在风险进行量化评分。具体相关评分项目、相关风险预测及建议处理策略详见表 5-9、表 5-10。

表 5-9 eCura 评价系统具体评分项目

影响因素	分值比重	影响因素	分值比重
病变大小（＞30mm）	1	血管浸润（+）	1
浸润深度（＞SM1）	1	垂直切缘（+）	1
淋巴管浸润（+）	3		

表 5-10　eCura 评价系统相关风险程度预测及建议处理策略

风险	评分/分	LNM率	5年复发率	5年肿瘤特异性生存率	建议处理策略
低风险	0～1	2.5%	0.7%	99.6%	保守治疗及密切随访
中风险	2～4	6.7%	5.7%	96%	尚无明确定论
高风险	5～7	22.7%	11.7%	90.1%	应追加外科手术

46. 什么是除菌后胃癌?

随着根除幽门螺杆菌观念的深入,临床越来越多的患者发现胃癌时已处于已根除 Hp 的状态。所谓除菌后胃癌,即根除幽门螺杆菌 1 年以后被发现的胃癌。但是严格来说,除菌后被发现的胃癌可以分成"除菌后发生的胃癌"和"除菌前已经发生、但是除菌后被发现的胃癌"两种。所以,为了强调除菌后才发现的胃癌,而不是除菌后从癌细胞发展来的胃癌,日本的八木一芳教授提出了"除菌后发现胃癌"这个概念。

47. 内镜下除菌后发现胃癌的高风险表现有哪些?

除菌后,白光内镜观察伴有肠化和萎缩性胃炎的患者胃黏膜,表现为平坦或轻微凹陷的发红斑驳状红斑,即京都胃炎分型中的地图样发红,为肠上皮化生的典型表现。八木一芳将其命名为"色调逆转",其研究表明,色调逆转(地图样发红)为除菌后 Hp 阴性的表现,萎缩区域要比非萎缩区域更红,故称为"色调逆转现象",是除菌后发现胃癌的高风险所见。Hp 感染根除后的色调逆转见图 5-41。

48. 成功根除幽门螺杆菌后,放大胃镜下胃黏膜会发生哪些变化?

无幽门螺杆菌感染时,对非萎缩的胃底腺黏膜进行观察,往往可以观察到集合细静脉(RAC)和(或)毛细血管,NBI 放大

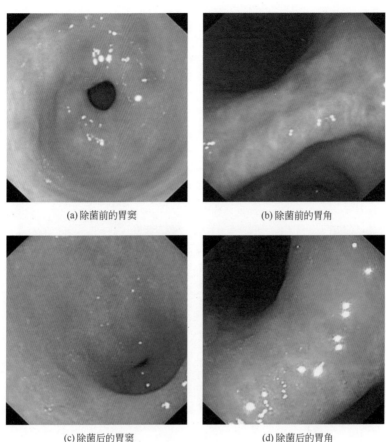

(a)除菌前的胃窦

(b)除菌前的胃角

(c)除菌后的胃窦

(d)除菌后的胃角

图 5-41　Hp 感染根除后的色调逆转

观察下，可见腺窝开口呈黑色针孔状（八木一芳教授等人将其称为针孔 pit），开口围绕的边缘上皮呈现为同心圆状的白区。当 Hp 感染时，由于炎症的浸润，腺体的结构形状与排列变紊乱，胃小凹结构基本消失，黑色针孔状的腺窝开口变得模糊甚至消失，见图 5-42。而在成功根除 Hp 后，炎症消退，非萎缩胃黏膜的胃底腺腺体的结构形状与排列可变得较前规则，重新可以观察到黑色针孔状腺窝开口（图 5-43），白光下表现为再现 RAC，而萎缩的胃黏膜与胃窦部则无明显变化。

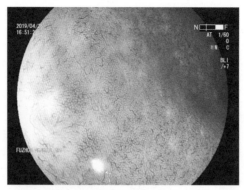

图 5-42　Hp 感染时黑色针孔状的腺窝开口变得模糊甚至消失

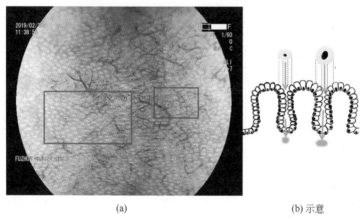

(a)   (b) 示意

图 5-43　根除 Hp 后黑色针孔状的腺窝开口

49. 除菌后发现胃癌在 NBI 放大内镜下观察有什么特点？

除菌后发现胃癌与其他早期胃癌相比，表现更不典型，病变处 NBI 放大内镜观察与周围组织常常很相似，边缘绒毛上皮及微血管异型性降低，辨别较困难。形成上述表现的原因多是癌组织表面有非癌上皮覆盖及癌腺管数量少，病变边缘区域多数情况下有非癌上皮覆盖，造成边界不清晰，此时边界不是一条线，往往形成数毫米宽的"边界带"，ESD 标记时一定要仔细观察，避免侧切缘阳性。

50. 除菌后发现胃癌的病理组织学有什么特点？

除菌后发现胃癌多为局限于黏膜层内的Ⅱc型分化型腺癌，直径相对较小，边界不明确，并常有以下特点：①表层癌上皮和非癌上皮像马赛克一样混杂在一起；②在黏膜深部存在的非癌腺管伸长到表层；③非癌上皮完全覆盖癌表层。

（郑林福　张观坡　许白燕　杨炳灿　黄宇超　郑　锦　蔡雅莉　陈新江　王　雯）

参考文献

[1] 加藤元嗣，井上和彦，村上和成，等.京都胃炎分类 [M]. 吴永友，李锐，译. 沈阳：辽宁科学技术出版社，2018.

[2] 房静远，杜奕奇，刘文忠，等.中国慢性胃炎共识意见（2017 年，上海）[J]. 胃肠病学，2017, 22(11): 670-687.

[3] 龚均，董蕾，王进海，等.实用内科学 [M]. 北京：世界图书出版公司，2017.

[4] 刘彩凤.疣状胃炎与幽门螺旋杆菌感染的临床研究 [J]. 山西大同大学学报（自然科学版），2017, 33(4): 46-47.

[5] 张莉，马师洋，程妍，等.疣状胃炎的内镜及病理分析 [J]. 胃肠病学和肝病学杂志，2016, 25(10): 1151-1155.

[6] 于亚男，田字彬.慢性胃炎的内镜表现 [J]. 临床荟萃，2019, 34(5): 394-398.

[7] 龚均，董蕾，王进海，等.实用内科学 [M]. 西安：世界图书出版公司，2017.

[8] 李转，苏红霞，路红，等.胃息肉的诊治进展 [J]. 胃肠病学和肝病学杂志，2020, 29(01): 93-98.

[9] 夏满奎，贾婷婷，邹晓平，等.常见上皮来源胃息肉的临床病理特征与内镜管理 [J]. 中国临床研究，2018, 31(05): 698-700.

[10] 细井董三.标准胃镜检查 [M]. 汪旭，李昱骧，周建平，等译. 沈阳：辽宁科学技术出版社，2013.

[11] 中国医师协会内镜医师分会消化内镜专业委员会.急性非静脉曲张性上消化道出血诊治指南（2018 年，杭州）[J]. 中华消化杂志，2019, 39(2): 80-87.

[12] 沈曙光，周守凤，郭凯.奥美拉唑联合雷尼替丁治疗糜烂性胃炎的临床疗效及其对消化功能的影响 [J]. 西北国防医学杂志，2019, 40(10): 622-626.

[13] 李兆申.上消化道出血典型病例内镜诊治集萃 [M]. 北京：人民卫生出版社，2013.

[14] 许国铭，李兆申.上消化道内镜学 [M]. 上海：上海科学技术出版社，2003.

[15] 王文生.门脉高压性胃病临床研究进展 [J]. 实用肝脏病杂志，2019, 22(4): 601-604.

[16] 齐志鹏，李全林，钟芸诗，等.中国消化道黏膜下肿瘤内镜诊治专家共识（2018 版）

解读 [J]. 中华胃肠外科杂志，2019, 22(7): 609-612.

[17] 林果为，王吉耀，葛均波，等. 实用内科学 [M]. 15版. 北京：人民卫生出版社，2017.

[18] 徐建明，梁后杰，秦叔逵，等. 中国胃肠胰神经内分泌肿瘤专家共识（2016 年版)[J]. 临床肿瘤学杂志，2016, 21(10): 927-946.

[19] 马欣俐，赵文毅，庄淳，等. 119 例胃肠道神经内分泌肿瘤的病理分型及预后危险因素分析 [J]. 中华胃肠外科杂志，2017, 20(9): 997-1001.

[20] Bosman F T. 消化系统肿瘤 WHO 分类 [M]. 4版. 崔全才，孟宇宏，王鲁平，等译. 北京：诊断病理学杂志社，2012.

[21] 小山恒男. 早期胃癌内镜诊断的方法与策略[M]. 王亚雷，王川，金仁德，等译. 沈阳：辽宁科学技术出版社，2017.

[22] Sumiyama K, Gostout C J, Rajan E, et al. Submucosal endoscopy with mucosal flap safety valve[J]. Gastrointest Endosc, 2007, 65(4): 688-694.

[23] 唐承薇，张澍田. 内科学消化内科分册 [M]. 北京：人民卫生出版社，2015: 10.

[24] 台卫平. Dieulafoy 病的诊断与治疗 [J]. 临床内科杂志，2019, 36(7): 444-446.

[25] 贾馥华，屈亚威，刘海峰. 高分辨率显微内镜对胃溃疡良恶性的鉴别诊断价值 [J]. 中国内镜杂志，2020 (1): 1-11.

[26] Yokoyama Akira, Inoue Haruhiro, Minami Hitomi, et al. Novel narrow-band imaging magnifying endoscopic classification for early gastric cancer[J]. Dig Liver Dis, 2010, 42: 704-708.

[27] Ueo Tetsuya, Yonemasu Hirotoshi, Yao Kenshi, et al. Histologic differentiation and mucin phenotype in white opaque substance-positive gastric. neoplasias[J]. Endosc Int Open, 2015, 3: E597-604.

[28] Yoshida Naohiro, Doyama Hisashi, Nakanishi Hiroyoshi, et al. White globe appearance is a novel specific endoscopic marker for gastric cancer: A prospective study[J]. Dig Endosc, 2016, 28: 59-66.

[29] Doyama H, Yoshida N, Tsuyama S, et al. The "white globe appearance" (WGA): a novel marker for a correct diagnosis of early gastric cancer by magnifying endoscopy with narrow-band imaging (M-NBI) [J]. Endosc Int Open, 2015, 3(2): E120-124.

[30] Hatta Waku, Gotoda Takuji, Oyama Tsuneo, et al. A scoring system to stratify curability after endoscopic submucosal dissection for early gastric cancer: "ecura system"[J]. Am. J. Gastroenterol, 2017, 112: 874-881.

[31] 小山恒男. 胃癌 ESD 术前诊断 [M]. 陈佩璐，钟捷，译. 沈阳：辽宁科技出版社，2015.

[32] 八木一芳，味冈洋一. 放大胃镜诊断图谱 [M]. 吴永友，李锐，译. 2版. 沈阳：辽宁科技出版社，2014.

[33] 所剑，李伟. 第 5 版日本《胃癌治疗指南》解读 [J]. 中国实用外科杂志，2018, 38(4): 407-413.

[34] 北京市科委重大项目《早期胃癌治疗规范研究》专家组. 早期胃癌内镜下规范化切

除的专家共识意见（2018，北京）[J]. 中华消化内镜杂志，2019, 36(6): 381-392.

[35] Yao K. Magnifying endoscopy (ME) of the stomach targeting the microvascular architecture[J]. Zoom Gastroscopy, 2014: 3-12.

[36] 盛剑秋. 消化道早期癌内镜诊断技巧图谱 [M]. 北京：人民军医出版社，2015.

[37] 八木一芳，味冈洋一. H. pylori 除菌后发现胃癌的内镜诊断 [M]. 宫健，刘石，译. 沈阳：辽宁科学技术出版社，2017.

[38] 王蕾，李鹏. 放大内镜用于早期胃癌的诊断 [J]. 中国实用内科杂志，2015, 35(03): 205-207.

[39]Sakaki N, Iida Y, Okazaki Y, et al. Magnifying endoscopic observation of the gastric mucosa, particularly in patients with atrophic gastritis[J]. Endoscopy, 1978, 10: 269-274.

[40] 陈磊，杨建民，李向红，等. 放大内镜下胃病患者胃黏膜微细结构改变及其临床病理意义 [J]. 中华消化内镜杂志，2003 (02): 11-15.

[41] 赵秋燕，王玉平，周永宁. 早期胃癌内镜联合诊断技术研究进展 [J]. 兰州大学学报（医学版），2014, 40(04): 86-92.

① 微信扫描本页二维码
② 添加出版社公众号
③ 点击获取您需要的资源或服务

微信扫码

第六章

十二指肠常见疾病及内镜表现

1. 什么是十二指肠炎? 其主要内镜表现是什么?

十二指肠炎指各种病因（高胃酸分泌、物理化学及生物因素刺激）所致的急性或慢性十二指肠黏膜的炎症变化；内镜下最主要的表现有黏膜充血、水肿，点片状出血、渗出、糜烂，或黏膜粗糙不平呈颗粒样，十二指肠炎以球部最多见。一般十二指肠炎不需要活检，治疗原则与十二指肠溃疡相似，主要是应用抑酸药物，有幽门螺杆菌感染者抗幽门螺杆菌治疗。

2. 十二指肠溃疡的主要内镜表现是什么?

十二指肠溃疡是常见的消化性溃疡，多发生于青壮年，为消化道出血的常见原因。十二指肠溃疡约95%发生于球部，直径一般<1cm，可单发也可多发，在内镜下呈圆形或椭圆形凹陷，也可呈霜斑样、线状，边缘光滑，底部平整，覆盖黄色或白色渗出物，周边黏膜充血水肿，有时可见皱襞向溃疡集中。十二指肠溃疡各分期内镜下表现见图6-1。

3. 什么是十二指肠球后溃疡? 降部溃疡就是球后溃疡吗?

发生在十二指肠上角以下的溃疡称为球后溃疡。按解剖部位划分，十二指肠球后部是指十二指肠球部尖端与降部相交呈弓形的弯曲部，长约3.0cm，而降部则是在该区域以下至横部转折处。因此，将球部以下包括降部的溃疡统称为球后溃疡，发病率约占

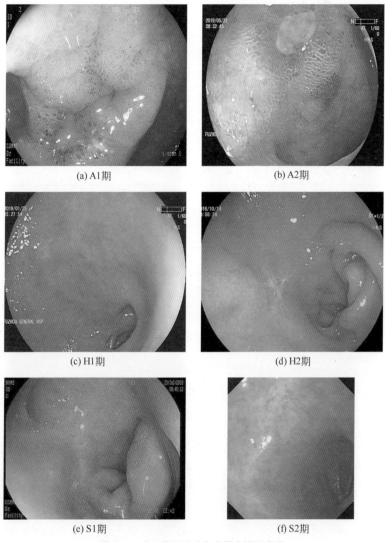

(a) A1期　　　　　　　　　　(b) A2期

(c) H1期　　　　　　　　　　(d) H2期

(e) S1期　　　　　　　　　　(f) S2期

图6-1　十二指肠溃疡各分期内镜下表现

十二指肠溃疡的 5%。

4. 十二指肠溃疡内镜下如何分期?

十二指肠内镜下分期见表6-1。

表 6-1　十二指肠内镜下分期

分期		内镜下表现
活动期 （A期）	A1	苔厚而污秽，其上可有出血点、凝血块，周围黏膜明显充血水肿糜烂
	A2	苔仍较厚，周围黏膜炎症水肿减轻，溃疡边缘可出现红色再生上皮
愈合期 （H期）	H1	溃疡变浅小，苔白且薄，边缘光整，溃疡边缘上皮呈红色栅栏样再生，出现黏膜皱襞集中到溃疡边缘
	H2	溃疡明显变浅，苔白且薄，苔变少，溃疡边缘再生上皮范围变宽
瘢痕期 （S期）	S1	白苔消失，代之以红色上皮及瘢痕
	S2	再生上皮红色消退，瘢痕色白

5. 十二指肠球部溃疡需要常规内镜活检吗？活检时需要注意的事项是什么？

十二指肠球部溃疡恶变率极低，一般情况无需常规取活组织进行病理学检查。对于经正规治疗不能愈合的、形态异常的或球部以外的十二指肠溃疡，通常应予以组织病理学检查。活检时应避免在溃疡中央取材，因溃疡中央常为坏死组织，且十二指肠壁薄，易诱发出血和穿孔。

6. 如何评估伴出血的溃疡是否需要内镜止血？

可根据 Forrest 分级评估溃疡出血风险。Forrest 各分级内镜下表现见图 6-2。不同表现的溃疡再出血概率不同（表 6-2），因此镜下表现为 Forrest Ⅰ级至 Ⅱa 级的溃疡出血患者，内镜下止血治疗是有效和必要的；Ⅱc 级及 Ⅲ 级不推荐内镜治疗；Ⅱb 级的溃疡是否需要内镜治疗仍有争议，目前多建议治疗。亚太共识建议，对 Forrest Ⅱb 级溃疡可冲洗至少 5min，暴露溃疡面下方的病变，再行评估是否进行内镜治疗，对于冲洗后仍有血凝块附着的溃疡，不行内镜下干预的再出血概率为 0～8%。内镜下止血方法包括局部喷洒止血药物、局部黏膜下注射、热凝固法（高频电凝、氩气刀设备电凝或热探头法）、钛夹或 OTSC 吻合夹等机械性止血等，可根据内镜下表现及部位选择一种或联合几种方法进行止血治疗。

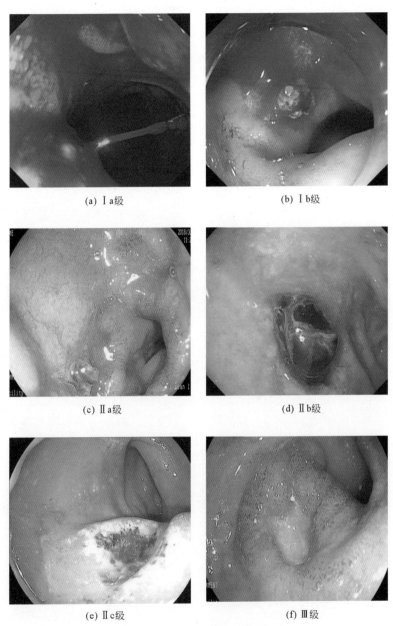

(a) Ⅰa级

(b) Ⅰb级

(c) Ⅱa级

(d) Ⅱb级

(e) Ⅱc级

(f) Ⅲ级

图6-2　Forrest 各分级内镜下表现

表 6-2　不同溃疡病变内镜下表现及再出血概率

Forrest 分级	溃疡病变内镜下表现	再出血概率 /%	Forrest 分级	溃疡病变内镜下表现	再出血概率 /%
Ⅰa	喷射样出血	55	Ⅱb	附着血凝块	22
Ⅰb	活动性渗血	55	Ⅱc	黑色基底	10
Ⅱa	血管显露	43	Ⅲ	基底洁净	5

7. 什么是十二指肠息肉？其内镜表现如何？

十二指肠息肉指起源于黏膜腺上皮，隆起于十二指肠黏膜面的肿物。在组织学上，十二指肠息肉主要分为非肿瘤性息肉和肿瘤性息肉，以非肿瘤性息肉为主；非肿瘤性息肉中以 Brunner 腺体增生和胃小凹上皮化生最为常见。根据文献报道，内镜下十二指肠息肉检出率为 1.5%～3.0%。内镜下可见向腔内突起的隆起性病变，有蒂或亚蒂，可有分叶，多发或单发，直径数毫米至数厘米不等，表面色泽稍发白或较周围黏膜红，边界清晰。

8. 十二指肠息肉都要切除吗？

十二指肠息肉是否需要切除需依据息肉的性质、大小来确定。直径＜0.5cm 的炎性息肉可定期观察。若息肉直径＞0.5cm，可行内镜下息肉钳除术、烧灼术或切除术，较大息肉不能一次性完整切除的可分次或分片切除。因十二指肠肠壁较薄，肠腔狭小，治疗需注意防止穿孔的并发症。

9. 什么是十二指肠乳头区腺瘤？乳头区腺瘤内镜下表现特点有哪些？

乳头区包括乳头部胆管、乳头部胰管、共通管部、十二指肠主乳头，上述部位发生的腺瘤称为十二指肠乳头区腺瘤。镜下（图6-3）见十二指肠乳头部位向腔内突起，有蒂或亚蒂，可有分叶，多发或单发，表面可糜烂呈结节状；超声内镜下见病变仅局限于十二指肠黏膜及黏膜下层，若压迫胰管开口处，可出现胰管扩张。初

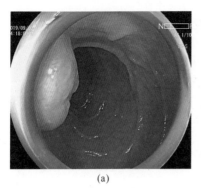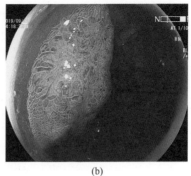

|(a)|(b)|

图 6-3　十二指肠乳头区腺瘤

多为良性肿瘤，但有恶变的可能。

10. 十二指肠乳头区腺瘤如何治疗？

十二指肠乳头区腺瘤为癌前病变，发现后应及时治疗，未累及胰管及胆管者可行内镜下切除，但手术难度偏大，有一定的复发率，复发的预测因素是导管内肿瘤的存在、切缘阳性等。

11. 什么是十二指肠乳头区癌？其内镜下分型有哪些？

乳头部胆管、乳头部胰管、共通管部、十二指肠主乳头等乳头区发生的癌称为十二指肠乳头区癌（图 6-4）。乳头区癌的内镜下形态分型：肿瘤型、溃疡型、混合型（肿瘤溃疡型、溃疡肿瘤型）及其他型（正常型、息肉型）。其中肿瘤型又根据是否能从十二指肠侧观察到，分为非露出肿瘤型、露出肿瘤型，癌肿从十二指肠侧无法观察到即为非露出肿瘤型。

12. 十二指肠乳头区癌内镜下表现特点有哪些？

露出肿瘤型镜下见十二指肠乳头部肿大，表面不整呈粗大颗粒状隆起，肿瘤的肛侧可见纵行皱襞；非露出肿瘤型镜下见十二指肠肿瘤部被覆正常黏膜，明显肿大，中央部可见凹陷，十二指肠黏膜及乳头开口部未见到肿瘤露出。肿瘤溃疡型镜下见乳头部显

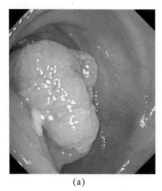
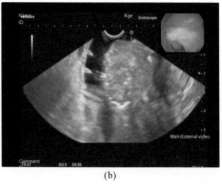

(a)　　　　　　　　(b)

图6-4　十二指肠乳头区癌

著肿大,乳头开口处为中心,十二指肠黏膜缺损,可见表浅溃疡,癌肿露出。溃疡肿瘤型镜下可见乳头部看不到正常形态,可见边缘不规则的溃疡形成,周围可见陡峭的不规则隆起,形成堤状。

13. 十二指肠乳头区癌如何治疗?

十二指肠乳头区癌通常以手术治疗为主。但高级别上皮内瘤变或 SM 期癌经评估后可以先行内镜下切除。十二指肠乳头区癌的评估方法包括以超声内镜检查、ERCP 检查来判断肿瘤局部情况,如肿瘤浸润深度、胰管及胆管浸润情况等,CT 及 PET-CT 能有效评估淋巴结转移风险。国内周平红教授等研究认为若无乳头固定、表面黏膜脆、溃疡、出血等征象,深度局限在十二指肠黏膜下层以内,直径<4cm 可以先行内镜切除,进行病理学评估。十二指肠乳头区肿瘤的内镜切除以圈套电切为主,尽量完整切除肿瘤,以降低术后复发率,同时为病理学评估提供完整切除标本。美国消化内镜指南(2015)建议术后应用吲哚美辛纳肛及预防性置入胰管支架可能会减少术后胰腺炎的发生。

14. 什么是十二指肠非乳头区腺瘤? 非乳头区腺瘤内镜下表现特点有哪些?

发生在除乳头区以外的十二指肠的腺瘤,均称为非乳头区腺瘤。非乳头区腺瘤发生率非常低，绝大部分见于 50～60 岁男性，球部及降段（近端十二指肠）为好发部位（图 6-5）。腺瘤色泽多样，从白色到红色多种变化，一般表现为绒毛白色化。按照巴黎分型，非乳头区腺瘤在内镜下分为隆起带蒂（Ⅰp）、隆起无蒂（Ⅰs）、亚蒂（Ⅰsp）、浅表隆起（Ⅱa）或浅表凹陷（Ⅱc），其中隆起型最常见。

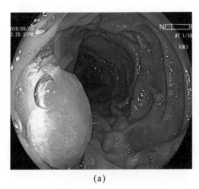 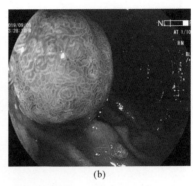

(a)　　　　　　　　　　　　　　(b)

图 6-5　十二指肠非乳头区腺瘤

15. 十二指肠非乳头区腺瘤如何治疗？

考虑到非乳头区腺瘤的恶变潜能，均建议行内镜或手术切除。切除方法取决于腺瘤的大小、部位、形态和病理。内镜下切除方法包括 EMR、ESD、APC 等，创伤小，但内镜下治疗目前尚无共识。学者 Lim CH 等研究认为对于直径≥2cm 非乳头区腺瘤，伴有高度异型增生、可疑的癌变或完整内镜切除后复发的病例，可考虑手术切除，也可先行内镜下切除后病理评估。

16. 十二指肠非乳头区癌内镜下表现特点有哪些？通常如何治疗？

绝大部分十二指肠非乳头区癌几乎都为分化型癌，其在内镜下（图 6-6）多为红色-淡红色，可见充血、糜烂、伴有凹陷不平或结节状的隆起型病变，靛洋红喷洒后见凹陷部微结构不规整，呈直

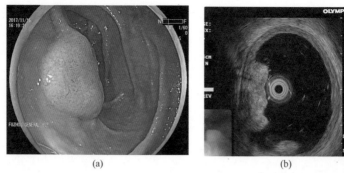

(a)　　　　　　　　(b)

图6-6　十二指肠非乳头区癌

立样的绒毛结构。

十二指肠非乳头区癌首选手术治疗。无法手术或患者不愿手术的，如合并十二指肠狭窄，可在内镜下置入十二指肠支架。若术前评估可行内镜下治疗，建议进行诊断性内镜切除后再做病理评估。由于内镜切除的并发症，尤其是穿孔发生时容易导致病情加重，必须严格掌握适应证。

17. 何为十二指肠黏膜下肿瘤？

十二指肠黏膜下肿瘤指起源于十二指肠黏膜层以下各层（主要包括黏膜肌层、黏膜下层、固有肌层），被正常黏膜覆盖而生长发育的肿瘤。大多数十二指肠黏膜下肿瘤是非上皮性的，常见的黏膜下肿瘤（图6-7）包括节细胞副神经节瘤、脂肪瘤、胃肠道间质瘤、布氏腺瘤、神经内分泌肿瘤、平滑肌瘤等。

18. 十二指肠黏膜下肿瘤内镜下表现特点有哪些？

通常呈圆形隆起，球形或半球形突入腔内，基底较宽，与周围分界明显，表面光滑，黏膜色泽与周围黏膜一致。少数隆起处顶端黏膜有充血、水肿、糜烂或溃疡。大部分为良性肿瘤，少部分为恶性。

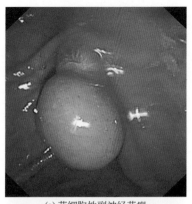
(a) 节细胞性副神经节瘤

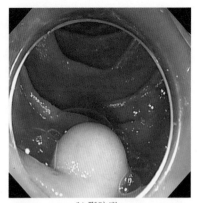
(b) 脂肪瘤

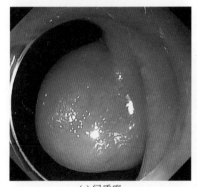
(c) 间质瘤

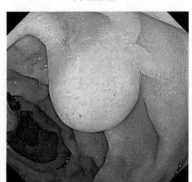
(d) Brunner 腺瘤

图 6-7　十二指肠黏膜下肿瘤

19. 十二指肠黏膜下肿瘤如何治疗？

不同性质的黏膜下肿瘤治疗原则不尽相同。根据超声内镜判断肿瘤起源层次、大小、部位、生长方式等采取随访、内镜下治疗或手术切除。起源于黏膜肌层的直径较小的平滑肌瘤可在内镜下治疗，若起源于固有肌层的平滑肌瘤内镜下治疗的穿孔风险大。肿瘤较大、增长较快、有恶变倾向或疑似肉瘤时应选择手术切除。脂肪瘤、布氏腺瘤属良性病变，可定期观察，也可行内镜下治疗。

20. 十二指肠憩室的发病机制是什么？其内镜下表现是什么？

十二指肠憩室较常见，多见于十二指肠降部，见图6-8。多数认为由于先天肠壁局限性肌层发育不全或薄弱，在肠内突然高压或长期持续或反复压力增高时，肠壁薄弱处肠壁黏膜或黏膜下层组织脱出而形成憩室。肠壁外炎症组织所形成粘连瘢痕的牵拉也可导致憩室形成。十二指肠憩室内镜下表现为光滑圆形或椭圆形开口的肠壁下陷的囊袋，囊袋内黏膜色泽一般无异常，可见血管纹理；合并炎症时，可见开口处周边黏膜充血水肿、糜烂、质脆及有分泌物等。

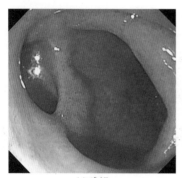
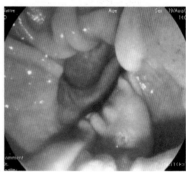

(a) 球部　　　　　　　　　　(b) 降部

图6-8　十二指肠球及降部憩室

21. 十二指肠寄生虫内镜下表现是什么？

常见的十二指肠寄生虫包括钩虫和蛔虫。钩虫一般长约1cm，活体为半透明，虫体内可见一根红线，体形常呈"C"形或"S"形，吸附于肠壁黏膜（图6-9），多集中球部或降部，呈蛇样盘曲及蚯蚓样蠕动，多成对出现，也有单个或多个出现。蛔虫形似蚯蚓，乳白色，雌虫长20～40cm，两端略尖，表面光滑，尾部挺直钝圆；雄虫长15～30cm，尾端向腹侧弯曲，可见一交合刺。

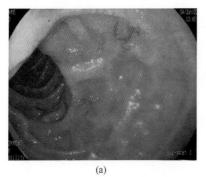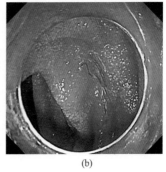

(a)　　　　　　　　　　　　　　(b)

图 6-9　钩虫

22. 十二指肠克罗恩病的内镜下表现有哪些?

十二指肠克罗恩病可表现为非特异性充血、黏膜脆性增加甚至可见典型的克罗恩病的阿弗他溃疡、纵行溃疡、匐形溃疡等，同时还可见节段性炎症性改变或肠腔狭窄。

（王　蓉　余　砾　郑翠玲　邱建庭　王　雯）

参考文献

[1] 高阳，申风俊，郭芳. 1745 例十二指肠溃疡的临床、内镜特点分析 [J]. 临床医药文献电子杂志，2017, 4(91): 17905-17906, 17908.

[2] 陈平，袁晓琴，许兰涛，等. 上海市嘉定地区 2870 例消化道溃疡内镜下改变临床分析 [J]. 胃肠病学和肝病学杂志，2017, 26(12): 1377-1381.

[3] 陈幼祥，吕农华，何怀纯. 胃镜诊断十二指肠降部溃疡 84 例分析 [J]. 现代消化及介入诊疗，2003 (02): 106.

[4] 苏燕波，唐建光，刘晓敏，等. 急诊内镜对消化性溃疡出血进行 Forrest 分级的临床应用 [J]. 中国内镜杂志，2011, 17(03): 247-254.

[5] 李俊达，何剑琴. 不同 Forrest 分级溃疡出血患者内镜下注射治疗的疗效观察 [J]. 中华消化内镜杂志，2004 (04): 31-33.

[6] 李兆申. 消化性溃疡出血的 Forrest 分级与内镜治疗 [J]. 中华消化内镜杂志，2013, 30(11): 601-603.

[7] Collins Katrina, Ligato Saverio.Duodenal Epithelial Polyps: A Clinicopathologic Review[J]. Arch. Pathol. Lab. Med., 2019 (143): 370-385.

[8] 芳野纯治，浜田勉，川口実. 内镜诊断与鉴别诊断图谱：上消化道 [M]. 王轶淳，孙明军，译. 2版. 沈阳：辽宁科学技术出版社，2014.

[9] 龚均，董蕾，王进海. 实用胃镜学 [M]. 3版. 北京：世界图书出版公司，2017.

[10] 胃肠编委会. 胃肠诊断图谱：上消化道 [M]. 令狐恩强，韩英，译. 2版. 沈阳：辽宁科学技术出版社，2016.

[11] 周平红，徐佳昕. 十二指肠乳头肿瘤行内镜切除争议与共识 [J]. 中国实用外科杂志，2017, 37(8): 850-853.

[12] Lim C H, Cho Y S. Nonampullary duodenal adenoma: Current understanding of its diagnosis, pathogenesis, and clinical management[J]. World J Gastroenterol, 2016, 22(2): 853-861.

1 微信扫描本页二维码

2 添加出版社公众号

3 点击获取您需要的资源或服务

微信扫码

第七章

结直肠常见疾病及内镜下表现

一、结直肠息肉、癌前病变及早癌的内镜下表现及诊断

1. 什么是结直肠息肉？

从结肠、直肠黏膜表面突出于肠腔的隆起性病变，在未确定病理性质前均称为结直肠息肉（图 7-1）。息肉一般是起源于上皮组织的、非黏膜下肿瘤的局限性隆起。大多数为良性病变，好发于 40 岁以上成人，男性稍多于女性。

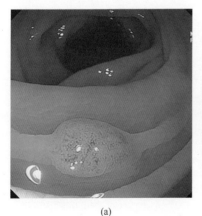
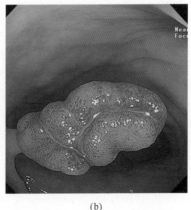

(a)   (b)

图 7-1　结直肠息肉

2. 结直肠息肉有哪些类型?

根据内镜下形态学特征,可对结直肠息肉进行形态学分类。目前常用的有山田分型及巴黎分型。

(1) 山田分型 普通息肉推荐肠镜报告加入山田分型 (图 7-2),即按息肉形态不同,不论其性质将其分为四型。Ⅰ型呈丘状,隆起的起始部较平滑而无明确的境界;Ⅱ型呈半球状,隆起的起始部有明确的边界;Ⅲ型有亚蒂,隆起的起始部略小,与基底部形成锐角;Ⅳ型隆起的起始部可见明显的蒂。

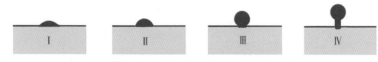

图 7-2 结直肠息肉的山田分型示意

(2) 巴黎分型 欧洲消化内镜协会 (ESGE) 2017 年在 *Endoscopy* 上发表了结直肠息肉切除术及结肠镜下黏膜切除术 (EMR) 的管理指南,指南建议使用巴黎分型 (图 7-3) 描述息肉的大体形态。

① 隆起型 (Ⅰ型):病变明显隆起于肠腔,基底部直径明显小于病变的最大直径 (有蒂或者亚蒂);或病变呈半球形,其基底部直径明显大于病变头部直径。可分为 3 个亚型:Ⅰp 型,即有蒂型,病变基底部有明显的蒂与肠壁相连;Ⅰsp 型,即亚蒂型,病变基底部有亚蒂与肠壁相连;Ⅰs 型,病变明显隆起于黏膜面但基底无明显蒂的结构,基底部直径明显大于病变头端的最大直径。

② 平坦型:病变高度低平或者平坦隆起型者统称平坦型,可分为四个亚型。Ⅱa 型,即病变直径小于 10mm,平坦型病变或者与周围黏膜相比略高者;Ⅱb 型,即病变与周围黏膜几乎无高度差者;Ⅱa+dep 型,即在 Ⅱa 型病变上有浅凹陷者;LST,直径大于 10mm,以侧方发育为主的肿瘤群统称为侧向发育型肿瘤 (laterally spreading tumor, LST),其中表面没有颗粒及结节者称为非颗粒型 LST,又可进一步分为平坦隆起型和伪凹陷型,颗粒型 LST 即以往所说的颗粒集簇型病变、结节集簇样病变、Ⅱa 集簇型、匐形

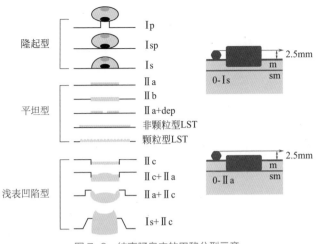

图7-3 结直肠息肉的巴黎分型示意

肿瘤等，可分为颗粒均一型和结节混合型。

③浅表凹陷型：病变与周围黏膜相比明显凹陷者，可分为四型。Ⅱc型，病变略凹陷于周围正常黏膜；Ⅱc+Ⅱa型，凹陷病变中有隆起区域者；Ⅱa+Ⅱc型，隆起型病变中有凹陷区域者，隆起相对平坦；Ⅰs+Ⅱc型，隆起型病变中有凹陷区域者，隆起相对较高。

3. 结直肠息肉有哪些分类方式？具体是如何分类的？

结直肠息肉按大小分类可分为微小息肉（≤5mm）、小息肉（6~9mm）、大息肉（≥10mm）、巨大息肉（≥20mm）；根据结直肠息肉是否带蒂，分为无蒂、亚蒂和有蒂息肉（具体见本章第2条问答）；根据结直肠息肉的数量，分为单发和多发息肉；根据组织学不同将结直肠息肉分为肿瘤性和非肿瘤性两类（表7-1），前者包括腺瘤及腺瘤病，后者包括错构瘤性息肉、炎症性息肉及增生性息肉。

4. 什么是结直肠癌前病变？什么是进展期腺瘤？

结直肠癌前病变是指已证实与结直肠癌发生密切相关的病理变化，包括腺瘤（如锯齿状腺瘤）、腺瘤病（家族性腺瘤性息肉病

表 7-1 结直肠息肉组织学分类

分类		具体内容
肿瘤性	腺瘤	管状腺瘤
		绒毛状腺瘤
		管状绒毛状腺瘤
		锯齿状腺瘤
	腺瘤病	家族性多发性腺瘤病、多发性腺瘤病、加德纳综合征（Gardner syndrome，又称骨、软组织肿瘤）、特科特综合征（turcot syndrome，又称胶质瘤息肉病综合征）
非肿瘤性	错构瘤性	幼年性息肉、幼年性息肉病、波伊茨-耶格综合征（Peutz-Jehpers syndrome，又称色素沉着-息肉综合征）、卡纳达-克朗凯特综合征（Canada-Cronkhite syndrome）、多发性错构瘤综合征（Cowden syndrome）等
	炎症性	炎性息肉、淋巴样息肉、假息肉病、血吸虫卵性息肉、炎性纤维增生性息肉
	增生性	增生性息肉、黏膜小结等

以及非家族性腺瘤性息肉病）、侧向发育型肿瘤以及炎症性肠病相关的异型增生等。畸变隐窝灶，尤其伴有异型增生者，皆视为癌前病变。

满足以下任一条即为进展期腺瘤：①腺瘤直径≥10mm；②绒毛状腺瘤（绒毛成分＞25%）；③高级别上皮内瘤变。

5. 什么是侧向发育型肿瘤？其内镜下表现如何？

侧向发育型肿瘤（laterally spreading tumor, LST）指直径≥10mm，沿肠壁侧向或环周扩展而非垂直生长的一类特殊平坦型病变，具有较高的发病率和癌变率。依据其表面形态可分为颗粒型（granular type, LST-G）和非颗粒型（non-granular type, LST-NG）。LST-G 又分为颗粒均一型（homogeneous type, LST-GH）和结节混合型（nodular mixed type, LST-GM）；LST-NG 分为平坦隆起型（flate levated type, NG-F）和假凹陷型（pseudodepressed type, NG-PD）。见图 7-4。

在普通白光内镜下非颗粒型较颗粒型不易被发现，其中以凹陷型最难被发现，故对于大肠黏膜有色泽改变、黏膜粗糙、隆

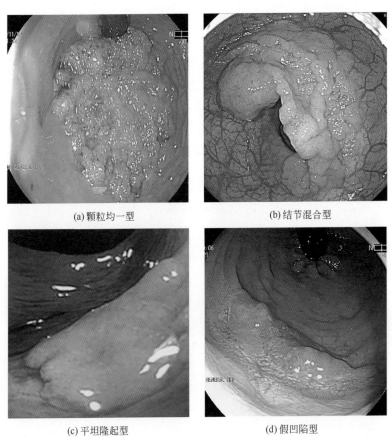

(a) 颗粒均一型　　　　　　　　　　　(b) 结节混合型

(c) 平坦隆起型　　　　　　　　　　　(d) 假凹陷型

图 7-4　侧向发育型肿瘤

起、血管网不清或消失者应进行黏膜染色联合放大内镜、窄带内镜、智能分光比色技术、智能光学染色技术、超声内镜等辅助诊断。黏膜染色联合放大内镜下 LST 的腺管开口大多数表现为Ⅳ型或ⅢL 型，ⅢL 型腺管开口多为管状腺瘤，Ⅳ型腺管开口多为绒毛状腺瘤，出现Ⅴ型腺管开口则表明已经有癌变发生。

6. 侧向发育型肿瘤的治疗方式有哪些？

侧向发育型肿瘤的治疗具体处理策略依赖于病变类型、大小、位置、操作技术难度及当地技术等因素，一般建议采用内镜下黏膜切除术（EMR）和内镜黏膜下剥离术（ESD）。直径<20mm的病变可行EMR治疗，对于直径≥20mm的病变，如行EMR治疗只能通过分块切除的方法进行，不能获得完整的病理学诊断资料，肿瘤的复发概率大为增加，因此推荐行ESD治疗。需要对切除的标本进行严格的病理评估，判断其浸润深度及有无淋巴管和脉管浸润，根据具体情况判断是否需要追加外科手术。LST病变已侵犯固有肌层无法内镜下切除的患者，应直接考虑接受外科手术治疗。

7. 什么是锯齿状病变？其内镜下表现如何？

锯齿状病变指一组以上皮腔隙"锯齿状"折叠为组织学特征的病变，包括增生性息肉（hyperplastic polyp, HP）、广基锯齿状腺瘤/息肉（sessile serrated adenoma/polyps, SSA/P）和传统锯齿状腺瘤（traditional serrated adenoma, TSA）。一般认为增生性息肉较少具有恶变潜能，而广基锯齿状腺瘤/息肉和传统锯齿状腺瘤可通过锯齿状途径癌变。

增生性息肉发病率为20%～30%，通常<5mm，属于小或微小息肉，常为扁平或锯齿状，70%～80%位于远端结肠。内镜白光下与周围黏膜相比色浅或相同，圆形、椭圆形或扁平状，表面缺乏血管结构。NBI下息肉表面呈现均匀黑点或白点，相当于NICE 1型。见图7-5。

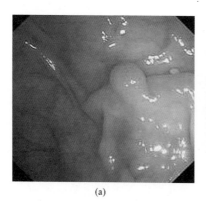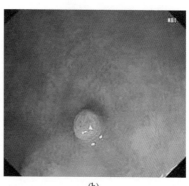

(a)   (b)

图7-5　增生性息肉白光及NBI下内镜表现

广基锯齿状腺瘤 / 息肉发病率为 5%～15%，比增生性息肉大，平均直径为 5～7mm，45% 为扁平状、锯齿状，75%～90% 位于近端结肠。内镜白光下呈表面光滑，有圆而突起的表面，突出的黏液帽呈黄梨色，边界模糊。NBI 下息肉表面呈现均匀黑点或白点，相当于 NICE 1 型。见图 7-6。

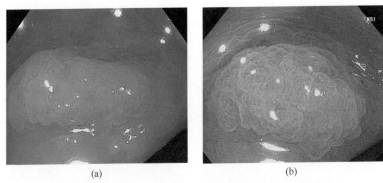

(a)　　　　　　　　　　　　(b)

图 7-6　广基锯齿状腺瘤 / 息肉白光及 NBI 下内镜表现

传统锯齿状腺瘤发病率 <1%，比 SSA/P 大，可带蒂，通常位于远端结肠。内镜下类似经典腺瘤，较 SSA/P 更鲜红、突起和肥大。见图 7-7。

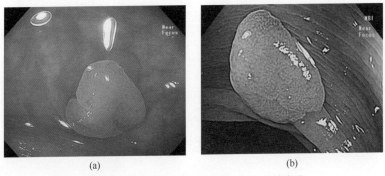

(a)　　　　　　　　　　　　(b)

图 7-7　传统锯齿状腺瘤白光及 NBI 下内镜表现

8. 锯齿状息肉的治疗方式有哪些？

根据锯齿状息肉大小的不同所选择的切除方式不同，不同指南也有不同的推荐治疗方式。

（1）日本胃肠病学会推荐，≥10mm 的 SSA/P 和≥5mm 的 TSA 应通过内镜切除术去除。近端结肠的≥10mm 的 HP 建议切除，因为它们难以与 SSA/P 区分。美国专家认为除了直肠和乙状结肠小的 HP 外，所有锯齿状息肉都应该切除。

（2）大多数 SSA/P 和 TSA 可以通过内镜下黏膜切除术（EMR）或内镜下分片黏膜切除术（EPMR）切除。在 SSA/P 和 TSA 的 EPMR 后，患者在 3～6 个月后必须进行结肠镜复查，以评估息肉切除部位的复发情况。

（3）美国的共识推荐，≥10mm 的 SSA、伴异型增生的 SSA、TSA 应每 3 年复查一次。＜10mm 且不伴增生的 SSA 可 5 年复查一次。＜10mm 且位于乙状结肠的增生性息肉可 10 年复查一次。SPS 应每年复查一次结肠镜。此外，日本消化协会推荐息肉切除术后 3 年内应复查一次结肠镜。

9. 什么是 pit pattern 分型?

Pit pattern 分型是（表 7-2）1994 年 Kudo（工滕）采用染色加放大内镜观察肠黏膜病灶腺管开口的形态（即 pit 形态），从而诊断肿瘤与非肿瘤，并进一步对癌的浸润深度等进行判断的诊断方法。据相关研究显示 pit 分型与大肠病灶的严重程度之间呈明显正相关，即染色放大内镜下观察 pit 分型基本可以反映大肠病变从非肿瘤性病变到腺瘤性病变再到癌的变化关系，随着腺管开口级别的升高，病灶恶变的危险性也明显增高。甚至直接诊断以往普通内镜不能诊断而需依赖病理学检查的某些病变，从而为大肠病灶的内镜下正确处理提供了快速而准确的依据，有利于临床综合治疗方案的制订。

10. 什么是 NICE 分型? NICE 分型如何划分?

NICE 分型（NBI international colorectal endoscopic）是日本 NBI 专家组于 2009 年提出的基于无放大的 NBI 内镜检查的结直肠息

表 7-2　Pit pattern 分型

类型	图解	内镜图	形态特点	病理提示	最佳治疗
Ⅰ型			圆形	正常黏膜及炎性病变	内镜治疗或随访
Ⅱ型			星芒状	增生性病变	内镜治疗或随访
ⅢL型			管状 pit 为主，但比正常 pit 大	管状腺瘤或非颗粒型侧向发育型肿瘤	内镜治疗
ⅢS型			小型类圆形，比正常 pit 小	Ⅱc型结直肠癌	内镜治疗
Ⅳ型			树枝状（ⅣB型）或脑回状（ⅣV型）	绒毛状腺瘤	内镜治疗
V型			不规则的 pit（V_I型）	可疑黏膜肌层癌	内镜治疗或外科手术
			无结构 pit（V_N型）	高度可疑黏膜下层癌及进展期癌	外科手术

肉内镜分型。该分型系统以结直肠病变黏膜表面腺管开口分型及微血管分型为基础，通过分析在高清晰非放大 NBI 内镜下观察的病变黏膜颜色、表面结构及血管结构进而判断病变的良恶性及浸润深度。依据 NICE 分型能初步有效区分增生性息肉和腺瘤等大肠非肿瘤性病变和肿瘤性病变、肿瘤的良恶性，为后续诊治方案提供指导。根据病变黏膜颜色、血管结构和表面结构，NICE 分型（表 7-3）分为三型。

表 7-3　NICE 分型

特征	1 型	2 型	3 型
颜色	与周围黏膜颜色相近或更亮	较周围黏膜更显棕色（证实由血管引起的改变）	相对背景黏膜病变呈深棕色；有时伴不规则白色区
血管结构	表面缺乏血管结构，或仅有孤立的条状血管	可见增粗的棕色血管围绕白色结构	部分区域血管明显扭曲或缺失
表面结构	可见均匀一致白色或深色点状结构，或没有明显结构	棕色血管包绕的卵圆形、管型或分枝状白色区域	结构扭曲或缺失
病理类型	增生性息肉	腺瘤（包括黏膜内癌和黏膜下浅层浸润癌）	黏膜下深层浸润癌
内镜图			

11. 什么是 WASP 分类？是如何分类的？

WASP（workgroup serrated polyps and polyposis）是结直肠息肉分类的新标准，是对 NICE 分型的补充。大多数结直肠癌均来自腺瘤，而近 15%～30% 的肿瘤是通过锯齿状途径产生的，无蒂锯齿状腺瘤 / 息肉（SSA/P）和传统的锯齿状腺瘤（TSA）是前体病变。NICE 分型是基于表面血管及结构对息肉进行划分，对这部分锯齿状病变不能详细划分，容易遗漏具有恶变潜能的无蒂锯齿状息肉。而 WASP 分类（图 7-8）正是对这类病变进行详细划分，为临床提供更好的治疗依据。

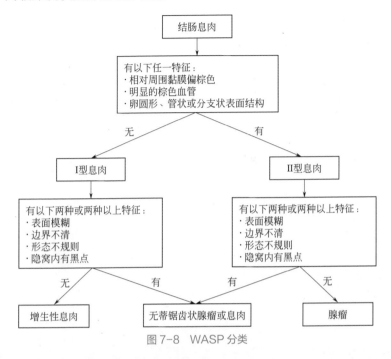

图 7-8 WASP 分类

12. 什么是结直肠息肉黏膜毛细血管分型（Sano 分型）？

电子染色内镜联合放大内镜下结直肠息肉黏膜毛细血管分型也称为 Sano 分型（表 7-4），可分为 3 型：Ⅰ型、Ⅱ型、Ⅲ型，其中Ⅲ型又分为ⅢA 和ⅢB 型。Sano 分型的主要依据是腺管周围的毛细血管网形态，包括毛细血管网的可见性、直径变化、迂曲及中断的情况。

Sano 分型可区分增生性息肉与腺瘤性息肉，并可区分低级别上皮内瘤变、高级别上皮内瘤变和侵袭性癌。其中Ⅰ型见于正常黏膜及增生性息肉，Ⅱ型多见于腺瘤性息肉，Ⅲ型提示恶变；就浸润深度而言，ⅢA 型多小于 1000μm，而ⅢB 型则大于 1000μm，因此对应于浸润性癌。

表 7-4　Sano 分型

类型	I	II	ⅢA	ⅢB
模式图				
内镜图				
特征	网状毛细血管不可见	腺管周围可见直径均一的毛细血管	具有封闭端、不规则分支和中断的网状毛细血管	
			不规则的高密度毛细血管	无血管或松散的微小血管
常见病	正常黏膜及增生性息肉	腺瘤性息肉	浸润性癌，浸润深度 <1000μm	浸润性癌，浸润深度 >1000μm

13. 什么是 JNET 分型？

日本窄带内镜专家组（Japan narrow-banding imaging expert team, JNET）于 2011 年成立，并于 2014 年提出了新的结直肠窄带成像放大分型，即 JNET 分型（表 7-5），根据病变的血管结构和表面结构分为 4 型。

JNET 分型的 1 型和 3 型分别对应 NICE 分型的 1 型和 3 型，在 JNET 2 型中，应用放大观察，可分为两种亚型（2A 型和 2B 型），分别对应低级别上皮内瘤变（LGIN）、高级别上皮内瘤变 / 黏膜下浅层浸润癌（HGIN/SM-s），这为选择手术方式提供了相对确切的光学诊断依据，也便于合理分配医疗资源。同时避免了色素内镜的操作时间长，部分化学染色刺激肠道发生痉挛等副作用。运用 NBI 安全可靠、操作方便，且图像清晰，更易于显示黏膜微血管结构，便于分型诊断。

表 7-5 JNET 分型

分型	1 型	2A 型	2B 型	3 型
微血管结构	• 不可识别 [1]	• 粗细均匀 • 分布规则 （网格或螺旋状）[2]	• 粗细不一 • 不规则分布	• 稀疏的血管区域 • 粗的血管中断
表面结构	• 规则的黑点或白色圆点 • 与周围正常黏膜相似	• 规整 （管状/分支/乳头状）	• 不规则或不清楚	• 无定形区域
预测的组织学类型	增生性息肉	低级别上皮内瘤变	高级别上皮内瘤变/黏膜下浅层浸润癌 [3]	黏膜下深层浸润癌
内镜图像	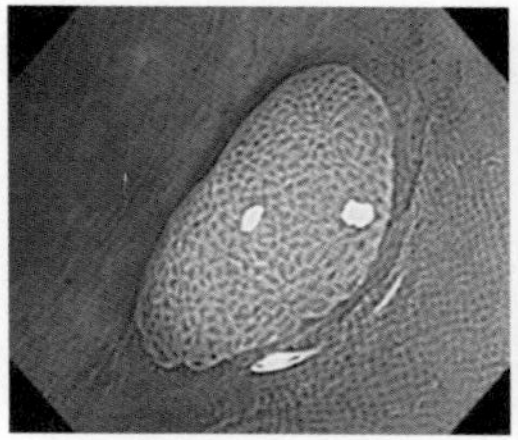	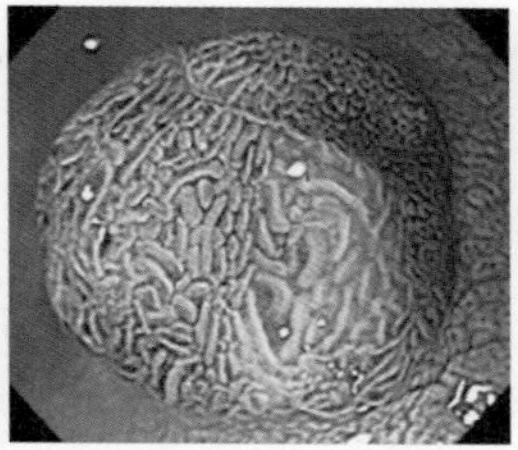	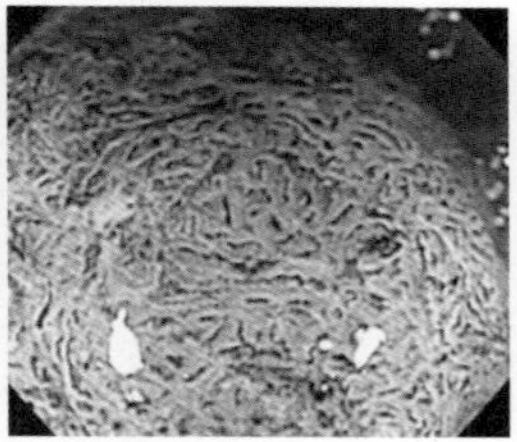	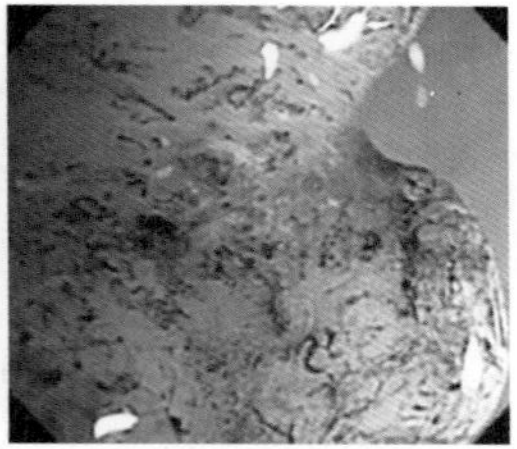

* 1 如图可见，病变口径与周围正常黏膜相似。

* 2 微血管常呈点状分布，在凹陷性病变中不易观察到规则的网状或螺旋状血管。

* 3 深层黏膜下浸润癌可能包括在内。

14. 肠息肉存在哪些病变特点可增加恶变的风险？

具有以下病变特点，恶变风险更大：腺管开口分型 V、巴黎形态学分类 0-Ⅱc 或 0-Ⅱa+Ⅱc、非颗粒型 LST（LST-NG）、有主体的颗粒型 LST（LST-G）、畸形外观息肉、颜色和血管属于 NICE 3 型、扩张不规则微血管属于佐野（Sano）分型Ⅲ型。

15. 什么是息肉病？有什么临床表现和内镜特点？

息肉病包括家族性腺瘤性息肉病等腺瘤病（见本章第 3 问）、波伊茨-耶格综合征、幼年性息肉病、卡纳达-克朗凯特综合征、多发性错构瘤综合征等。

（1）家族性腺瘤性息肉病　家族性腺瘤性息肉病（familial ade-nomatous polyposis, FAP）是一种常染色体显性遗传性疾病，发病由 APC 基因胚系突变引起，癌变倾向高，平均癌变年龄为 40 岁。典型表现为大肠弥漫散布多发性腺瘤，腺瘤数量数百至数千个不等，病变可累及胃、小肠。组织学上多数为管状腺瘤，约 3/4 病例伴有少数绒毛状腺瘤或管状绒毛状腺瘤。FAP 患者症状可表现为腹痛、腹泻、便血等，也可出现骨瘤、皮肤软组织瘤、纤维瘤等肠外表现。临床分型（表 7-6、图 7-9）包括经典型家族性腺瘤性息肉病与衰减型家族性腺瘤性息肉病。治疗上，大部分息肉可经内镜分次切除，近年来有研究发现选择性 COX-2 抑制剂、二甲双胍等药物有可能会减少腺瘤性息肉的发生，从而降低其危险性，但需强调定期随诊的重要性，如药物联合内镜治疗效果欠佳，必要时可

表 7-6　家族性腺瘤性息肉病临床分型

分型	腺瘤息肉数/个	发病年龄/岁	平均癌变年龄/岁	癌变率/%
经典型家族性腺瘤性息肉病（CFAP）				
严重型	>1000	<20	34	100
中间型	100～1000	10～30	42	100
衰减型家族性腺瘤性息肉病（AFAP）	<100	30～50	50～55	69

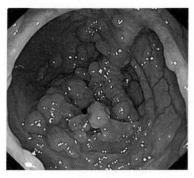
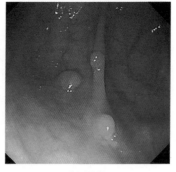

(a) CFAP   (b) AFAP

图 7-9　家族性腺瘤性息肉病

行全结肠切除与回肠-肛管吻合术或回肠-直肠吻合术等外科手术。

（2）波伊茨-耶格综合征　波伊茨-耶格综合征（Peutz-Jeghers syndrome, PJS），又称为色素沉着-息肉综合征，是一种常染色体显性遗传性疾病，大多于儿童或青年发病。组织结构多为错构瘤。该病具有三个特征性表现：特定部位如口唇、指甲周围的皮肤黏膜多发黑色素斑、胃肠道多发息肉及家族遗传性。内镜下表现见图 7-10。轻者无症状，严重者可出现腹痛、腹泻、便血等症状。肠息肉有2% 的癌变率，肠外恶性肿瘤的发病率可高达 10%～30%。治疗上可选择经内镜行电凝电切、EMR、ESD，必要时行全结肠切除与回肠-直肠吻合术。本病术后易复发，应长期随诊。

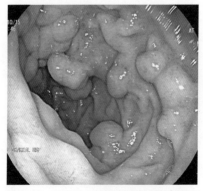

图 7-10　波伊茨 - 耶格综合征内镜下表现

（3）幼年性息肉病　幼年性息肉病（juvenile polyposis, JPs）是一种由 *BMPR1A* 或 *SMAD4* 等基因突变引起的常染色体显性遗传性疾病。病理学检查时镜下可见息肉为充满黏液的囊性扩张，所以又称潴留性息肉或黏液性息肉。青少年多发，中、老年偶见。直肠、乙状结肠多见，息肉数量通常较 FAP 少，常伴有糜烂和浅溃疡，明显充血呈暗红色，易出血。组织学上，大部分呈典型的错构瘤特征，部分病例可伴有少数腺瘤或腺瘤样改变。幼年性息肉可以恶变但极为少见。少数病例可伴肠外病变，如先天性肌弛缓、脑积水、法洛四联症及甲状舌骨囊肿等。治疗上，可通过内镜尽可能摘除被发现的所有息肉；息肉过多时可考虑做全结肠切除与回肠-直肠吻合术。

（4）卡纳达-克朗凯特综合征　卡纳达-克朗凯特综合征（Cronkhite-Canada syndrome, CCS）是一种病因不明的特发性非遗传性息肉病综合征，多见于中老年人。胃肠道症状、外胚层改变和胃肠道弥漫性多发性息肉是 CCS 的主要临床表现。息肉多呈弥漫散在分布，组织学改变类似于幼年性息肉，无异型性。目前临床尚无统一的诊断、治疗指南，诊断应依据病史、体格检查、内镜检查和组织病理学综合考虑，治疗多以经验性治疗为主，糖皮质激素等免疫抑制剂可使部分患者的病情得到长期缓解。

（5）多发性错构瘤综合征　多发性错构瘤综合征（Cowden disease, CD）是一种罕见的、由 *PTEN* 抑癌基因突变引起的常染色体显性遗传性疾病，可发生于任何年龄。其特征性改变为全身多发性错构瘤，好发于皮肤、口腔、呼吸道、消化道黏膜、甲状腺及乳腺等，以皮肤及消化道黏膜表现为著。皮肤表现为面部出现多发性扁平隆起小丘疹，好发于口、鼻及耳周围。该病极易伴发恶性肿瘤，并随年龄增加，尤其是乳腺癌和甲状腺癌发生的风险分别为 25%～50% 和 10%。治疗上可经内镜行息肉摘除术，无法做内镜下摘除的可考虑手术治疗。

16. 什么是结直肠癌？

结直肠癌（CRC）是指发生于结肠与直肠黏膜上皮的恶性肿瘤，腺瘤-腺癌途径、锯齿状途径均是结直肠癌发生的重要途径，此外结直肠癌的发生还可能与环境因素、遗传因素等有关。我国结直肠癌发病率上升趋势明显，尤其在城市。结直肠癌镜下表现见图 7-11。

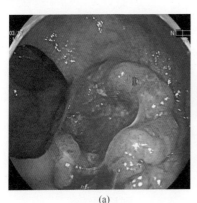 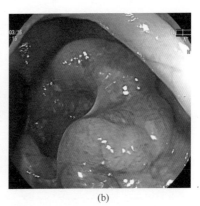

（a） （b）

图 7-11 结直肠癌

17. 结直肠癌的危险因素有哪些？

（1）年龄、性别 在我国，40 岁以上成人结直肠癌的发病率与病死率均明显升高，且男性患病风险要高于女性。

（2）家族史 结直肠癌是一种有明显遗传倾向的恶性肿瘤，建议结直肠癌患者的直系亲属提前至 40 岁行结肠镜筛查。

（3）炎症性肠病 是结直肠癌明确的危险因素。

（4）生活方式和饮食习惯 ①吸烟；②超重或肥胖；③摄入大量肉类、脂肪、糖和甜品。

（5）2 型糖尿病　与非糖尿病患者相比，2 型糖尿病患者的结直肠癌发生率增加 27%，病死率增加 20%。

18. 进展期结直肠癌的临床表现及内镜下表现有哪些？

早期结直肠癌可无明显症状，病情发展到一定程度可出现下列症状：排便习惯改变；大便性状改变（变细、血便、黏液便等）；腹痛或腹部不适；腹部肿块；肠梗阻相关症状；贫血及全身症状（如消瘦、乏力、低热）等。

所有疑似结直肠癌患者均推荐全结肠镜检查，进展期结直肠癌根据内镜下表现大体可分为 3 类。

（1）隆起型　癌体大，质软，肿瘤主体向肠腔内突出者，呈结节状、息肉状或菜花状隆起，境界清楚，有蒂或广基。

（2）溃疡型　癌体一般较小，早期形成溃疡，溃疡底深达肌层或穿透肠壁侵入邻近器官或组织。

（3）浸润型　肿瘤向肠壁各层弥漫浸润，纤维组织异常增生，肠壁增厚，形成环形狭窄，易引起肠梗阻，但表面常无明显溃疡或隆起。

19. 结直肠癌是如何分类的？

根据病理形态可将结直肠癌分为早期结直肠癌和进展期结直肠癌。

早期结直肠癌系指癌细胞自黏膜上皮层发生，穿透黏膜肌层浸润至黏膜下层，但未累及固有肌层，无论有无淋巴结转移，均为早期结直肠癌（pT1）。上皮重度异型增生及不能判断浸润深度的病变称为高级别上皮内瘤变，如癌组织浸润固有膜则称为黏膜内癌。建议对早期结直肠癌的黏膜下层浸润深度进行测量并分级，即 SM1（黏膜下层浸润深度≤1mm）和 SM2（黏膜下层浸润深度＞1mm）。进展期结直肠癌系指肿瘤已侵入固有肌层。

20. 什么是溃疡性结肠炎？

溃疡性结肠炎（ulcerative colitis, UC）是一种病因尚不明确的结直肠慢性非特异性炎症疾病，属于炎症性肠病（inflammatory bowel disease, IBD）的一种。病变主要累及黏膜和黏膜下层，自直肠向近端结肠发展，可累及全结肠及末端回肠，病变呈连续性分布。临床表现为持续或反复发作的腹泻、黏液脓血便伴腹痛、里急后重和不同程度的全身症状，病程多在 4～6 周。可有皮肤、黏膜、关节、眼、肝胆等肠外表现。

21. 溃疡性结肠炎的内镜下表现有哪些？

溃疡性结肠炎的内镜下表现见图 7-12。

（1）活动期　轻度 UC 内镜下表现为红斑、黏膜充血以及血管纹理消失；中度 UC 内镜下表现为血管形态消失，出血黏附在黏膜表面、糜烂，且常伴粗糙颗粒状的外观和黏膜脆性的增加（接触性出血）；重度 UC 内镜下表现为黏膜的自发性出血及溃疡。

（2）缓解期　可见正常黏膜，部分患者可见假性息肉形成，或呈瘢痕样改变；对于病程较长的患者，因黏膜萎缩，可见结肠袋形态的消失、肠腔的狭窄以及炎（假）性息肉的形成。

内镜下若表现为不规则、深凿样或纵行溃疡者，要高度警惕溃疡性结肠炎合并巨细胞病毒（CMV）感染。

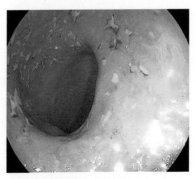

图 7-12　溃疡性结肠炎

22. 溃疡性结肠炎是如何分型的？

溃疡性结肠炎临床分型可分为初发型和慢性复发型。初发型指无既往病史而首次发作；慢性复发型指临床缓解期再次出现症状，临床上最常见。

内镜下分型推荐采用蒙特利尔分型（表 7-7），该分型特别有助于癌变危险性的估计和监测策略的制订，亦有助于治疗方案的选择。

表 7-7　溃疡性结肠炎的蒙特利尔分型

分型	分布	结肠镜下所见炎症病变累及的最大范围
E1	直肠	局限于直肠，未达乙状结肠
E2	左半结肠	累及左半结肠（脾曲以远）
E3	广泛结肠	广泛病变，累及脾曲以近乃至全结肠

23. 什么是克罗恩病？

克罗恩病（Crohn's disease, CD）是一种不明原因的肠道炎症性疾病，与溃疡性结肠炎同属 IBD，在胃肠道的任何部位均可发生，好发于末端回肠和右半结肠，临床表现为腹痛、腹泻（多为水样或糊状），约 1/3 患者可有肛瘘病史，少数患者有腹部包块（肠粘连、肠壁增厚、肠系膜淋巴肿大、内瘘或局部脓肿所致），多位于右下腹。肠瘘形成也是 CD 的临床特征之一。其肠外表现与溃疡性结肠炎相似。

24. 克罗恩病的内镜下表现有哪些？

早期 CD 内镜下表现为阿弗他溃疡，随着疾病进展，溃疡可逐渐增大加深，彼此融合形成纵行溃疡。病变多为非连续性改变，病变间黏膜可完全正常。其他常见内镜下表现（图 7-13）为卵石征、肠壁增厚伴不同程度狭窄、团簇样息肉增生等。少见直肠受累和（或）瘘管开口、环周及连续的病变。中华医学会 2018 年发布的《炎症性肠炎病诊断与治疗的共识意见》强调，无论确诊 CD 或疑诊 CD，除结肠镜以外均需选择有关检查，如胶囊内镜、小肠镜、胃镜及 MRE，以明确小肠和上消化道的累及情况，为诊断提供更多证据，同时进行疾病评估。

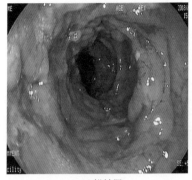

(a) 横结肠 　　　　　　　　　　　　　(b) 乙状结肠

图 7-13　克罗恩病

25. 克罗恩病是如何分型的？

推荐按蒙特利尔 CD 表型分类法进行克罗恩病分型（表 7-8）。

表 7-8　克罗恩病的蒙特利尔分型

项目	标准	备注
确诊年龄（A）		
A1	≤16 岁	—
A2	17～40 岁	—
A3	>40 岁	—
病变部位（L）		
L1	回肠末段	L1+L4
L2	结肠	L2+L4
L3	回结肠	L3+L4
L4	上消化道	—

项目	标准	备注
疾病行为（B）		
B1	非狭窄非穿透	B1p
B2	狭窄	B2p
B3	穿透	B3p

注：L4可与L1、L2、L3同时存在；随时间推移，B1可发展为B2或B3；p为肛周病变，可与B1、B2、B3同时存在。

26. 如何诊断克罗恩病？

WHO曾提出含6个诊断要点的CD诊断标准，该标准最近再次被世界胃肠病组织（World Gastroenterology Organisation, WGO）推荐，可供参考。即具有下表中项目①、②、③者为疑诊；再加上④、⑤、⑥三者之一可确诊；具备第④项者，只要加上①、②、③三者之二亦可确诊。见表7-9。

表7-9　世界卫生组织推荐的克罗恩病诊断标准

项目	临床	放射影像学检查	内镜检查	活组织检查	手术标本
① 非连续性或节段性改变		+	+		+
② 卵石样外观或纵行溃疡		+	+		+
③ 全壁性炎性反应改变	+	+		+	+
④ 非干酪性肉芽肿				+	+
⑤ 裂沟、瘘管	+	+			+
⑥ 肛周病变	+				

27. 如何评估克罗恩病的严重程度？

临床上用克罗恩病活动指数（Crohn disease activity index, CDAI）评估疾病活动性的严重程度并进行疗效评价。Harvey和Bradshow的简化CDAI计算法（表7-10）较为简便。≤4分为缓解期；5～7分为轻度活动期；8～16分为中度活动期；>16分为重度活动期。

表 7-10　简化克罗恩病活动指数计算法

项目	0分	1分	2分	3分	4分
一般情况	良好	稍差	差	不良	极差
腹痛	无	轻	中	重	-
腹块	无	可疑	确定	伴触痛	-
腹泻	稀便每日1次记1分				
伴随疾病	每种症状记1分（关节痛、虹膜炎、结节性红斑、坏疽性脓皮病、阿弗他溃疡、裂沟、新瘘管和脓肿等）				

28. 什么是肠结核？有哪些临床表现？

肠结核（ITB）是由结核分枝杆菌侵犯肠壁所引发的特异性感染，分为原发性与继发性，临床实际中发现其多继发于肠外结核病，如空洞型肺结核等。患者早期症状多不明显，且缺乏特异性，起病缓慢，病程迁延。肠结核临床表现主要为腹痛，多呈间断隐痛，疼痛部位多在脐周及右下腹部，进食后可加剧；单纯腹泻或与便秘交替，粪便可呈糊状，或为水样便或脓血便等；可有低热、盗汗、乏力、消瘦等结核中毒症状。

29. 肠结核的内镜下表现如何？如何鉴别肠结核与回结肠型克罗恩病？

肠结核的内镜下表现与回结肠型克罗恩病大致相同，出现以下表现时倾向肠结核诊断：伴活动性肺结核，结核菌素试验强阳性；内镜下见典型的环形溃疡，回盲瓣口固定开放；活检见肉芽肿分布在黏膜固有层且数目多、直径大（长径>400μm），特别是有融合，抗酸染色阳性。

当活检未见干酪样坏死性肉芽肿时，可通过对临床表现、内镜下表现及活检结果综合分析进行鉴别。

其他检查还包括活检组织结核分枝杆菌DNA检测阳性、CT检查见腹腔肿大淋巴结坏死均有助于肠结核诊断。干扰素γ释放试验阴性有助于排除肠结核。

鉴别仍有困难者可予诊断性抗结核治疗，治疗数周（2～4周）内症状明显改善，并于2～3个月后结肠镜复查发现病变痊愈或明显好转，支持肠结核，可继续完成正规抗结核疗程。

30. 原发性大肠淋巴瘤是什么？是如何分型的？有什么临床表现？

原发性大肠淋巴瘤是原发于大肠的一种淋巴结外恶性淋巴瘤，病程较长，好发于回肠末端、回盲部及盲肠，临床表现多隐匿，症状缺乏特异性，容易误诊，临床上大多数患者因肠穿孔以急腹症入院，手术后确诊，往往患者已达进展期甚至晚期。

原发性大肠淋巴瘤可分为非霍奇金淋巴瘤（NHL）和霍奇金淋巴瘤（HL）两类。霍奇金淋巴瘤极其罕见，几乎所有原发性大肠淋巴瘤都是非霍奇金淋巴瘤（NHL），以B细胞淋巴瘤占绝大多数，且以弥漫性大B细胞淋巴瘤（DLBCL）最常见，其次为MALT淋巴瘤。B细胞淋巴瘤中又以中小细胞为主淋巴瘤类型较多。患者临床表现无特异性，可有腹痛、大便习惯改变、腹部肿块、消化道出血、肛门坠胀感、消瘦、发热、呕吐等。若遇到反复高热、便血、腹泻、贫血，尤其是三系低、免疫球蛋白增高等临床表现的患者，应警惕本病。

31. 原发性大肠淋巴瘤内镜下表现如何？

内镜下原发性大肠淋巴瘤较少见，需依据活检病理学检查确诊。内镜下可表现（图7-14）为以下几型。

（1）肿块型　最为常见，多呈息肉样突向肠腔，阻塞部分肠腔，表面可有糜烂或溃破。

（2）溃疡型　可分为隆起型溃疡和凹陷型溃疡两类，凹陷型溃疡内镜下常表现为溃疡锐利，溃疡旁黏膜缺乏明显的炎症反应，或溃疡底部粗糙。

（3）浸润型　表现为肠壁弥漫性增厚、管壁僵硬、肠腔狭窄。

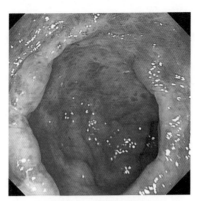

图 7-14　原发性大肠淋巴瘤

32. 什么是缺血性肠病？它好发于哪些人群？

缺血性肠病是由于急性或慢性肠道血流供应不足而导致的一组缺血性肠道损害。可分为急性肠系膜缺血（acute mesenteric ischemia, AMI），慢性肠系膜缺血（chronic mesenteric ischemia, CMI）和缺血性结肠炎（ischemic colitis, IC）。临床上以腹痛、腹泻及便血为主要表现，部分患者可出现恶心呕吐或者腹胀等消化不良的症状。早期的内镜检查对其诊断具有重要意义。

缺血性肠病多发生于中老年人，常伴有高血压、糖尿病、心力衰竭、心律失常等；各种原因所致休克、动静脉血栓形成、机械性肠梗阻、长期服用激素或者免疫抑制剂、大型手术［如主动脉手术、冠状动脉旁路移植术（搭桥术）］是其危险因素。

33. 缺血性肠病内镜下可观察到什么表现？

所有的肠段均可累及，以左半结肠最多见，因为脾曲为肠系膜上动脉与肠系膜下动脉供血的分水岭，最易受缺血影响。此外，乙状结肠动脉最后的分支与直肠上动脉分支之间也往往缺少吻合，故乙状结肠也好发本病。

内镜下可见病变呈节段性，界限清晰，非特异性表现包括肠黏膜充血、水肿、糜烂或溃疡，还可以表现为病变黏膜缺血呈暗红色，部分伴有黏膜坏死，溃疡形成多为纵向且以肠系膜侧肠壁明显，亦可见肠壁局部黏膜增厚，呈假性息肉或有结节状瘤样隆起（假瘤征），恢复期可见肠壁水肿消退，溃疡愈合，肉芽组织及瘢痕形成，严重者可致肠腔狭窄及纤维化。见图 7-15。

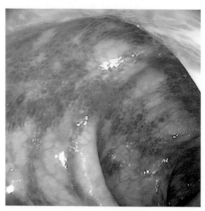

图 7-15　缺血性肠病

34. 什么是神经内分泌肿瘤？如何分类分级？其内镜下表现是什么？

神经内分泌肿瘤（neuroendocrine neoplasm, NENs）是一组起源于肽能神经元和神经内分泌细胞的异质性肿瘤。可发生于口腔、食管、胃、胰腺、肠道等消化腺甚至整个神经内分泌系统，胃肠胰神经内分泌肿瘤（GEP-NENs）占所有神经内分泌肿瘤的大多数，其中以胰神经内分泌肿瘤（pNENs）及胃肠道神经内分泌瘤（GI-NENs）中的回肠、直肠和阑尾 NENs 为常见。

35. 神经内分泌肿瘤如何分类？

按是否存在内分泌功能，将神经内分泌肿瘤分为有功能性和无功能性，有功能性神经内分泌肿瘤可出现腹泻及类癌综合征等症状。

按病理学分类，将神经内分泌肿瘤分为中高分化的神经内分泌肿瘤（neuroendocrine tumors, NETs）和低分化的神经内分泌癌（neuroendocrine carcinormas, NECs）。

36. 神经内分泌肿瘤如何分级？

按照组织分化程度和细胞增殖活性进行分级，目前被广泛运用于临床的是世界卫生组织（WHO）（2010 年）消化系统肿瘤分类标准，其根据分化程度将 GEP-NENs 分为以下几级：①神经内分泌肿瘤 G1；②神经内分泌肿瘤 G2；③神经内分泌癌（大细胞型或小细胞型）G3；④混合性腺神经内分泌癌（mixed adenoneuroendocrine carcinoma, MANEC）；⑤增生性和癌前病变。增殖活性分级推荐采用核分裂象数和（或）Ki-67 标记率两项指标（表 7-11）。

表 7-11　2010 WHO 神经内分泌瘤病理学分级

分级	核分裂象数/（10HPF）	Ki-67 标记率/%
G1（低级别）	<2	≤2
G2（中级别）	2～20	3～20
G3（高级别）	>20	>20

37. 结直肠神经内分泌肿瘤如何分期？

美国癌症联合委员会（AJCC）/ 国际抗癌联合会（UICC）又对结直肠神经内分泌肿瘤进行了 TNM 分期（表 7-12）。

通常根据病灶大小（<1cm、1～2cm、>2cm）、病理分级（G1、G2、G3）、肿瘤分期（T1、T2、T3 和 T4）等因素决定治疗方式。

表 7-12　2017 美国癌症联合委员会（AJCC）/ 国际抗癌联合会（UICC）
结直肠神经内分泌肿瘤的 TNM 分期

原发性肿瘤（T）	
T 类	T 标准
Tx	原发性肿瘤无法评估

原发性肿瘤（T）	
T0	无原发肿瘤证据
T1	肿瘤浸润至黏膜层或黏膜下层，且直径≤2cm
T1a	＜1cm
T1b	1～2cm
T2	肿瘤浸润至固有肌层或浸润黏膜层或黏膜下层，且直径＞2cm
T3	肿瘤穿透固有肌层至无浆膜覆盖的浆膜下组织
T4	肿瘤浸润脏层腹膜（浆膜）或其他器官或相邻结构
区域淋巴结（N）	
N 类	N 标准
Nx	区域淋巴结无法评估
N0	区域淋巴结无转移
N1	区域淋巴结有转移
远处转移（M）	
M 类	M 标准
M0	无远处转移
M1	有远处转移
M1a	转移限于肝脏
M1b	在至少一个肝外部位转移（例如肺、卵巢、非区域淋巴结、腹膜、骨）
M1c	肝和肝外转移

38. 结直肠神经内分泌肿瘤内镜下有什么表现?

内镜下，结直肠神经内分泌肿瘤表现为黏膜下球形或半球形肿物突出于肠腔，广基底隆起，黄色或灰白色，表面多为光滑，直径多小于 2cm，多为单发，亦可多发。超声内镜多表现为起源于黏膜下层或黏膜肌层，固有肌层完整，多呈低回声，回声均匀，病灶边界清。直肠神经内分泌肿瘤镜下表现见图 7-16。

结直肠神经内分泌癌普通内镜下可见黏膜表面粗糙，溃疡形成。

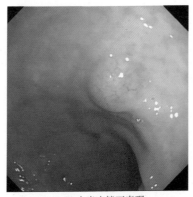
(a) 白光内镜下表现

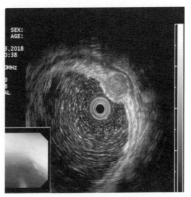
(b) 超声内镜下表现

图 7-16　直肠神经内分泌肿瘤内镜下表现

直肠神经内分泌癌白光内镜下表现见图 7-17。超声内镜下可见各层内连续性中断,层间结构破坏。

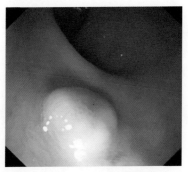

图 7-17　直肠神经内分泌癌白光内镜下表现

39. 什么是肠道脂肪瘤? 其内镜下有什么表现?

肠道脂肪瘤是由脂肪细胞或脂肪样组织组成的黏膜下肿瘤,多见于老年人,大多为单发,少数多发。结直肠黏膜下肿瘤中以脂肪瘤最为常见。脂肪瘤质地柔软,生长缓慢,一般不会引起明显的症状。

内镜下,肠道脂肪瘤多表现为无蒂、质地较软、黄色或淡黄色,表面光滑的肿物,推压时可形成类似手指压枕头的凹陷表现,称为枕头征。活检时可有黄色脂肪组织从中溢出。绝大多数肠道脂肪瘤超声内镜显示多为来源于黏膜下层的均一性高回声肿物。结肠脂肪瘤见图 7-18。

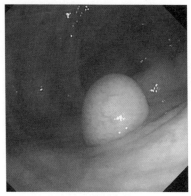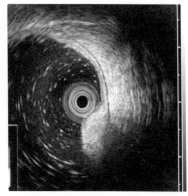

(a) 内镜下表现　　　　　　　(b) 超声内镜下表现

图 7-18　结肠脂肪瘤

40. 什么是结直肠间质瘤？其临床表现是什么？

胃肠道间质瘤（gastrointestinal stromal tumor, GIST）是胃肠道最常见的间叶来源的肿瘤，起源于间质卡哈尔细胞（intestinal cell of cajal, ICC）或与其同源的间叶干细胞，具有潜在恶性及多向分化的特点，多发于胃和小肠，发生于结直肠的 GIST 较少见，结直肠 GIST 可分为长向腔外的外生型和长向腔内的内生型，内生型 GIST 可在胃肠镜下切除，外生型 GIST 通常需外科治疗。

结直肠间质瘤的临床表现与肿瘤的部位、大小及生长方式等有关，早期多无任何临床表现。右半结肠间质瘤多以腹部包块、腹胀、腹痛等症状为主，左半结肠间质瘤多以大便习惯及性状改变、血便为主，乙状结肠、直肠间质瘤多以大便习惯改变为主，便血较为少见。当肿瘤体积较大时，肿瘤无论位于任何部位，都可能会有肠梗阻的表现。

41. 结直肠间质瘤内镜下有什么表现？

结直肠间质瘤内镜下表现为黏膜下球形或半球形隆起肿物，肿瘤表面光滑，多数无蒂。超声内镜下多数起源于固有肌层，少数起源于黏膜肌层，通常表现为边界清楚的低回声、均匀病灶，少数可存在不规则边界、囊腔、坏死及溃疡。结肠间质瘤见图7-19。

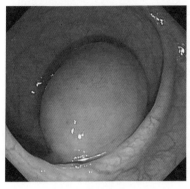
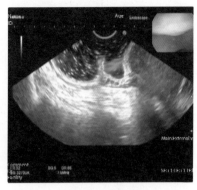

(a) 内镜下表现　　　　　　　　(b) 超声内镜下表现

图 7-19　结肠间质瘤

42. 什么是结直肠平滑肌肿瘤？其内镜下有什么表现？

平滑肌肿瘤由平滑肌及结缔组织组成，其中消化道平滑肌肿瘤以良性平滑肌瘤多见。消化道平滑肌瘤根据肿瘤位置深浅分为消化道壁内平滑肌瘤和黏膜肌平滑肌瘤（即深部平滑肌瘤和浅表平滑肌瘤），前者多发生于食管与贲门，也可发生于胃及小肠；后者主要发生在结直肠。

结直肠平滑肌瘤较少见，起源于黏膜肌层或固有肌层，多发于乙状结肠及直肠，内镜下（图7-20）可见黏膜下肿物隆起于肠腔，边界清楚，按压不易变形，一般直径＜1cm，但偶见有2cm以上的，病变一般较小、无蒂，罕见带蒂的息肉状肿块，与结直肠间质瘤鉴别通常依靠病理及免疫组化检查。超声内镜下表现：在正常肠壁的第四层（mp）或第二层（sm）内可见低回声团块，回声水平类似固有肌层回声，一般较固有肌层回声稍低，内回声均匀或不均匀，边界清晰。

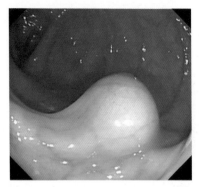 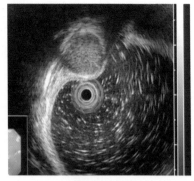

(a) 内镜下表现　　　　　　　　　　　(b) 超声内镜下表现

图 7-20　结直肠平滑肌瘤

43. 什么是伪膜性肠炎？其临床表现是什么？

伪膜性肠炎（pseudomembranous colitis, PMC）是一种主要发生于结肠和小肠的急性肠黏膜坏死、纤维素渗出性炎症，黏膜表面覆有黄白或者黄绿色假膜，主要由艰难梭菌（clostridium difficile, CD）感染引起，故称"艰难梭菌感染性肠炎"，其多发生于应用抗生素之后，故又称"抗生素相关性肠炎"。伪膜性肠炎亦可由巨细胞病毒感染诱发，巨细胞病毒感染常见于免疫力低下人群，因而，老年及重症患者、免疫力低下者（如 HIV、恶性肿瘤、器官移植）、营养不良、管饲营养及患有炎症性肠病者易感。

腹泻是其最主要的症状，腹泻程度和次数不一，临床上分为轻型、中型、重型和爆发型，轻者排便 3～5 次 / 天，重者则 10 余次 / 天，甚至可出现黏液血便，还可伴有腹痛及发热，重症者甚至可出现麻痹性肠梗阻、肠穿孔或脓毒血症及低血容量性休克的表现。

44. 伪膜性肠炎内镜下有什么表现？

伪膜性肠炎内镜下常表现为结直肠黏膜多发浅表溃疡，并在黏膜表面形成假膜。轻者可见散在、表浅的黄白色伪膜覆于肠道黏膜表面，不易脱落，周围黏膜正常或有散在红斑及糜烂；重者黏膜充血水肿明显，假膜表现为密集分布的地图样斑片覆盖整个黏膜面，严重时可出现剥脱性改变，局部甚至可暴露肌层。爆发型者常表现为肠黏膜广泛剥脱性改变及渗血。见图7-21。

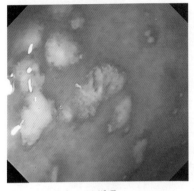 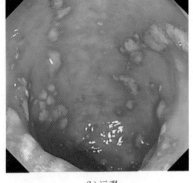

(a)近观　　　　　　　　　　(b)远观

图7-21　伪膜性肠炎

45. 如何预防及治疗伪膜性肠炎？

治疗上，尽快停用可诱发艰难梭菌感染性肠炎的抗生素，同时加强营养支持治疗，提高免疫力，这也是预防伪膜性肠炎的重要措施。目前抗菌治疗仍是艰难梭菌感染性肠炎治疗的首选，万古霉素、甲硝唑、非达霉素等都可应用，另外，粪菌移植、益生菌疗法等都具有一定的治疗前景。当重症或复杂性艰难梭菌感染性肠炎患者内科保守治疗无效，或是出现明显肠梗阻或腹膜炎体征，应考虑手术治疗。

部分研究表明，质子泵抑制剂（PPI）的使用与艰难梭菌感染存在流行病学关联，因此尽量避免长期大量使用PPI可能会减少伪膜性肠炎的发生。但循证医学对此的证据仍然不足。

溃疡性结肠炎可作为伪膜性肠炎的独立危险因素。反复发作的肠黏膜慢性炎症可致肠内菌群失调，采用激素及免疫抑制剂治疗溃疡性结肠炎又可能引起伪膜性肠炎的发生。但控制合并艰难梭菌感染的活动期溃疡性结肠炎的炎性反应是必要的，其治疗时机、剂量、是否需合并使用抗生素需根据患者具体情况评估。

46.什么是巨细胞病毒感染性肠炎？其内镜下有什么表现？

巨细胞病毒原发感染后潜伏于宿主体内肠道，在宿主免疫受损的情况下，巨细胞病毒被重新激活而在肠道表现出相关的感染症状及并发症，称为巨细胞病毒感染性肠炎。

巨细胞病毒感染引起的胃肠道内镜下表现常以黏膜溃疡为主，可为纵向或深大溃疡，严重者可形成黏膜剥脱样改变，暴露肌层甚至穿孔，且常合并炎症性肠病，活检病理学检查显示典型的巨细胞病毒包涵体可明确诊断。见图7-22。

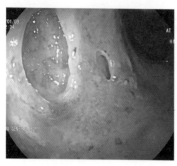

(a) 近观　　　　　　　　　　　　　　(b) 远观

图 7-22　巨细胞病毒感染性肠炎

47.什么是慢性活动性 EB 病毒感染性肠炎？其内镜表现是什么？

急性 EB 病毒感染可表现为传染性单核细胞增多症，以发热、咽峡炎及淋巴结肿大为临床特征，胃肠道累及少见，常呈自限性。但病毒随后潜伏于体内淋巴细胞，引起反复发热及肝脾肿大、淋巴组织增生等，当累及肠道时表现出相关的感染症状及并发症，称为慢性活动性 EB 病毒感染性肠炎。

慢性活动性 EB 病毒感染性肠炎病变累及范围较广，内镜下可见黏膜充血水肿、糜烂及溃疡形成，严重时形成凿洞样溃疡或透壁性溃疡，常需与炎症性肠病鉴别。诊断需依靠组织病理学检查及 EB 病毒 DNA 检测。

三、结直肠息肉及早癌的内镜治疗

48. 常见的结直肠息肉切除术有哪些？

目前，息肉切除方法繁多，常见的如冷热活检钳钳夹术（CFP/HFP）、冷热圈套器息肉切除术（CSP/HSP）、氩离子凝固术（APC）、内镜下黏膜切除术（EMR）、内镜下黏膜剥离术（ESD）等，并且根据息肉的大小、形态、部位、组织学分型及内镜医师经验或喜好等不同，每种息肉内镜下治疗方案的选择存在一定差异，据ESGE建议，直径为1~3mm的微小息肉可采取冷活检钳一次性钳除，而3~9mm的无蒂小息肉可采用冷圈套器直接勒除，直径为10~20mm的大息肉常采用HSP或EMR；直径≥20mm巨大且非黏膜下浸润的息肉常采用EMR、EPMR，而黏膜下浸润的息肉及复杂的息肉常采用ESD或外科手术；国内虽暂无各类息肉内镜下治疗及管理的明确建议，但一般而言，临床上对于较大或巨大息肉（直径＞10mm），通常由经验丰富的内镜医师个体化评估后针对性选择EMR、EPMR、ESD或外科手术等治疗方案。

49. 活检钳息肉钳夹术有哪些优缺点？

（1）冷活检钳钳夹术（cold forcep biopsy polypectomy, CFP）是最简单，并且治疗小息肉，尤其是1~3mm的微小息肉常用的方法（图7-23）。冷活检钳较易钳除掉圈套器不易套取的微小息肉。当活检钳通过内镜活检孔道后，可通过操控活检钳和内镜来抓取息肉组织，转动内镜将息肉带至5~7点钟方向是最佳的位置，因为这是活检钳进出内镜活检孔道的位置。息肉钳除后，检查钳除部位以确定是否有残留组织需要进一步钳除。冷活检钳钳夹术的优点包括避免与电凝有关的风险以及几乎可忽略的肠穿孔风险。且最新欧洲胃肠镜学会（ESGE）指南指出，对于采用圈套器较难切除的息肉也可以选用较易操作的冷活检钳钳夹术。然而，CFP的息肉不完整切除率较高，并且增加了息肉的复发率和间期癌发生率。第一次钳夹出血可能模糊视野并掩盖残余的息肉，从而导致息肉很难完整切除。因此，除了直径在 1～3mm 的微小息肉可以通过单次钳夹术钳除，采用冷活检钳钳夹术切除息肉可能并非最优选择。

（2）热活检钳钳夹术（hot forcep biopsy polypectomy, HFP）　目前较常用于止血，也有用于（微）小息肉切除术中，因此技术可在钳咬病灶的同时电凝其周围的部分正常组织并可术中止血，故可一定程度上提高息肉的完整切除率。但因其迟发型出血、穿孔等并发症发生率较高，且较难获得良好的生物组织标本用于病理学评估，故已较少用于结直肠息肉的内镜治疗。

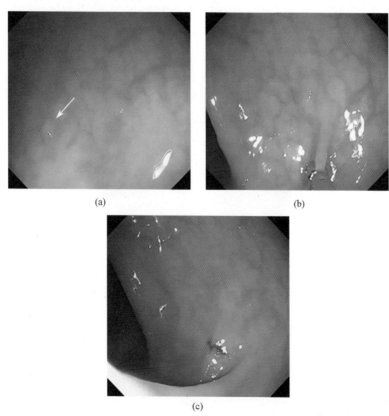

(a)

(b)

(c)

图 7-23　冷活检钳息肉钳夹术（CFP）

50. 氩离子凝固术治疗结直肠息肉的适应证及使用方法如何？

氩离子凝固术（argon plasma coagulation, APC）多用于治疗消化道微小或扁平的息肉（图7-24）。APC的原理是利用特定装置将氩气离子化，使热能量经探头喷出的氩离子束流向组织表面，进而凝固灼除息肉。目前，APC在内镜治疗消化道息肉及止血中发挥着重要作用。APC治疗结直肠病变具有高效、快速、创伤小且患者耐受性好的特点。有研究表明，APC突出的特点是凝固深度的自限性，凝固深度一般不超过3mm，可一定程度上降低穿孔发生率。但氩气束本身也有一定气流冲击力，故也有穿孔危险，因此治疗时，喷头与息肉需保持一定距离（2mm），并且术中不应过度充盈肠腔，对喷凝时间稍长的息肉，不能长时间固定一处喷凝，必要时可黏膜下注射后再APC，减少穿孔率。除此，APC也具有一定的局限性，若难以获取病理标本，无法明确病变的浸润深度以及切缘状态。

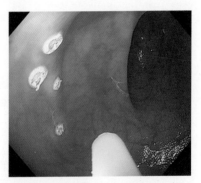

图7-24　氩离子凝固术（APC）

51. 冷、热圈套器息肉切除术各有什么优缺点？如何使用？

（1）热圈套器息肉切除术（hot snare polypectomy, HSP）　是目前国内结直肠微小息肉和小息肉较常用的切除方式之一，即发现小息肉后，通过活检孔道送入热圈套器后完整套取息肉，逐渐收紧圈套器后将高频发生器连接圈套器，以混合电凝电切法将息肉切除。

但因电凝术后造成的伤口属于烧灼伤，烧灼伤一般随时间推移会进一步扩大，若灼伤组织细胞及血管、脉管等较多时，可导致伤口愈合困难，甚至进展为迟发型出血、穿孔等术后并发症，需要再次内镜治疗。故欧美及日本等国家消化内镜医师对（微）小息肉切除逐渐青睐于用冷圈套器息肉切除术。见图7-25。

（2）冷圈套器息肉切除术（cold snare polypectomy, CSP） 是一种易于操作的技术，适用于巴黎分型0-Ⅰs、0-Ⅰsp及0-Ⅱa。圈套器是一个自包含型金属环，在息肉上方打开套住息肉后，需再扩大圈套器至息肉周围1~2mm正常组织，在圈套器套住息肉之前，尽量将息肉旋转至6点钟位置，若息肉位于褶皱后或倾斜处，从张开的圈套中滑脱，可推进圈套使其稍超过息肉即可有效套取组织并避免滑脱，保持圈套器位置，再慢慢地逐渐缩小圈套至完全闭合，此过程需向肠壁轻压圈套以利于息肉完整切除，且不需电凝，从而避免电凝相关并发症。见图7-26。

冷圈套器息肉切除术虽然被最新欧洲胃肠镜学会（ESGE）指南推荐为结直肠微小息肉安全有效的切除方式，但在数年的相关研究中发现冷圈套器完整切除率为47.3%~96%不等。由此可见，此切除方法的完整切除率有待进一步多中心、大样本的研究证实。基于此，相关研究采用冷圈套器息肉切除术联合黏膜下注射（complete

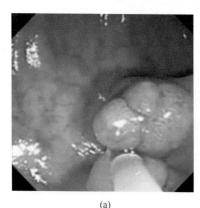
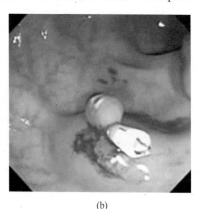

(a)   (b)

图7-25　热圈套器息肉切除术（HSP）

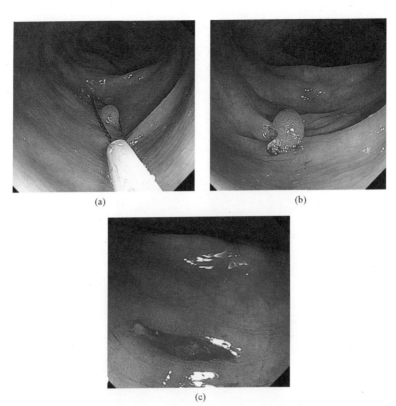

图 7-26　冷圈套器息肉切除术（CSP）

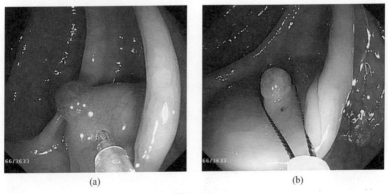

图 7-27

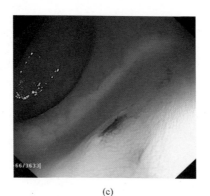

(c)

图 7-27 冷圈套器息肉切除术联合黏膜下注射（CSPI）

resection rate of cold snare polypectomy with injection, CSPI），不需要通电电凝，因此提高息肉全切除率的同时又降低电凝导致的不良事件发生率，并且术后出血率较低。此法有望成为结直肠微小息肉单纯冷切除术的一种改良新技术。见图 7-27。

52. 内镜下黏膜切除术切除息肉的适应证有哪些？

内镜下黏膜切除术（endoscopic mucosal resection, EMR）（图7-28）适应证为Ⅱa型、Ⅱb型、Ⅱc型以及一部分Ⅰs型病变，一般直径要≤20mm。主要方法为黏膜下注射和圈套器切除，包括整块切除和分片切除，即病变边缘先选择一点进行黏膜下注射，待病变完全隆起并且与黏膜下层分离后，再用圈套器将病变一次性完整

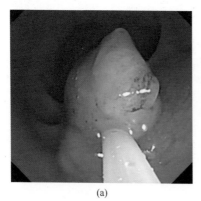

(a)

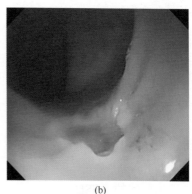

(b)

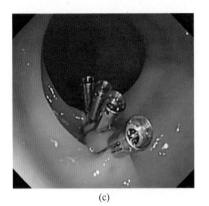

(c)

图 7-28　内镜下黏膜切除术（EMR）

套取并予以切除。黏膜下注射后若"抬举征"阳性，则提示可内镜下切除；若"抬举征"阴性，则间接提示病变可能有黏膜以下浸润，属 EMR 切除的禁忌证。直径＞20mm 的息肉可采取分块切除方式（pEMR），降低操作难度，但此法不利于病理学评估，建议技术及设备允许时行内镜黏膜下剥离术治疗。

53. 何为内镜黏膜下剥离术？其治疗结直肠病变的适应证包括哪些？

内镜黏膜下剥离术（endoscopic submucosal dissection, ESD）（图 7-29）是内镜下切除治疗结直肠息肉、癌前病变及早癌的最常用方法之一，主要包括标记、抬举、切缘、剥离及创面处理等步骤。ESD 的适应证包括基底直径＞20mm 的息肉、侧向发育性病变（LST）、pit-pattern V 分型、高度不典型增生、可疑浅表黏膜浸润或其他内镜技术无法有效完整切除的病变，并且指南推荐必须内镜下一次性切除的病变、部分早期癌、"抬举征"阴性的腺瘤、＞10mm 的 EMR 术后残留、复发再次行 EMR 困难的及反复活检未证实为癌的低位直肠病变，均可采用 ESD 治疗。虽然 ESD 的技术难度大，但对于结直肠难切除的病变，如位置在回盲瓣、阑尾口或靠近齿状线的，ESD 均具有良好的治疗效果及安全性，值得推广。

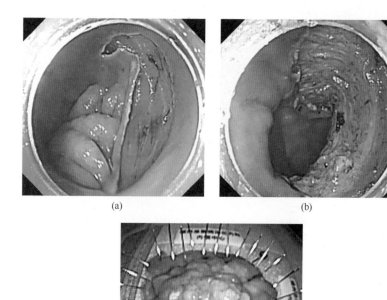

(a)   (b)

(c)

图 7-29　内镜下黏膜剥离术（ESD）

54. 结直肠早癌及癌前病变诊断及处理流程是什么？

据最新欧洲胃肠道内镜学会 (European Society of Gastrointestinal Endoscopy, ESGE) 发布的关于结直肠息肉切除术和内镜下黏膜切除术管理指南中，根据结直肠早癌及癌前病变的大小、形态、是否可疑黏膜下浸润等不同特点做如下建议，见图 7-30。

55. 结直肠早癌及癌前病变的内镜治疗的适应证及禁忌证是什么？何种情况建议追加外科手术治疗？

（1）结直肠早癌及癌前病变内镜治疗的绝对适应证　结直肠腺

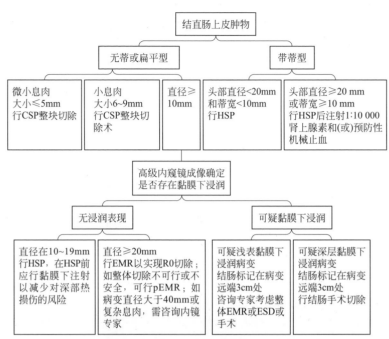

图7-30　2017 ESGE 指南：结直肠早癌及癌前病变诊断及处理流程

CSP—冷圈套器息肉切除术；HSP—热圈套器息肉切除术；EMR—内镜下黏膜
切除术；ESD—内镜黏膜下剥离术；pEMR—分次黏膜下切除术

瘤、黏膜内癌。

（2）结直肠早癌及癌前病变内镜治疗的相对适应证　黏膜下层轻度浸润的 SM1 期癌，肿瘤浸润至黏膜下浅层（SM1）者淋巴管转移的比例为 3.3%，因此可以作为内镜治疗的相对适应证。但是需要对切除的标本进行严格的病理学评估，判断有无淋巴管和脉管的浸润，根据具体情况来判断是否需要追加外科手术。

（3）结直肠早癌及癌前病变内镜治疗的绝对禁忌证　①不能取得患者同意；②患者不能配合；③有出血倾向，正在使用抗凝血药；④严重心肺疾病不能耐受内镜治疗；⑤生命体征不平稳；⑥有可靠证据提示肿瘤已浸润至固有肌层；⑦怀疑黏膜下深浸润者。

（4）结直肠早癌及癌前病变内镜治疗的相对禁忌证　肿瘤位置不利于内镜下治疗，如内镜控制不充分，在进行内镜治疗时操作较困难，同时对出血、穿孔等并发症的对应处置也困难者。

（5）推荐对以下几种情况追加外科手术治疗　①切除标本侧切缘和基底切缘阳性（距切除切缘不足 500μm）；②黏膜下层高度浸润病变（黏膜下层浸润 1000μm 以上）；③脉管侵袭阳性；④低分化腺癌、未分化癌；⑤癌瘤出芽分级 G2 以上；⑥带蒂息肉如有蒂浸润。

四、结肠镜诊疗术后并发症及随访

56. 什么是结肠镜术后穿孔？该如何诊断结肠镜相关术后穿孔？

结肠镜术后穿孔指在结肠镜检查治疗期间见到腹腔内脂肪或内脏，患者出现剧烈腹痛、腹胀、发热等症状，或存在异常的影像学征象，查体提示有明显腹膜刺激征。穿孔是肠镜诊疗严重的并发症，甚至可引起死亡。但如果发现及时，预后较好。

诊断或治疗性结肠镜后，只要患者出现腹痛、腹肌紧张、腹胀、发热、直肠出血等表现，应通过实验室和影像学检查进行结肠穿孔评估，包括白细胞计数和 CRP、腹部 CT 扫描或标准腹部 X 线平片（CT 扫描比标准腹部 X 线片更容易检测到游离气体）。对于局限性腹膜炎，双对比增强 CT 扫描（静脉和直肠造影）可以作为一种有用的辅助工具，以判断是否可用非手术方法治疗肠穿孔。

57. 结肠镜术后肠穿孔选择保守治疗或手术治疗的适应证是什么？对抗生素治疗有什么建议？

随着内镜治疗技术的发展，非手术方法（包括内镜治疗）成为治疗医源性肠穿孔确实有效且微创的常用方法。血流动力学稳定、无脓毒症、局部疼痛、影像学无游离液体的患者可考虑保守治疗。如果在术后 4h 内肠腔内比较干净，内镜治疗可作为首选治疗方法。如果在术后 4h 以上则可依据血流动力学、腹膜刺激征等而定。当患者出现腹膜炎的征象和症状时，建议进行急诊手术，临床表现恶化、怀疑大穿孔、保守治疗失败、肠道准备不良、合并需要手术治疗的结肠疾病等行手术治疗。

在保守治疗肠穿孔的患者中，即使没有弥漫性腹膜炎的征象，也建议使用抗生素，包括治疗革兰阴性菌和厌氧菌在内的抗生素。在经内镜闭合修补穿孔的患者中，建议短期应用抗生素（一般 3～5 天）。短期治疗后如无全身炎症和（或）腹膜炎迹象，应停止使用抗生素。腹部 CT 有助于观察治疗效果，排除腹膜炎或早期脓肿形成。在污染源控制足够好的外科手术患者中，生理异常恢复后可缩短术后治疗时间。

58. 什么是结肠镜术后出血？该如何处理？

结肠镜术后出血是指结肠镜检查治疗（有无息肉切除）后，出现需要输血、住院、急诊就诊或者再次肠镜检查的便血。

肠镜术后立即出血，可当即进行内镜下止血治疗，治疗方式包括止血夹、局部注射肾上腺素等药物止血、喷洒止血药、电凝或氩气刀设备等处理。如为肠镜术后迟发型出血，可根据不同情况处理：如出血量不大且患者有合并症或生活在远离医院的地方，可住院密切观察，因常自发停止出血；若患者出血量大，可能有持续动脉出血，则建议重复肠镜检查及使用以上方法止血治疗，可不行肠道准备。

对于具有高危临床表现和持续性出血的患者，积极进行血容量复苏仍有血流动力学不稳定表现，但无法行急诊肠镜检查的可考虑行介入检查（血管造影、CTA）及治疗。在其他治疗方式无效的情况下并且充分考虑了出血部位、严重程度以及其他合并症，调整止血方案后仍无效的情况下可考虑外科手术治疗。

59. 肠镜下行结直肠息肉切除术患者的抗凝剂和抗血小板药物如何管理？

肠镜下拟行结直肠息肉切除术的患者，如长期应用抗凝剂和抗血小板药物，需根据不同情况进行停药、减药，以降低息肉切除术的出血风险，或改期行内镜治疗，以避免血栓风险，具体要根据心脑血管科医师的意见，权衡利弊。

（1）华法林的管理 针对低风险疾病，如主动脉瓣金属瓣膜置换术后、异种心脏瓣膜移植术后、静脉血栓栓塞至内镜检查时间间隔＞3个月、血栓形成倾向综合征等，内镜操作前5天停用华法林（操作前检查INR<1.5），操作当日重启每日常用剂量。

针对高风险疾病，如二尖瓣金属瓣膜置换术后、人工心脏瓣膜置换术伴房颤、房颤伴二尖瓣狭窄、静脉血栓栓塞至内镜检查时间间隔＜3个月等患者，内镜操作前5天停用华法林（停用华法林2天后启用低分子肝素钠，在操作前≥24h应用末次低分子肝素钠）。在操作当日晚间以每日常用剂量重启华法林，同时应用低分子肝素钠直至确保充分抗凝。

（2）氯吡格雷、阿司匹林的管理 针对低风险疾病，如无接受冠脉支架术的缺血性心脏病、脑血管疾病、周围血管疾病的患者，内镜操作前5天停用氯吡格雷，可继续用阿司匹林。针对高风险疾病如接受冠脉支架的患者，需与心内科医师联系，如患者药物洗脱冠脉支架置入后＞12个月，裸金属冠脉支架置入后＞1个月，则考虑在内镜操作前5天停用氯吡格雷，继续应用阿司匹林。

（3）DOAC（达比加群、利伐沙班、依度沙班）的管理 内镜操作前≥48h应用末次上述抗凝药物（对估计肾小球滤过率30～50mL/min患者，操作前72h应用末次上述药物，对肾功能迅速恶化的患者，应咨询血液科）。

60. 什么是息肉电凝切除术后综合征？

息肉电凝切除术后综合征（postpolypecomy coagulation syndrome, PPCS）即息肉术后24h出现腹痛、白细胞增多、发热、局部腹膜炎症状，但无结肠穿孔的影像学证据。发生率在0.003%～0.1%，约9%的病例发生于ESD术后，高于息肉切除术或EMR。危险因素为高血压、大息肉和无蒂息肉、非息肉样病变。充分黏膜下注射后切除息肉可预防PPCS的发生。大多为自限性，可予禁食、卧床、静脉输液和广谱抗生素进行保守治疗，密切观察。

61. 早期结直肠癌及癌前病变治疗后该如何随访？

根据文献显示，对早期结直肠癌及癌前病变的患者在治疗后应进行密切随访，其生存率明显高于一般随访者或不随访者。

（1）初次结肠镜检查没有发现息肉的患者，随访间隔时间为3～5年。在直肠及乙状结肠发现＜10mm的增生性小息肉的患者，在息肉切除术后2～3年可进行初次随访。1～2个直径＜10mm管状腺瘤的患者，在息肉切除后随访间隔时间为1～3年，具体时间根据患者意愿及医师的选择。初次肠镜检查患者发现有3～10个管状腺瘤，随访时间则为1～2年。若肠镜检查中发现管状腺瘤＞10个，随访时间也为1年。发现的管状腺瘤中至少一个直径＞10mm，随访间隔时间为1～2年。若发现的管状腺瘤中至少有一个具有绒毛结构，随访间隔时间为1～2年。若腺瘤伴有高级别上皮内瘤变，随访时间为1～2年。若发现的息肉有锯齿状病变，则根据其具体大小及病理特征来决定随访时间。如直径＜10mm且无上皮内瘤变的无蒂锯齿状息肉的患者随访时间为2～3年。如直径≥10mm或伴有上皮内瘤变的无蒂锯齿状息肉或传统的锯齿状腺瘤的患者随访时间为1～2年。符合锯齿状息肉综合征（符合以下一项标准：①乙状结肠近端的结肠中发现≥5个锯齿状病变，且2个或2个以上直径＞10mm；②有锯齿状息肉病家族史的受检者在乙状结肠近端的结肠发现锯齿状病变；③＞20个锯齿状病变，且分布于整个结肠）的患者随访间隔时间为1年。

（2）对于无症状的早期结直肠癌术后的患者有以下推荐。早期结肠癌术后的患者，在术后第1年应注意监测血癌胚抗原（CEA）、粪便隐血试验以及结肠镜检查，若第1年无异常则下次随访间隔时间可为3年，3年后的结果仍正常下次随访间隔时间可为5年。直肠癌患者通常在术后前2～3年内每3～6个月定期行结直肠镜检查，以明确有无局部复发。

（叶　舟　许斌斌　谢　娇　曾茹娇　侯雅萍　郑允平　王　雯）

参考文献

[1] 张荣，林辉.2015 年内镜下结肠直肠息肉切除术相关指南与共识解读 [J]. 世界临床药物，2015, 36(12): 814-819.

[2] 宋雯，赵梁，朱萍，等.肠息肉发生发展与诊治研究新进展 [J]. 胃肠病学和肝病学杂志，2012, 21(09): 876-879.

[3] 刘丽丽，王昕，余东亮，等.内镜下黏膜切除术治疗结直肠进展期腺瘤 [J]. 胃肠病学和肝病学杂志，2016, 25(09): 993-997.

[4] 柏愚，杨帆，马丹，等.中国早期结直肠癌筛查及内镜诊治指南（2014 年，北京)[J]. 胃肠病学，2015, 20(06): 345-365.

[5] 中华人民共和国国家卫生和计划生育委员会医政医管局，中华医学会肿瘤学分会.中国结直肠癌诊疗规范（2017 年版）[J]. 中国实用外科杂志，2018, 38(10): 1089-1103.

[6] 吴开春，梁洁，冉志华，等.炎症性肠病诊断与治疗的共识意见（2018 年·北京）[J]. 中国实用内科杂志，2018, 38(09): 796-813.

[7] 裴炜，周志祥.原发性直肠淋巴瘤诊断与治疗 [J]. 实用肿瘤杂志，2009, 24(02): 98-101.

[8] 郑家驹.克罗恩病概述 [J]. 中国实用内科杂志，2010, 30(06): 581-582.

[9] 郑家驹，史肖华，褚行琦，等.克罗恩病临床特征以及诊断和治疗选择 [J]. 中华内科杂志，2002 (09): 8-12.

[10] 冯珍，徐肇敏，吕瑛.原发性肠淋巴瘤与克罗恩病的鉴别诊断 [J]. 胃肠病学，2007 (05): 267-269.

[11] Barbara Leggett, Vicki Whitehall. Role of the serrated pathway in colorectal cancer pathogenesis[J]. Gastroenterology, 2010, 138(6): 2088-2100.

[12] 沈晓锋，达静，朱亚雯，等.结直肠锯齿状息肉 40 例临床、内镜和病理学特征分析 [J]. 胃肠病学，2018, 23(09): 548-551.

[13] 朱薇，张亚历.如何通过内镜活检提高大肠淋巴瘤的诊断水平 [J]. 胃肠病学和肝病学杂志，2012, 21(02): 106-109.

[14] J M Trotter, L Hunt, M B Peter. Ischaemic colitis[J]. BMJ，2016, 355：i6600.

[15] ACG clinical guideline: epidemiology, risk factors, patterns of presentation, diagnosis, and management of colon ischemia (CI). Am J Gastroenteroladvance online publication，6 January 2015, 110: 18-44.

[16]Nishida Toshirou, Kawai Naoki, Yamaguchi Shinjiro, et al. Submucosal tumors: comprehensive guide for the diagnosis and therapy of gastrointestinal submucosal tumors[J]. Dig Endosc, 2013, 25: 479-489.

[17] 周维霞，丁科枫，殷国建，等.超声内镜对结直肠黏膜下病变的诊断价值 [J]. 中国内镜杂志，2017, 23(06): 92-97.

[18] 周平红，钟芸诗，李全林，等.中国消化道黏膜下肿瘤内镜诊治专家共识（2018 版）[J].

中国实用外科杂志，2018, 38(08): 840-850.

[19] 中华预防医学会医院感染控制分会. 中国艰难梭菌医院感染预防与控制指南 [J]. 中华医院感染学杂志，2018, 28(23): 3674-3680.

[20] 程敬伟，刘文恩，马小军，等. 中国成人艰难梭菌感染诊断和治疗专家共识 [J]. 协和医学杂志，2017, 8(Z1): 131-138.

[21] Dingle Kate E, Didelot Xavier, Quan T Phuong，et al. Effects of control interventions on Clostridium difficile infection in England: an observational study[J].Lancet Infect Dis, 2017, 17: 411-421.

[22] Goldstein Ellie J C, Johnson Stuart, Maziade Pierre-Jean, et al. Pathway to prevention of nosocomial clostridium difficile infection [J]. Clin Infect Dis, 2015, null: S148-158.

[23] Kwok Chun Shing, Arthur Aaron Kobina, Anibueze Chukwudubem Ifeanyichukwu, et al. Risk of Clostridium difficile infection with acid suppressing drugs and antibiotics: meta-analysis [J]. Am J Gastroenterol, 2012, 107: 1011-1019.

[24] Janarthanan Sailajah, Ditah Ivo, Adler Douglas G, et al. Clostridium difficile-associated diarrhea and proton pump inhibitor therapy: a meta-analysis[J]. Am J Gastroenterol，2012, 107: 1001-1010.

[25] McDonald L Clifford, Gerding Dale N, Johnson Stuart，et al. Clinical practice guidelines for clostridium difficile infection in adults and children: 2017 update by the Infectious Diseases Society of America (IDSA) and Society for Healthcare Epidemiology of America (SHEA) [J].Clin Infect Dis, 2018, 66: 987-994.

[26] Surawicz C M, Brandt L J, Binion D G, et al. Guidelines for diagnosis, treatment, and prevention of Clostridium diffificile infections[J]. Am J Gastroenterol, 2013, 108: 478-498.

[27] Kidambi Trilokesh D, Chu Peiguo, Lee Jeffrey K, et al. Immunotherapy-Associated pseudomembranous colitis[J]. Am J Gastroenterol, 2019, 114: 1708.

[28] Sato Satoshi, Chinda Daisuke, Yamai Kiyonori, et al. A case of severe pseudomembranous colitis diagnosed by colonoscopy after Helicobacter pylori eradication[J]. Clin J Gastroenterol., 2014, 7: 247-250.

[29] 杨红，钱家鸣. 溃疡性结肠炎合并巨细胞病毒感染中病毒血症及内镜特点与组织病理相关性 [J]. 中华内科杂志，2017, 56(8): 617.

[30] 冯婷，陈旻湖，何瑶，等. 溃疡性结肠炎合并巨细胞病毒感染的临床特点分析 [J]. 中华消化杂志，2016, 36(2): 78-85.

[31] 姜支农，田素芳，曹倩. 对 EB 病毒感染性肠道疾病的认识 [J]. 中华炎性肠病杂志（中英文），2019, 3(2): 111-115.

[32] Christopher R Lindholm, Joseph C Anderson Amitabh Srivastava.The dark side of the colon: current issues surrounding the significance, prevalence, detection, diagnosis and management of serrated polyps [J]. Curr Opin Gastroenterol，2018, 35(1): 34-41.

[33] Hazewinkel Y, Lópezcerón M, East J E, et al.Endoscopic features of sessile serrated adenomas: validation by international experts using high-resolution white-light endoscopy and narrow-band imaging[J]. Gastrointestinal Endoscopy, 2013, 77(6): 916-24.

[34] 杜沁仁，高峰. 锯齿状息肉的研究进展 [J]. 胃肠病学，2018, 23(1): 59-61.

[35] Joana Castelaa, Susana Mão, de Ferroa, et al.Real-Time optical diagnosis of colorectal polyps in the routine clinical practice using the NICE and WASP classifications in a nonacademic setting[J]. GE Port J Gastroenterol, January 10, 2019, 26(5): 314-323.

[36] Seth D. Crockett and Iris Nagtegaal. Terminology, Molecular Features, Epidemiology, and Management of Serrated Colorectal Neoplasia[J]. Gastroenterology June 15, 2019, 157(4): 949-966.

[37] 樊祥山，周晓军.结直肠锯齿状病变 [J].诊断病理学杂志，2012 (01)：1-6.

[38] 东野广潭，武金宝.结直肠锯齿状息肉研究进展 [J].智慧健康杂志，2018：65-71.

[39] Tanaka S, Saitoh Y, Matsuda T, et al.Evidence-based clinical practice guidelines for management of colorectal polyps[J]. Journal of Gastroenterology, 2015, 50(3): 252-260.

[40] Rex D K, Ahnen D J, Baron J A, et al.Serrated lesions of the colorectum: review and recommendations from an expert panel[J]. American Journal of Gastroenterology，2012, 107(9): 1315.

[41]Yasushi Sano, et al. Narrow-band imaging (NBI) magnifying endoscopic classification of colorectal tumors proposed by the Japan NBI Expert Team[J]. Digestive Endoscopy，2016, 28(5): 526-533.

[42] Sano Y, Tanaka S, Kudo S E, et al. Narrow-band imaging (NBI) magnifying endoscopic classification of colorectal tumors proposed by the Japan NBI Expert Team[J]. Digestive Endoscopy Official Journal of the Japan Gastroenterological Endoscopy Society, 2016, 28(5): 526-533.

[43] 张静，肖勇，周晶，等. JNET 分型在结直肠肿瘤性病变诊断中的价值 [J]. 中华消化内镜杂志，2018, 35(3): 180-184.

[44] 唐采白，程惠敏，李彬，等. 染色放大内镜下大肠黏膜表面微细结构改变及其临床病理意义 [J]. 现代消化及介入诊疗，2011, 16(1): 6-8.

[45] Hirata M, Tanaka S, Oka S, et al. Magnifying endoscopy with narrow band imaging for diagnosis of colorectal tumors[J]. Gastrointest Endosc, 2007, 65(7): 988-995.

[46] Tanaka S, Kaltenbach T, Chayama K, et al. High-magnification colonoscopy (with videos)[J]. Gastrointestinal Endoscopy, 2006, 64(4): 604-613.

[47] Monagle P, Andrew M, Halton J, et al. Colorectal polypectomy and endoscopic mucosal resection (EMR): European Society of Gastrointestinal Endoscopy (ESGE) Clinical Guideline[J]. Endoscopy, 2017, 49(03): 270-297.

[48] 谢娇，王雯，李达周，等. 冷圈套联合黏膜下注射对结直肠（微）小息肉的完整切除率的研究 [J]. 中华胃肠内镜电子杂志，2019, 6(01): 7-12.

[49] 中华医学会内镜学分会，中国抗癌协会肿瘤内镜学专业委员会. 中国早期结直肠癌筛查及内镜诊治指南 [J]. 中华医学杂志，2015, 95(28): 2235-2252.

[50] Andrew M, Velth, et al.Endoscopy in patients on antiplatelet or anticoagulant therapy, including direct oral anticoagulants:British Society of Gastroenterology (BSG) and European Society of Gastrointestinal Endoscopy (ESGE) guidelines[J]. Endoscpy, 2016, 48(4): C1.

[51] 工藤进英. 大肠 pit pattern 诊断图谱 [M]. 沈阳：辽宁科学技术出版社，2014.

[52] Hiroyuki, Kanao, Shinji, et al. Clinical significance of type VI pit pattern subclassification in determining the depth of invasion of colorectal neoplasms[J]. World J Gastroenterol, 2008, 14(2): 211-217.

① 微信扫描本页二维码

② 添加出版社公众号

③ 点击获取您需要的资源或服务

微信扫码

消化内镜诊疗谈话告知模板

<table>
<tr><td colspan="7" align="center">消化内镜诊疗知情同意书</td></tr>
<tr><td align="center">姓名</td><td></td><td align="center">性别</td><td></td><td align="center">年龄</td><td></td><td align="center">地址</td></tr>
<tr><td align="center">ID号</td><td></td><td align="center">住院号</td><td></td><td align="center">床号</td><td></td><td align="center">科室</td></tr>
<tr><td colspan="7">临床诊断：</td></tr>
<tr><td colspan="3" align="center">拟施内镜诊疗</td><td></td><td colspan="2" align="center">拟行麻醉或镇静</td><td></td></tr>
<tr><td colspan="2">内镜诊疗过程中、后可能出现因患者自身疾病所致或内镜诊治相关的医疗意外及并发症</td><td colspan="5">①过敏反应、过敏性休克；②麻醉意外；③腹痛、腹胀；④消化道出血、穿孔；⑤不可预知的心搏呼吸骤停、胸腹主动脉破裂、脑血管意外或猝死；⑥加重或诱发原有疾病；⑦过度呕吐，发生食管贲门撕裂、吸入性肺炎、误咽窒息可能；⑧咽部损伤、喉头痉挛；⑨感染；⑩下颌关节脱位；⑪其他难以预料的意外；⑫需要外科手术；⑬术中及术后疼痛；⑭拔镜困难；⑮麻醉或镇静后出现遗忘；⑯操作不成功；⑰其他，如：＿＿＿＿＿＿＿＿＿＿。</td></tr>
<tr><td colspan="2">会增加内镜操作风险的情况，请患者及家属如实说明并在（　）内打√或填写</td><td colspan="5">严重心、肺、脑、肝、肾或其他严重疾病（　）。高血压（　），糖尿病（　），血友病（　），胸腹主动脉瘤（　），过敏史（　），精神失常（　），妊娠（　），高度脊柱畸形（　），青光眼（　）。近7天内有无服用阿司匹林、氯吡格雷、达比加群、利伐沙班、西洛他唑、华法林等影响凝血功能药物（　）。胃肠道或肝胆胰手术史（　）

其他需要告知医师的风险或情况：＿＿＿＿＿＿＿＿＿＿。</td></tr>
<tr><td colspan="2">医院声明</td><td colspan="5">医师严格按医疗工作制度及操作常规进行检查治疗，尽量避免以上情况的发生，但由于每个患者的特殊性及医学的局限性，以上情况有时仍无法避免。一旦发生上述风险和意外，医师会采取积极应对措施尽力救治，但经抢救后亦有可能效果不佳或无效，院方仍按规定收取医疗费用。患者及家属应做好思想准备。若同意检查治疗，并同意以上条件，签字为证，如不同意检查治疗，医院决不勉强。</td></tr>
</table>

患方意见	对于本次诊疗的内容及可能出现的并发症或意外，贵院已详尽作了说明，我们已充分理解，认为是有必要进行的，经慎重考虑，愿意承担由于疾病本身或现有医疗技术所限而致的并发症、意外情况及相关医疗费用。同意医师进行此项诊疗，如有并发症同意医师的后续处理，并签字为证。 患者签名_____。签名日期_____年____月____日 患者授权亲属签名_____。与患者关系_____ 签名日期_____年____月____日
医师陈述	我已告知患者将要进行的诊疗操作及操作过程中可能发生的并发症和风险，可能存在的其他治疗方法，并且解答了患者关于此次手术的相关问题。 医师签名_____。上级医师签名_____ 签名日期_____年____月____日

胃癌、食管癌、结直肠癌分期

一、胃癌AJCC分期

（1）适应证　适用于胃原发的肿瘤，腺癌最常见，（不包括肉瘤、胃肠道间质肿瘤、淋巴瘤、神经内分泌肿瘤 G1/G2 级）。

（2）分期　见附表 B-1。

附表 B-1　胃癌 AJCC 分期

T——原发肿瘤	
Tx	原发肿瘤无法评价
T0	无原发肿瘤的证据
Tis	高度异型增生，局限于上皮内，未侵犯固有层
T1	
T1a	肿瘤侵及固有层或黏膜肌层
T1b	肿瘤侵及黏膜下层
T2	肿瘤侵及固有肌层
T3	肿瘤侵及至浆膜下结缔组织，无内脏腹膜或邻近结构的侵犯
T4	肿瘤穿透浆膜层或侵犯邻近结构
T4a	肿瘤穿透浆膜层（腹膜脏层），未侵犯邻近结构
T4b	肿瘤侵及邻近结构和器官（脾脏、横结肠、肝脏、横膈、小肠、胰腺、腹壁、腹膜后、肾上腺、肾脏）

N——区域淋巴结	
Nx	区域淋巴结不能评价
N0	无区域淋巴结转移
N1	1～2 个区域淋巴结转移
N2	3～6 个区域淋巴结转移
N3	7 个或多于 7 个区域淋巴结转移
N3a	7～15 个区域淋巴结转移
N3b	16 个或 16 个以上区域淋巴结转移
M——远处转移	
M0	无远处转移
M1	有远处转移

二、食管癌/食管与胃食管交界处肿瘤AJCC分期

（1）适应证　适用于鳞状细胞癌、腺癌、腺鳞癌、未分化癌、神经内分泌癌以及伴神经内分泌分化的腺癌。（不包括肉瘤、胃肠道间质肿瘤）。

（2）分期　见附表 B-2。

附表 B-2　食管癌 / 食管与胃食管交界处肿瘤 AJCC 分期

T——原发肿瘤	
Tx	原发肿瘤无法评价
T0	无原发肿瘤的证据
Tis	高度异型增生，局限于上皮内
T1	肿瘤侵及固有层、黏膜肌层或黏膜下层
T1a	肿瘤侵及固有层或黏膜肌层
T1b	肿瘤侵及黏膜下层
T2	肿瘤侵及固有肌层
T3	肿瘤侵及外膜

T——原发肿瘤	
T4	肿瘤侵及邻近结构
T4a	肿瘤侵及胸膜、心包膜、奇静脉、横膈或胸膜
T4b	肿瘤侵及邻近结构，如主动脉、椎体、气管等
N——区域淋巴结（适用于腺癌和鳞状细胞癌）	
Nx	区域淋巴结不能评价
N0	无区域淋巴结转移
N1	1～2 个区域淋巴结转移
N2	3～6 个区域淋巴结转移
N3	7 个或多于 7 个区域淋巴结转移
M——远处转移（适用于腺癌和鳞状细胞癌）	
M0	无远处转移
M1	有远处转移
G——分化程度（腺癌、鳞癌）	
Gx	无法评估分化程度
G1	高分化
G2	中分化
G3	低分化，未分化
L——肿瘤位置（肿瘤位置指肿瘤的中心，适用于鳞癌）	
X	无法定位
上段	颈段食管，至奇静脉的下缘
中段	奇静脉下缘，至下肺静脉下缘
下段	下肺静脉下缘，至胃食管交界

三、结直肠癌TNM分期

目前多采用 TNM 分期（附表 B-3、附表 B-4），更有利于对疾病的评估。

附表 B-3　美国癌症联合委员会(AJCC)/国际抗癌联盟(UICC)
第 8 版结直肠癌 TNM 定义

原发肿瘤 （T）	Tx	原发肿瘤无法评价
	T0	无原发肿瘤证据
	Tis	原位癌：黏膜内癌(侵犯固有层，未侵透黏膜肌层)
	T1	肿瘤侵犯黏膜下(侵透黏膜肌层但未侵入固有肌层)
	T2	肿瘤侵犯固有肌层
	T3	肿瘤穿透固有肌层未穿透腹膜脏层到达结直肠旁组织
	T4	肿瘤侵犯腹膜脏层或侵犯或粘连于邻近器官或结构
	T4a	肿瘤穿透腹膜脏层(包括大体肠管通过肿瘤穿孔和肿瘤通过炎性区域连续浸润腹膜脏层表面)
	T4b	肿瘤直接侵犯或粘连于其他器官或结构
区域淋巴结 （N）	Nx	区域淋巴结无法评价
	N0	无区域淋巴结转移
	N1	1～3 枚区域淋巴结转移(淋巴结内肿瘤最大径≥0.2mm)，或存在任何数量的肿瘤结节并且所有可辨识的淋巴结无转移
	N1a	1 枚区域淋巴结转移
	N1b	2～3 枚区域淋巴结转移
	N1c	无区域淋巴结转移，但有肿瘤结节存在于浆膜下、肠系膜或无腹膜覆盖的结肠旁，或直肠旁及直肠系膜组织
	N2	4 枚以上区域淋巴结转移
	N2a	4～6 枚区域淋巴结转移
	N2b	7 枚及以上区域淋巴结转移
远处转移 （M）	M0	无远处转移
	M1	转移至一个或更多远处部位或器官，或腹膜转移被证实
	M1a	转移至一个部位或器官，无腹膜转移
	M1b	转移至两个或更多部位或器官，无腹膜转移
	M1c	仅转移至腹膜表面或伴其他部位或器官的转移

附表 B-4　美国癌症联合委员会 (AJCC)/ 国际抗癌联盟 (UICC)
第 8 版结直肠癌 TNM 分期系统

期别	T	N	M
0	Tis	N0	M0
I	T1	N0	M0
	T2	N0	M0
ⅡA	T3	N0	M0
ⅡB	T4a	N0	M0
ⅡC	T4b	N0	M0
ⅢA	T1～T2	N1/N1c	M0
	T1	N2a	M0
ⅢB	T3～T4a	N1/N1c	M0
	T2～T3	N2a	M0
	T1～T2	N2b	M0
ⅢC	T4a	N2a	M0
	T3～T4a	N2b	M0
	T4b	N1～N2	M0
ⅣA	任何 T	任何 N	M1a
ⅣB	任何 T	任何 N	M1b
ⅣC	任何 T	任何 N	M1c